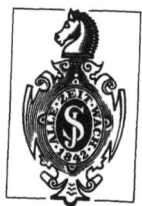

Th. Nasemann   M. Jänner   B. Schütte

Histopathologie der Hautkrankheiten

für Studenten der Medizin und
wissenschaftliche Assistenten
Orientiert am Gegenstandskatalog der
Dermatovenerologie

Mit 92 schematischen Zeichnungen
und 192 Abbildungen

Springer-Verlag Berlin Heidelberg GmbH 1982

Prof. Dr. THEODOR NASEMANN
Prof. Dr. MICHAEL JÄNNER
Dr. BÄRBEL SCHÜTTE
Universitäts-Krankenhaus Eppendorf, Hautklinik, Martinistraße 52,
D-2000 Hamburg 20

ISBN 978-3-540-10952-5

CIP-Kurztitelaufnahme der Deutschen Bibliothek

Nasemann, Theodor:
Histopathologie der Hautkrankheiten : für Studenten d. Medizin u. wissenschaftl. Assistenten ; orientiert am Gegenstandskatalog d. Dermatovenerologie / Th. Nasemann ; M. Jänner ; B. Schütte.

ISBN 978-3-540-10952-5   ISBN 978-3-662-07786-3 (eBook)
DOI 10.1007/978-3-662-07786-3
NE: Jänner, Michael ; Schütte, Bärbel

Das Werk ist urheberrechtlich geschützt. Die dadurch begründeten Rechte, insbesondere die der Übersetzung, des Nachdruckes, der Entnahme von Abbildungen, der Funksendung, der Wiedergabe auf photomechanischem oder ähnlichem Wege und der Speicherung in Datenverarbeitungsanlagen bleiben, auch bei nur auszugsweiser Verwertung, vorbehalten.

Die Vergütungsansprüche des § 54, Abs. 2 UrhG werden durch die „Verwertungsgesellschaft Wort", München, wahrgenommen.

© by Springer-Verlag Berlin Heidelberg 1982
Ursprünglich erschienen bei Springer-Verlag Berlin Heidelberg New York 1982

Die Wiedergabe von Gebrauchsnamen, Handelsnamen, Warenbezeichnungen usw. in diesem Werk berechtigt auch ohne besondere Kennzeichnung nicht zu der Annahme, daß solche Namen im Sinne der Warenzeichen- und Markenschutz-Gesetzgebung als frei zu betrachten wären und daher von jedermann benutzt werden dürften.

2124/3130-543210

Der Universität Hamburg zugeeignet

Die Form will so gut verdaut sein als der Stoff, ja sie verdaut sich viel schwerer.

J. W. von Goethe
(aus Maximen und Reflexionen)

Vorwort

Histopathologische Hand- und Lehrbücher in deutscher und englischer Sprache stehen mit ausführlichem Text und vorzüglicher Ausstattung auch für den Sektor der Dermatologie in genügender Zahl zur Verfügung, so daß der Dermato-Histopathologe alles findet, was er benötigt. Warum dann dieses Buch? Was will es Neues bringen? Zunächst sei gesagt: Es wurde auf immer wiederholten Wunsch unserer Assistenten und Studenten geschrieben, die entweder in der Praktikumsveranstaltung oder in der wöchentlich stattfindenden Besprechung der wichtigen Eingangshistologie in der Klinik Interesse an der Histopathologie der Haut gewannen, jedoch mit den „großen" Histologiebüchern noch nicht auf vertrauten Fuß gerieten. Sie verlangten nach einem „Lernbuch", einem kurz gefaßten Leitfaden. Dies möchte der vorliegende Band sein! Er soll als Ergänzung zum Lehrbuch der Hautkrankheiten von NASEMANN und SAUERBREY im gleichen Verlag dienen, wie dieses den Mut zur Lücke haben, stets dem didaktischen Prinzip den Vorzug vor epischer Breite geben und sich eng an den Gegenstandskatalog der Dermatovenerologie anlehnen. Es werden daher mit so wenig Text wie möglich, mit Herausstellen der wichtigsten Daten in Kästen, mit instruktiven Abbildungen und Zeichnungen, die das Unwesentliche weglassen, die diagnostisch führenden Symptome aber betonen, nur die wichtigsten Hauterkrankungen histopathologisch analysiert. Nach dem Studium dieses Buches sollten Studenten und Assistenten, die sich mehr in dieses Gebiet einarbeiten wollen, z.B. zu den beiden Bänden von U. SCHNYDER (siehe Einleitung!) greifen, hierin lesen und nachschlagen sowie den dort zu findenden Literaturhinweisen folgen.
Jedes Buch ist verbesserungsfähig. Wir werden jeder Anregung, die wir erhalten, nachgehen. Damit die richtigen Ansprechpartner gewählt werden: Die Abbildungen und Legenden stammen von M. JÄNNER, die Didaktikzeichnungen von B. SCHÜTTE, Kästen und Text von TH. NASEMANN. Die Triebfeder für die gemeinsame Arbeit war die Liebe zur Morphologie. Das erwünschte Ziel soll sein, unsere jungen Kollegen darin zu üben:

- Am Patienten bei der Inspektion sich vorzustellen, wie die Läsion wohl im mikroskopischen Bild aussehen wird und umgekehrt
- am Mikroskop beim Betrachten des histologischen Schnittes sich in Erinnerung zu rufen, wie sah die Läsion makroskopisch aus, bzw. dann, wenn sie nicht selbst inspiziert wurde: *Wie hätte sie aussehen können!*

Es ist uns ein aufrichtiges Bedürfnis allen denen zu danken, die unsere Arbeit ganz wesentlich unterstützt haben. So danken wir Frau G. DARKOW für die unermüdliche Textgestaltung, Herrn K. FOCK für die fleißige Arbeit im histologischen Labor mit seiner hohen Kunst, perfekte Schnitte und Färbungen herzustellen und Herrn B. SCHIPKE für seine photographische Assistenz, die sich in vielen Jahren bewährt hat. Dem Springer-Verlag sind wir für die gute Ausstattung des Buches und für das Erfüllen unserer Sonderwünsche bei den Abbildungen und Zeichnungen sehr dankbar.
Wir wünschen uns, daß dieser Band seinen Weg so gehen möge, wie wir es uns erhoffen: Zur morphologischen Schulung und zum diagnostischen Nutzen der Medizinstudenten und der wissenschaftlichen Assistenten.

Hamburg, im Frühjahr 1982 Die Verfasser

Inhaltsverzeichnis

A.	Allgemeiner Teil: Indikationen und Technik der Hautbiopsie, histologische Technik und dermatohistologische Grundbegriffe	3
1.	Die Hautbiopsie, Indikation und Technik .	5
2.	Die histologische Technik	9
3.	Dermato-histologische Grundbegriffe ...	12
B.	Spezieller Teil: Die Histopathologie der Dermatosen, Stoffwechselerkrankungen des Hautorgans und der Hauttumoren	15
1.	Die Infektionskrankheiten der Haut ...	17
1.1	Die Viruskrankheiten der Haut	17
1.1.1	Herpesgruppe	17
1.1.2	Pockengruppe	20
1.1.2.1	Molluscum contagiosum.........	20
1.1.3	Papillomgruppe	23
1.1.3.1	Verruca plana juvenilis	23
1.1.3.2	Verruca vulgaris	25
1.1.3.3	Condyloma acuminatum	28
1.2	Pyodermien	30
1.2.1	Impetigo contagiosa	30
1.2.2	Folliculitis................	30
1.2.3	Granuloma pyogenicum.........	31
1.3	Mykosen	36
1.3.1	Soor (Candida albicans)-Infektion	36
1.3.2	Onychomykose und Trichophytie	37
1.4	Aktinomykose der Haut	42
1.5	Die Tuberkulose der Haut und die tuberkuloiden Granulome	43
1.5.1	Lupus vulgaris (Tuberculosis cutis luposa)	43
1.5.2	Erythema induratum Bazin (Tuberculosis cutis indurativa)	46

1.5.3	Granuloma annulare	47
1.5.4	Sarkoidose (Morbus Boeck)	48
1.5.5	Cheilitis granulomatosa	50
1.5.6	Granuloma eosinophilicum faciei	51
1.5.7	Lepra	53
1.5.8	Syphilis (Lues)	55
1.5.8.1	Sekundärstadium der Lues (Syphilid)	55
1.5.8.2	Tertiärstadium der Syphilis	57
1.5.9	Fremdkörpergranulom	59
1.6	Scabies	60
1.7	Acrodermatitis chronica atrophicans Herxheimer	62

2.	**Allergodermien (allergische Dermatosen, Allergosen)**	64
2.1	Die allergische Kontaktdermatitis	64
2.2	Urticaria	69
2.3	Allergisch-hyperergische Purpuraformen (entzündliche Purpura, Vasculitis allergica superficialis Ruiter)	69
2.4	Arzneimittelexantheme	71
2.5	Erythema nodosum	72
2.6	Epidermolysis acuta toxica (Lyell-Syndrom)	74
2.7	Dermatitis exfoliativa neonatorum (RITTER VON RITTERSHAIN)	74
2.8	Dermatitis atopica (Neurodermitis)	76
2.9	Dyshidrosis (Pompholyx)	76
2.10	Prurigo nodularis Hyde	76

3.	**Autoaggressionskrankheiten**	78
3.1	Lupus erythematodes acutus	78
3.2	Lupus erythematodes chronicus (discoides)	78
3.3	Lupus erythematodes profundus (Kaposi-Irrgang)	78
3.4	Lymphocytäre Infiltration (Lymphocytic infiltration JESSNER-KANOF)	79
3.5	Schleimhautherde von Lupus erythematodes	79
3.6	Dermatomyositis	79

4.	**Erkrankungen des Bindegewebes**	84
4.1	Sklerodermie	84
4.2	Lichen sclerosus et atrophicus	84
4.3	Pseudoxanthoma elasticum Darier	84

4.4	Chondrodermatitis chronica nodularis helicis	84
4.5	Röntgenoderm (Radioderm, Bestrahlungsnarbe)	84
5.	**Die Keratosen**	**96**
5.1	Keratosis follicularis	96
5.2	Dyskeratosis follicularis (DARIER)	96
5.3	Acanthosis nigricans	96
5.4	Ichthyosen	96
6.	**Krankheiten des seborrhoischen Formenkreises**	**102**
6.1	Dermatitis seborrhoica	102
6.2	Akne vulgaris	103
6.3	Rosacea	103
6.4	Rhinophym	103
7.	**Dermatosen, nach morphologischen Gesichtspunkten gruppiert**	**108**
7.1	Lichen ruber planus	108
7.2	Psoriasis vulgaris	108
7.3	Psoriasis pustulosa	108
7.4	Parapsoriasis	109
7.4.1	Parapsoriasis varioliformis (Pityriasis lichenoides et vorioliformis acuta Mucha-Habermann)	109
7.4.2	Parapsoriasis guttata (Pityriasis lichenoides chronica Juliusberg)	109
7.4.3	Parapsoriasis variegata (Parapsoriasis lichenoides, Lichen variegatus)	110
7.4.4	Parapsoriasis en plaques (Morbus Brocq, Xanthoerythrodermia perstans)	110
7.5	Die Pemphigus-Arten	110
7.5.1	Pemphigus vulgaris	111
7.5.2	Pemphigus vegetans	111
7.5.3	Pemphigus foliaceus	111
7.6	Das Alterspemphigoid (bullöses Pemphigoid)	111
7.7	Dermatitis herpetiformis Duhring	111
7.8	Erythema exsudativum multiforme	111
7.9	Das Pustularbakterid (ANDREWS)	111
7.10	Porphyria cutanea tarda	111
7.11	Alopecia areata	111

8.	**Neoplasien und Hamartome**	134
8.1	Gutartige Neubildungen der Haut	134
8.1.1	Naevi, Angiome, Cysten, benigne Tumoren	134
8.1.1.1	Lentigo benigna (simplex, Lentigo senilis)	134
8.1.1.2	Naevuszell-Naevi	134
8.1.1.2.1	Naevuszell-Naevus vom Junktionstyp und vom Compound-Typ	134
8.1.1.2.2	Naevuszell-Naevus vom Compound-Typ und N. pigmentosus et pilosus	135
8.1.1.2.3	Naevuszell-Naevus vom corialen Typ	135
8.1.1.2.4	Halo-Naevus	135
8.1.1.2.5	Das benigne juvenile Melanom (ALLEN und SPITZ)	135
8.1.1.2.6	Naevus coeruleus (blauer Naevus, Naevus bleu)	135
8.1.1.3	Epidermaler Naevus (Naevus verrucosus)	135
8.1.1.4	Die Talgdrüsen-Naevi	148
8.1.1.4.1	Der senile Talgdrüsen-Naevus	148
8.1.1.4.2	Naevus sebaceus (vom Typ Jadassohn)	148
8.1.1.4.3	Das sogenannte Adenoma sebaceum (Morbus Pringle oder Pringle-Tumoren)	148
8.1.1.5	Naevus flammeus (Naevus der Blutgefäße), planes Haemangiom, Feuermal	148
8.1.1.6	Naevus vasculosus (Blutschwamm, plano-tuberöse und tuberöse Haemangiome)	148
8.1.1.7	Cysten	148
8.1.1.7.1	Atherome	149
8.1.1.7.1.1	Talgretentionscysten („Atherome" sensu strictiori)	149
8.1.1.7.1.2	Epidermale Horncysten	149
8.1.1.7.2	Syringome	149
8.1.1.8	Seborrhoische Warze (Verruca seborrhoica sive senilis, Papilloma basocellulare, Keratosis seborrhoica)	149
8.1.1.9	Das prämaligne Fibroepitheliom (Pinkus-Tumor)	149
8.1.1.10	Das verkalkende Epitheliom (Malherbe, Pilomatrixom)	149
8.1.1.11	Cylindrom (Spiegler-Tumoren)	149
8.1.1.12	Fibroma molle (pendulans) (weiches Fibrom, gestieltes Fibrom, Akrochordon)	149
8.1.1.13	Fibroma durum Histiocytom (hartes Fibrom, Dermatofibroma lenticulare, Nodulus cutaneus)	149
8.1.1.14	Das kavernöse (subcutane) Haemangiom	174

8.1.1.15	Das Lymphangiom	175
8.1.1.15.1	Das Lymphangioma cutis circumscriptum	175
8.1.1.15.2	Das Lymphangioma cavernosum	175
8.1.1.16	Die Leiomyome	176
8.1.1.17	Urticaria pigmentosa (Mastocytom, Mastocytose)	176
8.1.1.18	Das Lipom	176
8.1.1.19	Die Neurofibromatose (Morbus Recklinghausen)	176
8.1.1.20	Morbus Fox-Fordyce	176
8.1.2	Praecancerosen (noch nicht „echte" maligne Veränderungen der Haut)	185
8.1.2.1	Keratosis actinica (sive senilis) (solare Lentigo)	185
8.2	Intraepidermale Malignome (in situ-Geschwülste mit malignem Charakter)	188
8.2.1	Morbus Bowen und Erythroplasie Queyrat	188
8.2.2	Morbus Paget	190
8.2.3	Die Lentigo maligna (Morbus Dubreuilh, Melanosis circumscripta praeblastomatosa)	192
8.3	Primäre Hautmalignome	194
8.3.1	Das Basaliom (Basalzell-Epitheliom)	194
8.3.1.1	Die Basaliomtypen	194
8.3.1.2	Die differenzierten Basaliomtypen	194
8.3.2	Das Spinaliom (verhornendes Plattenepithelcarcinom, Stachelzellenkrebs)	195
8.3.3	Das Keratoakanthom (Selfhealing squamous cell carcinoma, Pseudokrebs, Molluscum sebaceum)	195
8.3.4	Die malignen Melanome (Melanomaligome)	195
8.3.4.1	Das Lentigo maligna-Melanom	206
8.3.4.2	Das oberflächlich spreitende Melanomalignom (superficial spreading melanoma, SSM, pagetoides Melanom)	207
8.3.4.3	Das akrolentiginöse Melanomalignom (ALM, auch PPP-Melanom = palmo-plantar-periunguales Melanomalignom sowie Schleimhautmelanome)	207
8.3.4.4	Das noduläre Melanomalignom (NMM, knotiges Melanom)	207
8.4	Sekundäre Hautmalignome (Hautmetastasen)	212
8.4.1	Hautmetastasen beim Mammacarcinom	212
8.4.2	Hautmetastasen des malignen Melanoms	213

8.5	Maligne Lymphome der Haut (cutane Lymphome)	216
8.5.1	Der Morbus Hodgkin, Hodgkin-Lymphom (maligne Lymphogranulomatose)	217
8.5.2	Die Mycosis fungoides (T-Zellenlymphom)	218
8.5.3	Hautinfiltrate bei myeloischer Leukämie	219
8.5.4	Das Reticulosarkom	219
8.6	Sarkome der Haut	222
8.6.1	Das Dermatofibrosarcoma protuberans	222
8.6.2	Sarcoma idiopathicum multiplex haemorrhagicum (Kaposi)	224
9.	**Gefäßerkrankungen der Haut**	226
9.1	Die Periarteriitis nodosa (Panarteriitis)	226
9.1.1	Die Periarteriitis nodosa vom Typ Kussmaul-Maier	226
9.1.2	Die Periarteriitis nodosa cutanea benigna	228
9.2	Die Necrobiosis lipoidica	228
9.3	Die Arteriitis temporalis/cranialis (Riesenzell-Arteriitis)	229
10.	**Ablagerungskrankheiten des Hautorgans**	230
10.1	Xanthome der Haut	230
10.1.1	Das Xanthoma tuberosum	230
10.1.2	Xanthelasmen	230
10.2	Hautgicht	230
10.3	Die Hautamyloidose	230
10.4	Argyrose der Haut	231
C.	**Schlußwort**	236
Sachverzeichnis		237

Zum Gebrauch dieses Buches

Dieses Buch gehört neben das Mikroskop! Der Leser möge ständig vergleichen:
- Die mikroskopisch gewonnenen Impressionen anhand des Betrachtens der histologischen Präparate mit dem entsprechenden Text des Buches,
- den Text des Buches mit den dazugehörigen Abbildungen und Zeichnungen und
- die Abbildungen und Zeichnungen mit dem dazu ätiologisch passenden histologischen Präparat.

So läßt sich fundiertes Wissen gewinnen. So prägen sich Strukturen ein! Da dieses Buch zur Ergänzung des Lehrbuches der Hautkrankheiten und venerischen Infektionen geschrieben wurde, das im gleichen Verlag von TH. NASEMANN und W. SAUERBREY veröffentlicht wurde und jetzt in neu bearbeiteter 4. Auflage vorliegt, sei auf dessen 1. Kapitel
Anatomie und Histologie der normalen Haut und der Anhangsgebilde – ausdrücklich verwiesen! Im Hinblick auf die dortige Ausarbeitung wurde auf eine Wiederholung dieses Abschnittes im vorliegenden Band verzichtet. In diesem Lehrbuch sollten auch die klinischen Daten zu den histopathologischen Kriterien nachgelesen werden. Wer die feingeweblichen Strukturen noch mehr im Detail, spezielle Daten der Histogenese oder Elektronenoptik und genaue Ausarbeitung der histologischen Differentialdiagnose zu erfahren wünscht oder über Hauterkrankungen sich orientieren möchte, die in diesem Buch nicht berücksichtigt wurden, der studiere die entsprechenden Kapitel in den beiden Handbuchbänden von U. SCHNYDER, die ebenfalls im Springer-Verlag erschienen. Dort sind auch seltenere oder sehr seltene Dermatosen und Hauttumoren abgehandelt. Da im Band 7, Teil 1 und 2, auch jeweils die weiterweisende Literatur zu finden ist, sei hier auf ein Literaturverzeichnis ganz verzichtet. Die Verfasser begnügen sich daher mit der Erwähnung:
1. Des Lehrbuches der Hautkrankheiten und venerischen Infektionen von TH. NASEMANN und W. SAUERBREY, 4. neu bearbeitete Auflage im Springer-Verlag, Berlin Heidelberg New York 1981 und
2. DOERR, SEIFERT, UEHLINGER: Spezielle pathologische Anatomie. Band 7: Histopathologie der Haut. 2. neu bearbeitete und erweiterte Auflage.
Teil 1: Dermatosen,
Teil 2: Stoffwechselkrankheiten und Tumoren.
Redigiert von U. SCHNYDER, Springer-Verlag, Berlin Heidelberg New York 1979.

Dieses Lernbuch der Histopathologie der Hautkrankheiten hält sich an die systematische Einteilung des Lehrbuches von NASEMANN und SAUERBREY, d.h. die Krankheitsgruppen entsprechen sich hier wie dort. Dies erleichtert den Gebrauch beider Bücher. Sie können direkt nebeneinander gelesen werden. Auch das didaktische Primat fand in beiden Werken gleiche Prägung. Dies soll die Arbeit mit dem makroskopischen und dem histologischen *„Hautleitfaden"* erleichtern!

A. Allgemeiner Teil

Indikation und Technik der Hautbiopsie, histologische Technik und dermatohistologische Grundbegriffe

1. Die Hautbiopsie, Indikation und Technik

Das Auge hat nur eine begrenzte Auflösungskraft – und Vieles kann auch unter Zuhilfenahme einer Lupe nicht in die für die Diagnose notwendigen Details zergliedert werden. Bei jedem Patienten, bei dem dieser Fall eintritt, muß eine Hautbiopsie gemacht und eine histologische Untersuchung durchgeführt werden.
Die histopathologische Untersuchung stellt nur einen Teil – oft jedoch einen sehr wichtigen oder gar entscheidenden! – der gesamten diagnostischen Arbeit dar, zu der immer Anamnese und Verlaufsbeobachtung, evtl. Laboruntersuchungen, ein genauer makroskopischer Befund über die Art, Anordnung, Lokalisation und Sekundärveränderung der Läsionen sowie deren exakte differentialdiagnostische Analyse gehören. Die Biopsie muß in diese Erwägungen gezielt eingepaßt werden und darf nicht planlos erfolgen.
Das „Wann", „Was", „Wie" und „Wo" muß genau überlegt sein. Dann jedoch hat die Gewebsentnahme für unser Fach eine ähnlich große Bedeutung wie etwa die Röntgenaufnahme in der Inneren Medizin.
Zunächst sollen einige allgemeine Ausführungen zur Indikation und Technik der Biopsie gemacht werden. Da der niedergelassene Dermatologe nur in Einzelfällen eine eigene Histologie betreibt, wird er die Gewebsentnahmen in das histologische Labor einer Hautklinik oder in ein Institut für Pathologie schicken. Für das sachgerechte Erarbeiten des histologischen Befundes sind die wichtigen klinischen Grunddaten unbedingte Voraussetzung. Das bedeutet, die Einsende- oder Begleitformulare müssen ganz exakt ausgefüllt werden (siehe das Beispiel des Formblattes der Hamburger Univ.-Hautklinik).

Nun zum „Wann", „Was", „Wie" und „Wo", mit anderen Worten: zur Indikation der Hautbiopsie! Letztere sollte bei jeder Hautveränderung durchgeführt werden, die nicht eindeutig diagnostiziert werden kann.
Außerdem sollte jede Hautgeschwulst und auch jede Praecancerose histologisch untersucht werden. Hier wird es jedoch oft besser sein, den ganzen Tumor im Gesunden zu entfernen und dann einzuschicken. Probeexcisionen sind beim Melanomalignom nicht erlaubt. Hier sollte bei begründetem Verdacht der Patient immer in die Klinik zur Operation eingewiesen werden. Gelegentlich kann die simultane Entnahme mehrerer Excisate notwendig sein, z.B.:
– Bei primär unterschiedlicher Morphologie der Läsionen, d.h. bei Verdacht auf das Vorliegen mehrerer Krankheiten;
– bei einem seit langer Zeit bestehenden, schlecht heilenden Ulcus mit Verdacht auf maligne Entartung. Dann evtl. 2–3 Biopsien von verschiedenen verdächtigen Stellen machen!

```
┌─────────────────────────────────────────────────────────────┐
│              Histologische Untersuchung                     │
│                                                             │
│                            Datum: ..........................│
│   Name u. Vorname des Patienten: ...........................│
│   Geb.-Datum:................  Berufl. Tätigkeit: ..........│
│   Kostenträger: .............................................│
│   Station, Poliklinik, einweisender Arzt (Adresse):         │
│   ...........................................................│
│                                                             │
│   Vermutliche klinische Diagnose: ..........................│
│   Excisionsstelle u. klinischer Befund: ....................│
│   ...........................................................│
│                                                             │
│   Fixation u. eventuelle Spezialfärbungen (z. B. Fettdarstellung): │
│   ...........................................................│
│                                                             │
│   Histologischer Befund Nr.: ...............................│
│   ...........................................................│
│   ...........................................................│
│                                                             │
│   Hamburg, den ...................     ...................  │
└─────────────────────────────────────────────────────────────┘
```

- bei längere Zeit bestehender Parapsoriasis und dem Verdacht auf maligne Umwandlung in eine Mycosis fungoides, dann evtl. Probeexcisionen von verschiedenen Läsionen im Infiltratbereich und außerdem *Verlaufshistologie,* d.h. Gewebsentnahmen in zeitlichem Abstand, um zum frühestmöglichen Zeitpunkt die Entartung zu erfassen (auch bei anderen Lymphomen), durchführen.
- bei gleichzeitiger Entfernung mehrerer Tumoren; (bei Beseitigung vieler vulgärer Warzen oder anderer Papillome ((z.B. seborrhoischer Warzen)) genügen 2 oder 3 Stichproben).

Prinzip: Schon aus forensischen Gründen *nichts ununtersucht* in den Eimer werfen!

Wann?: So früh wie möglich exzidieren!, d.h. möglichst frische, aber voll entwickelte, typische Läsion entfernen und einschicken; beim Pemphigus oder Morbus Duhring: eine Blase, ein Bläschen oder eine vollständige Pustel, aber keine Kruste, Exkoriation oder pigmentierte Narbe einsenden!

Was?: Die vollständige Haut exzidieren, nicht nur die Oberhaut. Das Excisat *muß* Fettgewebe enthalten. Viele Diagnosen sind sonst nicht stellbar. Beispiele: Panniculitis, Erythema nodosum, Phlebitis saltans. Das Excisat sollte zur Tiefe hin nicht keilförmig, sondern *breitbasig* entnommen werden.

Wie?: Immer kosmetische Gesichtspunkte berücksichtigen. Dort excidieren, wo kosmetische Beeinträchtigung am geringsten ist. Immer so groß wie möglich, aber so klein wie nötig entnehmen. Stets nach Belastung durch Keloide beim Patienten und dessen Familie fragen. Dann: 1. strenge Indikation für die Probeexcision und 2. Keloidprophylaxe hinterher durchführen.

Wo?: Dort exzidieren, wo die Erscheinungen am typischsten sind; bei Tumoren in der Randpartie, so daß Gewebe vom Tumor selbst und von der umgebenden gesunden Haut erfaßt wird. Doppeluntersuchungen sind im Spezialfalle zur Diagnostik unbedingt notwendig.

Beispiel: Morbus Hodgkin; hier kann das Infiltrat in der Haut uncharakteristisch, die Lymphknotenveränderung hingegen *spezifisch* sein.

Auch *Nägel* können histologisch untersucht werden, z.B. bei fraglicher Onychomykose unter Verwendung der PAS-Färbung.

Bei klinisch-makroskopisch unklaren Fällen kann auch der histologische Befund nicht eindeutig ausfallen. Dann wird der Histologe seinerseits neben einer detaillierten Beschreibung des feingeweblichen Befundes einige in Betracht kommende Krankheitsbilder nennen und weitere Zusatzuntersuchungen zur differentialdiagnostischen Klärung anregen. Hierzu sind für ihn immer die *Anamnesedaten* besonders nützlich. Über diese orientiert die folgende Übersicht!

Anamnestische Angaben

a) Effloreszenzen: vorbehandelt?
b) Innere Erkrankungen?
c) Zustand nach Radiatio? Wann? Melanom mit/ohne Radiatio?
d) Syphilitische Erkrankungen: Serologie: Reaktiv [+] oder nicht reaktiv [−].

Doppeluntersuchungen

a) Lymphknotenexcision: → Pathologisches Institut
   → Histologie der Hautklinik

b) Tbc-Verdacht: → Hygiene
   → Histologie

c) Mykosen: → Pilzlabor
   → Histologie

d) Melanom und unklare Tumoren: → Elektronenmikroskopie
   → Histologie

e) Fettfärbung: → Kryostat (vorher anmelden!) Gefrierschnitt
   → Histologie

e) Alopecien: Wie lange Haarausfall?
f) Knochengewebe: In 10% Formalin fixieren! Entkalkung notwendig!
g) Metallnachweis: Fixierung in absolutem Alkohol!

Zur Technik der Biopsie sei in Kürze gesagt, daß sich für die Anaesthesie 1%iges Scandicain sehr bewährt hat. Allergische Reaktionen treten hierbei äußerst selten – fast nie! – auf. Die Gewebsentnahme mit dem Elektrokauter ist völlig ungeeignet, zumindest bei kleineren Biopsien. Das Gewebe wird dabei so massiv verändert, daß eine richtige Beurteilung oft unmöglich wird. Bei der Naht größerer Excisionen sollten Subcutannähte gelegt oder bei der Cutannaht das Fettgewebe mit gefaßt werden. Nähte am Rücken und an den Extremitäten sollte man 2 bis 3 Wochen liegen lassen oder nach und nach mit dem Fädenziehen erst nach 10 Tagen anfangen.

Der Histologe darf niemals der Phantasie freien Lauf lassen. Er wird sich immer *nur* an das Gesehene halten und seine Ansicht klar verständlich äußern, auch dann, wenn er zu keiner vollständigen Diagnose kommen kann. Vorsicht in seiner Aussage ist keineswegs Unkenntnis, sondern vielmehr Wissen über die in der Sache liegende Begrenzung der Aussagefähigkeit.

2. Die histologische Technik

(in enger Anlehnung an eine Ausarbeitung von H. J. BANDMANN, München)

Ohne Spezialfärbung und ohne richtige Anwendung bestimmter Fixierungsflüssigkeiten ist die histologische Diagnose bei einigen Dermatosen und Tumoren nicht möglich. Die Fixation soll die Gewebestrukturen in einem möglichst naturgetreuen Zustand erhalten, also postmortale Veränderungen verhindern und dem Histologen vergleichbare Bilder der verschiedenen Krankheitszustände liefern.

Alle Excisate sollten sogleich nach Gewebsentnahme in das Fixationsbad gebracht werden. Die Röhrchen oder Fläschchen, in denen die Fixation erfolgt, sollte mit Watteböden versehen sein, damit die Fixierungsflüssigkeit auch von unten zur Wirkung gelangen kann.

Die in der Histopathologie gebräuchlichste Fixierungsflüssigkeit ist Formalin. Darunter versteht man eine 30- bis 40%ige Lösung des Gases Formaldehyd in Wasser. Für histologische Zwecke sollte die etwa 40%ige (Vol.%) wäßrige Formaldehyd-Lösung von E. Merck verwendet werden. Zur Aufbewahrung wird die Formalin-Lösung in einer gut verschlossenen braunen Flasche nicht unter + 9 °C gelagert. Wird das Präparat nach der Fixation verschickt und in den zuständigen Laboratorien innerhalb einiger Tage verarbeitet, so empfiehlt sich die Fixation in einer starken Formol-Lösung. 1 Teil Formalin wird mit 4 Teilen Leitungswasser verdünnt. Sollen Excisate, z.B. Teile von Operationspräparaten, *wochenlang* aufbewahrt werden, um sie etwa nach Erhalt der ersten histologischen Ergebnisse weiter aufzuarbeiten, so sollten sie in eine verdünnte Formol-Lösung (1 Teil Formalin auf 9 Teile Leitungswasser) eingelegt werden.

Formalinfixierungslösungen können für lichtmikroskopische Untersuchungen stets verwendet werden. Sie sind besonders geeignet für die Weiterverarbeitung von Präparaten, bei welchen faserige Strukturen dargestellt werden sollen, bei denen man einfache histochemische Mittel anwenden will (wie PAS, Hale-PAS) oder deren Schneiden im Gefrierschnittmikrotom z.B. zur Darstellung von Fett durch Sudanfarbstoffe nötig ist.

Sie sind weniger für Präparate geeignet, bei welchen Kernstrukturen erhalten werden müssen. Dafür empfiehlt sich das Fixierflüssigkeitsgemisch von BOUIN, das wir selbst dem Formol vorziehen. Diese Fixationsflüssigkeit dringt sehr schnell in das Gewebe ein und gewährleistet für die meisten Standardfärbungen eine sehr gute Färbbarkeit. Allerdings quellen in ihr die Kollagenstrukturen etwas auf.

Sie besteht aus	
Wäßriger Pikrinsäure	15 ml
Formalin	5 ml
Eisessig	1 ml

Die Fixierungsdauer beträgt je nach Größe 2 bis 24 Stunden. Tagelange Konservierung ist unschädlich für die Erhaltung der Strukturen der Präparate. Bei wochenlanger Aufbewahrung des Materials im Bouinschen Gemisch kommt es auch – wenn notwendig – zur schnellen Entkalkung des Gewebes (z. B. bei Osteosis oder Calcinosis cutis).

Als Standardfärbung wird die einfache Kern-Plasmafärbung mit *Hämalaun-Eosin* empfohlen. Durch sie werden die Zellkerne und Knorpelstrukturen dunkelblau und alles übrige rot in verschiedenen Tonstufen angefärbt. Eosin kann durch Erythrosin ersetzt werden, Hämalaun durch Hämatoxylin. Als wichtige Sonderfärbungen werden die folgenden in den meisten histologischen Laboratorien durchgeführt:

1. Toluidin-Blau-Färbung

Durch sie wird das aus Polysacchariden bestehende, in den Mastzell-Granula enthaltene Heparin metachromatisch blau-violett angefärbt. Die übrigen Kerne bleiben orthochromatisch blau. Ihre Anwendung ist notwendig bei der klinischen Diagnose „Urticaria pigmentosa" bzw. Mastocytose.

2. Van Gieson-Färbung (Modifikation nach DOMAGK)

Kerne: dunkelbraun bis schwarz, kollagenes Bindegewebe rot, Muskelgewebe und andere Strukturen gelb. Anwendung bei klinischer Diagnose Leiomyom. Weitere Anwendungsgebiete: Darstellung der Gefäßmuskulatur bei Gefäßkrankheiten (knotige Unterschenkeldermatosen), granulomatösen Entzündungen wie Morbus Boeck, Tuberculosis cutis (tuberculoide Herde zeigen braun-schwarze Kerne in gelblichen, relativ homogenen Massen). Nekrobiotische Zonen in kollagenen Bindegewebsfasern bleiben gleichfalls gelb (Granuloma annulare, kompletter Typ). Darstellung stehengebliebener oder neugebildeter kollagener Fasern z. B. beim Histiocytom (Dermatofibroma lenticulare) oder beim Reticulosarkom.

3. Silberimprägnation (nach BIELSCHOWSKY)

Gitterfasern werden schwarz dargestellt. Sie finden sich als feine Netze.

4. Berliner-Blau-Methode

Sie weist ionisiertes Eisen intensiv blau nach und erlaubt so Pigment als Hämosiderin von Melanin zu differenzieren. Anwendung bei den klinischen Diagnosen: pigmentiertes Histiocytom; pigmentiertes Granuloma pyogenicum; pigmentierte, thrombosierte Angiome.

5. PAS (möglichst nach Formol-Fixation)

Nicht nur zur Darstellung der PAS-positiven Elemente der Basalmembran, deren Verletzung bei den Diagnosen Lichen ruber und Lupus erythematodes von einem gewissen, jedoch nicht obligaten Interesse sind, sondern noch besser als durch die van Gieson-Färbung zur Darstellung leuchtend-rötlich bis violett gefärbter Muskelbündel bei der Diagnose Leiomyom und zur Darstellung PAS-positiver Pilzfäden bei Mykosen und der Drusen bei Aktinomykosen.

6. Resorcin-Fuchsin-Färbung

Elastische Fasern und degeneriertes Bindegewebe (Elastosis) werden violett gefärbt. Anzuwenden bei der klinischen Diagnose Lichen sclerosus et atrophicus. Die Elastika fehlt hier im Stratum papillare im Gegensatz zur kleinfleckigen circumscripten Sklerodermie (STEIGLEDER). Zur Darstellung der Elastikastruktur bei der Diagnose Pseudoxanthoma elasticum und Elastosis perforans ist die Methode ebenfalls sehr geeignet, ebenfalls zu derjenigen der oft nur noch fossilartig erkennbaren Gefäßreste bei allen nodösen Unterschenkeldermatosen und organisierten Thrombophlebitiden und zur Erkennung der senilen Elastose bei der Altershaut. Eine Reihe von anderen Färbungen müssen den Gegebenheiten der Laboratorien angepaßt werden. Zum Beispiel ist bei der Diagnose Dermatose durch Ablagerung körpereigener Stoffwechselprodukte eine ganze Gruppe verschiedener Färbemethoden anzuwenden. Hier ist ggf. die Rücksprache mit dem histologischen Labor vor der Vornahme einer Probeexcision empfehlenswert, damit die Fixation vorbesprochen werden kann, z.B. für die *Azanfärbung* bei Bindegewebsstrukturen, der *Gomorifärbung* für die Darstellung der Gitterfasern, die *Giemsafärbung* z.B. für Parasiten wie Leishmanien oder die *Sudan III* oder *Scharlachrotfärbung* zum Fettnachweis.

Auf weitere Färbungen (Kongorot, von Kossa) ist im speziellen Teil des Buches hingewiesen.

Alle *technischen Angaben* stammen aus dem Buch von B. ROMEIS: Mikroskopische Technik, 16. Auflage, R. Oldenbourg, Berlin-Wien 1968.

3. Dermato-histologische Grundbegriffe

So wie die Histologie der Haut nur ein Teil der mikroskopischen Anatomie des Menschen ist, so stellt auch die Dermato-Histopathologie nur ein Teilgebiet der Histopathologie dar. Dermato-histopathologische Grundbegriffe sind also nur diejenigen, die sonst auch in der Histopathologie üblich sind – mit einigen Ausnahmen, die nur Veränderungen der Haut, die anderer Organe aber nicht charakterisieren. Auf sie soll besonders eingegangen, naturgemäß auf die anderen nicht verzichtet werden. Termini wie *Hyperämie* (histologisch: erweiterte, mit Erythrocyten prall gefüllte Gefäße), *Ödem* (Ansammlung von Gewebsflüssigkeit in unterschiedlicher Massivität), *Hypertrophie* (qualitative Vergrößerung einzelner Gewebselemente), *Hyperplasie* (zahlenmäßige Vermehrung der Gewebsbestandteile) oder *ortho-Hyperkeratose* (Verbreiterung der Hornschicht ohne restierende Kernstrukturen) sind geläufige Begriffe und sollen hier nicht näher erörtert werden.

Andere Begriffe hingegen sollen kurz erklärt werden. Bekannt sind die Veränderungen, die als *Parakeratose* (Vorhandensein von Kernresten im Stratum corneum) oder *Hyper-Parakeratose* (Verbreiterung des Stratum corneum mit Kernresten) bezeichnet werden. Strukturelle Unterschiede sind hier jedoch schon von differentialdiagnostischer Bedeutung, z.B. findet man eine bandförmig ausgedehnte Parakeratose u.a. bei der Psoriasis vulgaris oder kegelförmig umschriebene Formen bei vulgären und anderen Virus-Warzen (sog. *Parakeratosekegel*). Ein für die Dermatologie wichtiger Begriff ist die *Hypergranulose*. Er bezeichnet die umschriebene Verbreiterung des Stratum granulosum mit starker Anhäufung der Keratohyalin-Granula (z.B. beim Lichen ruber planus). Weitere Begriffe sind: *Spongiose*: Durchsetzung des Stratum spinosum der Epidermis mit zahlreichen Hohlräumen wie bei einem Schwamm, die mit Ödemflüssigkeit gefüllt sind (Beispiel: akute Kontaktdermatitis). *Akanthose*: Verbreiterung der Epidermis. *Papillomatose*: Verlängerung der Reteleisten (z.B. bei Papillomen). Akanthose und Papillomatose kann kombiniert vorkommen = *Akanthopapillomatose*. Intraepidermale Bläschen (Vesikeln) entstehen oft durch *Akantholyse* (Verlust des Zusammenhalts auf Grund einer Degeneration der Interzellularbrücken, z.B. beim Pemphigus vulgaris). Die *Basalmembran* ist intakt. Auch *Blasen* können intraepidermal liegen, aber noch häufiger subepidermal, d.h. im Corium, unterhalb der Basalmembran. *Lyophile Degeneration* der Basalzellschicht mit *Pigmentinkontinenz* kommt vor z.B. beim Erythematodes und beim Lichen ruber planus. Zu erkennen ist sie an der Ballonierung der Basalzellen, die untereinander den Zusammenhalt verlieren. Es entstehen

Lücken zwischen den degenerierenden Zellen und die Basalmembran wird geschädigt. So kann Pigment aus der Basalzellschicht (sog. Basalpigment) in das Corium abtropfen. Das wird *Incontinentia pigmenti* genannt.

Das *Ulcus* zeigt einen Substanzdefekt bis in das Corium oder noch tiefer, die *Erosion* nur einen bis zum Corium (also nur Verlust des Deckepithels der Haut oder Schleimhaut).

Trübt sich ein Bläschen ein durch Einwandern von Leukocyten, so entsteht die *Pustel*. Sie kann subcorneal liegen – wie etwa bei der Impetigo contagiosa – oder intraepidermal wie etwa bei einem pustulös umgewandelten Zoster. Weist die Pustel an den Rändern eine stark ausgeprägte Spongiose auf, so spricht man von einer *spongiformen* oder KOGOJ-Pustel. Sind am Rand keine „Nebenhohlräume" vorhanden, wird sie als *unilokuläre Pustel* bezeichnet. Erstere Pustelart ist z. B. pathognomonisch für die Psoriasis pustulosa, die letztere für das Pustularbakterid von ANDREWS.

Als *Mikroabszesse* werden Ansammlungen von Lymphocyten und Granulocyten, aber auch von Reticulumzellen bezeichnet, die nicht zur Ausbildung eines echten Hohlraumes geführt haben, z. B. der Munrosche Mikroabszeß bei der Psoriasis und der Pautriersche bei Granuloma fungoides. Ersterer liegt in der Hornschicht, letzterer im Rete Malpighii. In der Histologie ist es üblich, die Zellart zum Mikroabszeß hinzuzufügen, z. B. Lymphocytenaggregat (beim Histiocytom) oder eosinophile Papillarabszesse beim Morbus Duhring.

Beim Eindringen von Zellen in Gewebsschichten, in denen sie normalerweise nicht vorkommen, wird von einer *Zellinvasion* gesprochen. So können von der Epidermis ausgehende Tumorzellen in das Corium – und dann evtl. weiter – vordringen (z. B. beim Basaliom oder Spinaliom) – oder auch umgekehrt können Entzündungszellen von Coriuminfiltraten aus in die Epidermis einwandern (z. B. bei der Kontaktdermatitis oder dem Lichen ruber: *Zellimmigration*).

Auch das Feststellen des Infiltrattyps im Corium und in der Subcutis ist wichtig. Ist das Zellinfiltrat der Epidermis bandförmig fest angeschmiegt und aus Lympho- und Histiocyten zusammengesetzt, wird es als „*lichenoid*" bezeichnet, umhüllt es manschettenartig die Gefäße, heißt es „*perivasculäres Infiltrat*". Zeigt das Infiltrat einen Aufbau aus Lymphocyten, Epitheloid- und Langhansschen Riesenzellen, evtl. um eine zentrale Nekrose oder nekrobiotische Zone herum – und damit einen Aufbau wie die Tuberkulose in einem parenchymatösen Organ, so wird es „*tuberkuloides Infiltrat*" genannt, ohne damit präjudizieren zu wollen. Solche Infiltrate gibt es praktisch bei allen spezifischen Entzündungen.

Um die Gefäße herum kann sich – z. B. bei Allergodermien – Ödemflüssigkeit ansammeln, ein sog. *perivasales* Ödem, das wiederum mit einem perivasculären Infiltrat kombiniert sein kann.

Endgefäßerweiterungen, sog. *Teleangiektasien,* kommen häufig vor, z. B. bei der Rosacea, beim Angiolupoid oder bei Cortisonschäden der Haut. Sie sind zu unterscheiden von echten Gefäßneubildungen, Kapillarproliferaten, Angioblastenwucherungen oder den kavernösen Hohlräumen des Angioms. Liegen letztere in der Epidermis – wie etwa beim Angiokeratom, nennt man sie *epidermale Blutseen*.

Unter *Metachromasie* versteht man die Änderung des Farbcharakters einer Struktur bei bestimmten Färbungen, z. B. den Umschlag von Blau in Lila bis Violett der *Mastzellgranula* bei Toluidinblaufärbung (z. B. bei der Urticaria pigmentosa). Nimmt das bei der Hämatoxylin-Eosinfärbung normalerweise rot gefärbte Kollagen blaue Farbtöne an und zeigt auch sonst degenerative Zeichen, so wird von einer basophilen Degeneration des Bindegewebes gesprochen (z. B. beim Lupus erythematodes).

Wichtig ist die Beachtung der Mitosenzahl, der Größe der Teilungsfigur (Riesenmitosen) sowie der Formänderungen wie Verklumpung und unregelmäßige Strukturen (sog. *atypische Mitosen*).

Das leitet über zu *cytologischen Kriterien* und dem diagnostischen Wert bestimmter Details.

Bei den *Riesenzellen* unterscheidet man vor allem die *Langhansschen* mit halbmond- oder hufeisenförmig aggregierten Zellkernen von denen des *Fremdkörpertyps* mit haufenartig zusammengelagerten Nuclei. Die *Schaumzelle* (z. B. bei Lipogranulomatosen oder Xanthomen) weist einen an den Rand gedrängten Kern und ein schaumig vakuolisiertes Cytoplasma auf. Die *Mycosiszelle* ist ein atypischer T-Lymphocyt mit großem, gelappten, dunklen Kern, den man nicht nur im corialen Infiltrat, sondern auch in den Pautrierschen Mikroabszessen in der Epidermis findet.

Hornperlen sieht man u. a. beim Spinaliom und beim Morbus Bowen. Hier haben sie durchaus diagnostische Bedeutung, ebenfalls die eosinophilen *Einzelzellverhornungen,* die schon bei der aktinisch-senilen Hyperkeratose zu beobachten sind. *Hornzysten* können in der Epidermis harmlose Fehlbildungen sein, aber auch das histologische Bild mancher Hauttumoren mitprägen, wie z. B. das der seborrhoischen Warze vom hyperkeratotischen Typ.

Abschließend sei noch auf die sog. Kern- und Cytoplasma-Einschlußkörper hingewiesen, wie sie vor allem bei einigen Virosen vorkommen, z. B. die *basophilen Kerneinschlüsse* bei Warzen, die *eosinophilen intranucleären Inklusionen* der Herpes-Gruppe und die *azidophilen intracytoplasmatischen Einschlußkörper,* die – wie etwa beim Molluscum contagiosum – so groß werden können, daß der Zellkern ganz an den Zellrand gedrückt wird.

Für den Dermatohistologen ist das Erfassen der genannten Strukturen wichtig. Die Diagnose beruht jedoch meist auf der richtigen gedanklichen Zuordnung mehrerer vorhandener Detailstrukturen.

B. Spezieller Teil

Die Histopathologie der Dermatosen, Stoffwechselerkrankungen des Hautorgans und der Hauttumoren

> Die wichtigsten Hauterkrankungen sind – zusammengefaßt in 10 Gruppen – in Anlehnung an die Systematik des Lehrbuches von NASEMANN und SAUERBREY abgehandelt.

1. Die Infektionskrankheiten der Haut

Biopsien zur Vornahme einer histologischen Differentialdiagnose werden bei den Infektionskrankheiten der Haut vergleichsweise seltener als bei den nichtinfektiösen Dermatosen und den Hauttumoren vorgenommen, am häufigsten noch zur Erkennung tuberkuloider Granulome und der Viruspapillome.

1.1 Die Viruskrankheiten der Haut

Die wichtigsten Hautvirosen lassen sich in drei Gruppen zusammenfassen:
1. *Die Herpesgruppe*
2. *Die Pockengruppe*
3. *Die Papillomgruppe*

1.1.1 Herpesgruppe
Abbildung s. S. 18

Dieser Gruppe gehören an:
Zoster
Varicellen
Herpes simplex
Die gemeinsamen histologischen Kennzeichen dieser drei Viruskrankheiten sind ein intraepidermales Bläschen und ballonierend-retikulierende Degeneration des Stratum spinosum sowie cytologisch die eosinophilen Kerneinschlüsse im Epithel und multinukleäre Riesenzellen vor allem an den Seiten und am Grund der Vesikel. Die drei herpetischen Infektionskrankheiten unterscheiden sich nicht wesentlich, sondern nur graduell voneinander. Zur klinischen Differenzierung kann die Histologie nur wenig beitragen. Hier führt die mikrobiologische Untersuchung zum Ziel, und zwar mit Hilfe von Ei- und Gewebekulturen. Zwischen Zoster- und Varicellenbläschen finden sich keine verläßlichen Unterschiede, wenn auch – rein statistisch gesehen – gewisse Verschiebungen in Richtung auf stärkere Inflammation beim Zoster vorhanden sein dürften. Im Einzelfall besagt dies jedoch nichts, da auch gangräneszierende Varicellenverläufe vorkommen. Andererseits zeigt die Vesikel beim Herpes simplex durchweg geringere Neigung zu Nekrosen an der Basis und viel seltener Hämorrhagie als die Zosterläsion. Doch auch beim Herpes simplex kommen Ausnahmen von dieser Regel vor.

Herpesgruppe

> **Hauptmerkmale der Hautläsionen der Herpesgruppe**
>
> – Intraepidermales Bläschen (=Virusblase im Sinne von LEVER).
> – Ballonierende Degeneration (im Sinne von UNNA).
> – Epitheliale multinucleäre Riesenzellbildung an der Basis und den Seiten der Vesikel.
> – Eosinophile Kerneinschlüsse (sog. Lipschützsche Körperchen) in den ballonierten Epithelien und in den Riesenzellen

Differentialdiagnose

Histologisch ist auf Grund der mehrkernigen Riesenzellen und der eosinophilen Kerneinschlüsse kaum eine Verwechslung möglich. Intraepidermale Bläschen findet man auch beim Hand-Fuß-Mund-Exanthem (der sog. falschen Maul- und Klauenseuche, die durch Coxsackie A-Viren hervorgerufen wird) –, jedoch fehlen hier Riesenzellen und Kerninklusionen.

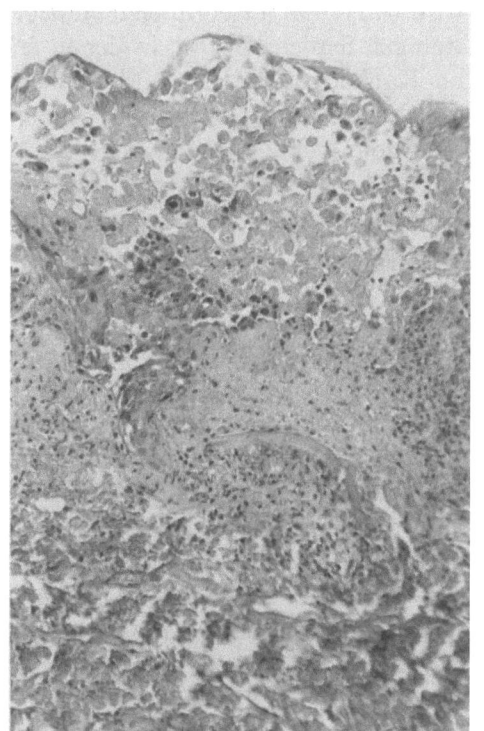
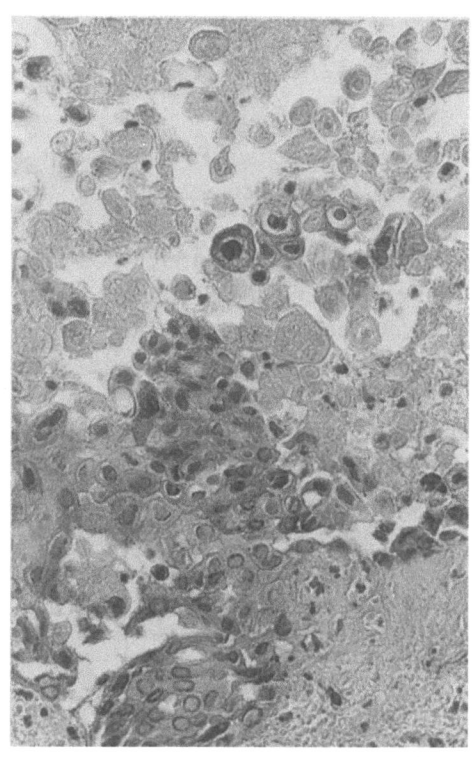

Abb. 1, 2. Zoster. Vakuolig-ballonierende Degeneration der Zellen des Stratum spinosum und dadurch intraepidermale Blasenbildung. Einwanderung von Leukocyten erfolgt erst in einem späteren Stadium. Im Blaseninhalt liegen Zellen mit Kernwandhyperchromatose und einem Halo um einen eosinophilen Kerneinschluß

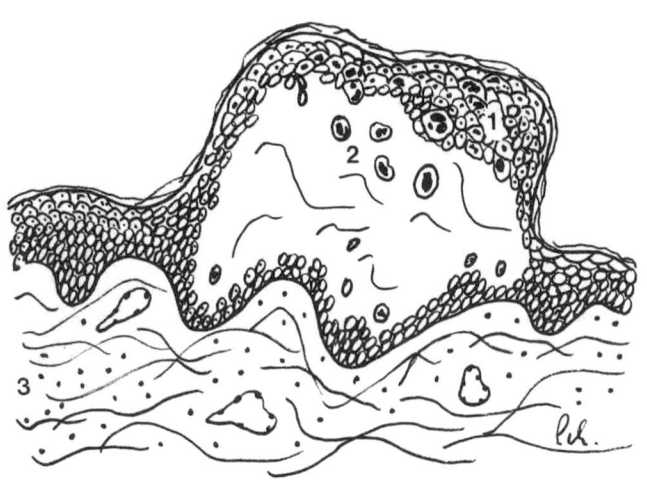

Abb. 3. (*1*) Ballonierende Degeneration der Zellen mit Einschlußkörperchen. (*2*) Akantholyse, im Corium ein unspezifisches Infiltrat

1.1.2 Pockengruppe
Abbildung s. S. 21 u. 22

Biopsien von echten Pocken oder vaccinalen Infektionen kommen extrem selten zur histologischen Untersuchung. Weder Studenten noch Assistenten benötigen auf diesem Sektor ein detailliertes Wissen. Auch der paravaccinale Melkerknoten wird selten histologisch untersucht. Hier sei auf die virologischen Lehr- und Handbücher verwiesen. Nur das Molluscum contagiosum, das gegenwärtig zunimmt, wird häufiger zur feingeweblichen Untersuchung eingeschickt und spielt auch differentialdiagnostisch eine praktisch wichtige Rolle.

1.1.2.1 Molluscum contagiosum

Das Molluscum contagiosum stellt eine warzenähnliche Epitheliose dar, die auf einer spezifischen Quadervirusinfektion des Menschen beruht. Das Molluscumknötchen zeigt im Schnittpräparat einen mehrlappigen Aufbau und besteht aus Epidermiszellen und deren Abkömmlingen. Der schon in der Regel makroskopisch erkennbaren zentralen Eindellung entspricht mikroskopisch eine Einbuchtung, die fast immer von unterschiedlich stark ausgeprägten Hornlamellen und dyskeratotisch verhornten Epithelzellen ausgefüllt wird. Das Aufteilen in Läppchen wird von radiär angeordneten bindegewebigen Septen bewirkt, in denen feine Kapillaren verlaufen. Eine mehrschichtige Bindegewebshülle grenzt das Molluscumknötchen vom Corium ab.

Die einzelnen Läppchen zeigen unten ein fast unverändertes Stratum cylindricum basale. In den anschließenden zwei bis drei Zellagen des Stratum spinosum sind die Interzellularbrücken noch intakt, in den folgenden Zellreihen jedoch nicht mehr. Letztere machen eine in Richtung auf das Stratum corneum an Intensität zunehmende Umwandlung durch. Die Zellen werden voluminöser, das Cytoplasma färbt sich schwächer an und wird vakuolisiert. Der Kern wird randwärts und zum Pol hin verdrängt, bis er nur noch als sichelförmiges Gebilde imponiert. Die so degenerierten Spinalzellen weisen im Cytoplasma Einschlußkörper auf, die nach oben zu an Größe zunehmen und fein granuliert sind. Die Einschlüsse tragenden Stachelzellen degenerieren weiter und verhornen in ihren Randabschnitten unmittelbar. Zusammen mit den Hornlamellen nehmen sie als große, runde bis ovale Horngebilde, sog. *Corps ronds* oder Molluscumkörper im Stratum corneum die Mitte der Läppchen ein und münden dann gemeinsam in der zentralen Eindellung des Knötchens aus. Die Corps ronds sind in toto verhornte, kern- bzw. kernresthaltige und mit Viruselementarkörpern angefüllte Epithelzellen, keineswegs nur die Einschlußbildungen.

Pockengruppe

Molluscum contagiosum

Feingewebliche Hauptmerkmale des Molluscum contagiosum

- Mehrlappiger Aufbau aus Epidermiszellen.
- Eosinophile Einschlußkörper im Cytoplasma der Spinalzellen, nach oben zu an Größe zunehmend.
- Corps ronds zwischen Horndebris, in der Eindellung (Porus) des Knötchens ausmündend

Differentialdiagnose

Differentialdiagnostische Schwierigkeiten können Molluscumknötchen machen, die eine stärkere entzündliche Irritation aufweisen. Histologisch erfolgt – wie bei jedem anderen Molluscumfall auch – rasche Klärung durch den Nachweis der charakteristischen epithelialen Veränderungen. Bei diesen entzündlichen Formen findet sich im Corium ein Infiltrat aus Lympho-, Granulo- und Histiocyten sowie einigen Plasmazellen, dazu Ödem und Hyperämie.

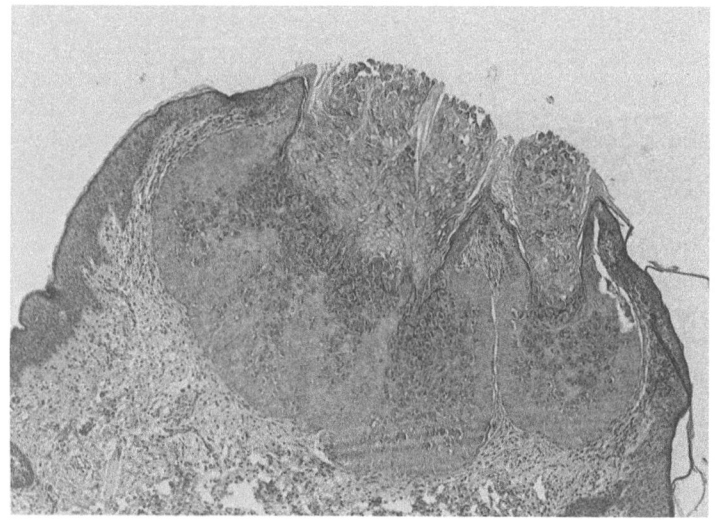

Abb. 4

Abb. 4–6. Molluscum contagiosum (Dellwarze). Mehrlappiger Aufbau. Einbuchtung mit Anhäufung von Hornlamellen und dyskeratotisch verhornten Epithelien (Corps ronds). Siehe hierzu besonders die Abb. 4 und 5. Die einzelnen Läppchen des viralen Epithelioms zeigen eine starke Verbreiterung des Stratum spinosum, dessen Zellen vergrößert sind und zytoplasmatische eosinophile Einschlußkörper enthalten (siehe besonders Abb. 5 und 6)

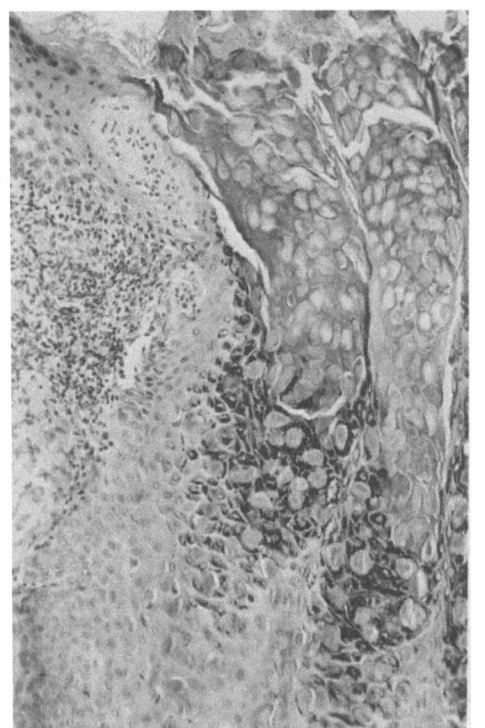 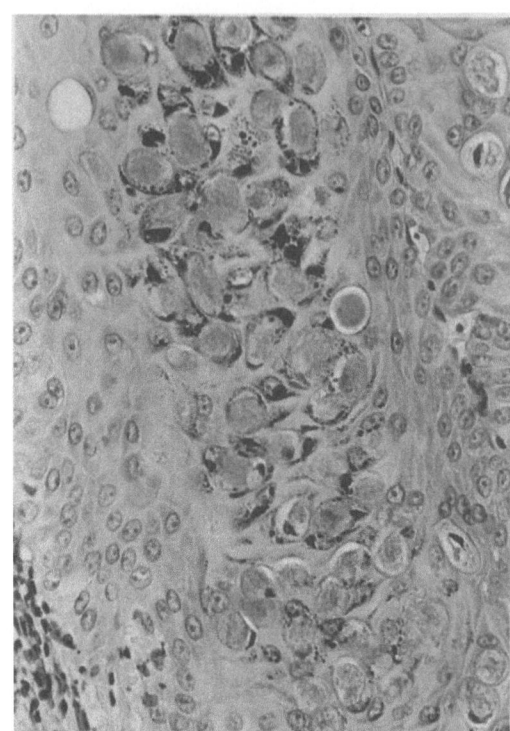

Abb. 5, 6. Ausschnitte, stärker vergrößert **Abb. 6**

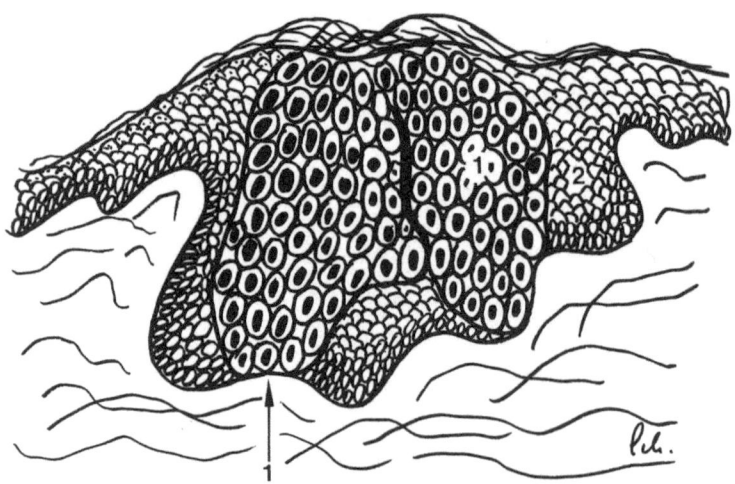

Abb. 7. Molluscum contagiosum. (*1*) Zahlreiche intracytoplasmatische Einschlußkörperchen. (*2*) Akanthose

1.1.3 Papillomgruppe

In diese Gruppe gehören die durch relativ kleine karyotrope DNS-Viren hervorgerufenen *infektiösen Akanthome* bzw. Epitheliome des Menschen. Histologisch sind sie als fibroepitheliale, tumorartige Neubildungen definiert. Klinisch gibt es, wenn man alle Spielarten berücksichtigt, etwa 10 unterschiedliche Formen, die sich 5 Haupttypen subsummieren lassen. Histopathologisch gesehen, kann man drei Papillomtypen unterscheiden, von denen die klinischen Subtypen nur geringfügig abweichen. Es sind dies:
- Die Verruca plana juvenilis
- die Verruca vulgaris
- das Condyloma acuminatum.

Die *Virologie* erzielte in den letzten Jahren auf dem Papillomsektor erhebliche Fortschritte. Mindestens 8 unterschiedliche Papillom-Virusarten (HPV = „human papilloma virus") wurden bisher isoliert. Gegenwärtig schreitet auch die Zuordnung dieser HPV-Typen zu den klinischen Krankheitsbildern rasch voran.

Das histologische Bild der *Verrucosis generalisata* (Epidermodysplasia verruciformis von LEWANDOWSKI und LUTZ) gleicht sehr weitgehend dem der planen Warze. Alle drei Hauptmerkmale (siehe Kasten!) sind ausgeprägt. Bei den meisten Läsionen ist jedoch die Zahl der vergrößerten ballonierten Zellen besonders groß und die Nuclei zeigen eine ausgesprochene Pyknose und Fragmentierung. Neben diesem Warzentyp können bei den Patienten einzelne oder mehrere Tumoren, „in situ-Carcinome" und aktinische Keratosen sowie Plantarwarzen und spitze Kondylome vorhanden sein, die dann aber die für diese charakteristischen Merkmale besitzen, d. h. einwandfrei als Basaliome, Spinaliome, seborrhoische Warzen, Morbus Bowen oder als sog. Keratosis senilis erkannt werden können.

1.1.3.1 Verruca plana juvenilis
Abbildung s. S. 24

Die plane Warze zeigt an den seitlichen Partien eine unscharf begrenzte akanthotische Verdickung der Epidermis, die von einer unterschiedlich mächtigen, wabigen Hornschicht bedeckt wird. Es findet sich keine ausgesprochene Papillomatose wie bei der Verruca vulgaris. Die Reteleisten sind z.T. nur leicht verlängert, plump und stellenweise verbreitert. Im Bereich der verschmälerten Papillen ist das bindegewebige Corium ödematös aufgelockert. Entzündliche Infiltrate im oberen Corium fehlen meist. Gelegentlich können plane Warzen im Stratum basale beträchtliche Melaninmengen enthalten.

Das Stratum granulosum ist häufig stärker verbreitert, und zwar sowohl inter- als auch suprapapillär. Im oberen Stratum spinosum und im Stratum granulosum sind viele Zellen beträchtlich vergrößert und vakuolisiert, mit pyknotischen Kernen in der Mitte des Cytoplasmas. Daneben sind auch geblähte Nuclei mit aufgelockerter Chromatinstruktur zu erkennen. – Eine Parakeratose fehlt in der Regel. Das Stratum corneum hat ein locker verfilztes, Korbgeflecht-ähnliches Aussehen, das histogenetisch gesehen durch die Vakuolisierung der Hornzellen bewirkt wird: Aufsteigen der ballonierten Retezellen!

Verruca plana juvenilis

Hauptmerkmale der planen Warze

- Korbgeflecht-ähnliche Orthohyperkeratose
- Verbreiterte Epidermis, herdförmig
- Im oberen Stratum spinosum und im verbreiterten Stratum granulosum reichlich ballonierte und vakuolisierte Zellen (*Schweizer Käse-Muster!*)

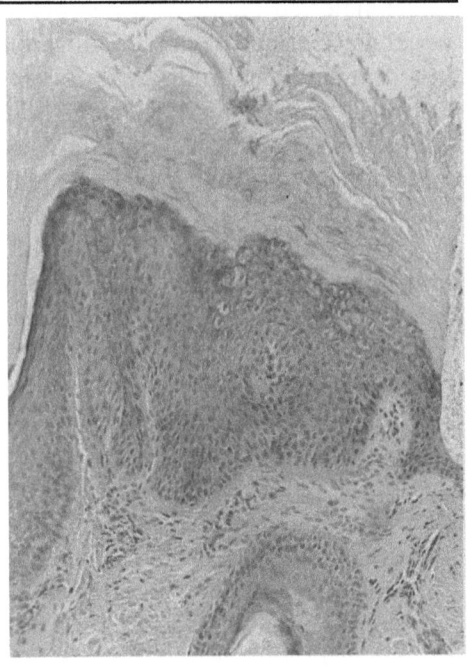

Abb. 8. Verruca plana juvenilis. Korbgeflechtartige Orthohyperkeratose und Akanthose der Epidermis mit ballonierender Degeneration der Zellen des Stratum granulosum und des Stratum spinosum, unauffälliges Corium

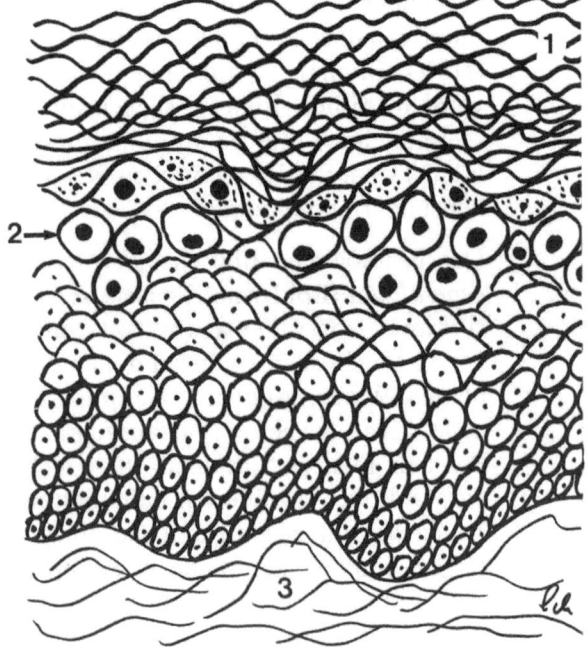

Abb. 9. (*1*) Hyperkeratose („korbgeflechtartig"). (*2*) Ballonierende Degeneration im Str. granulosum und in den oberen Schichten des Str. Malpighii. (*3*) Unauffälliges Corium

1.1.3.2 Verruca vulgaris
Abbildung s. S. 26–27

Die weit verbreitet vorkommende gewöhnliche Warze stellt histologisch eine meist scharf umschriebene Hautläsion dar, die das Niveau der Umgebung überragt und durch eine Gewebsvermehrung gekennzeichnet ist. Im Stratum corneum findet sich eine vorwiegend kompakte Hyperkeratose mit darin eingelassenen parakeratotischen Bezirken, oft als sog. *Parakeratosekegel.* Des weiteren wird das Bild geprägt durch Akanthose und Papillomatose. Infolge der Papillarhypertrophie und dem Ausbilden meist plumper Reteleisten entsteht ein papillärer Tumor, der mit Zerklüftung der Tumoroberfläche einhergeht. Oft sind die Reteleisten am Rand der Warzen nach innen eingebogen und laufen nach unten meist spitz zu. In den kuppelförmigen Vorsprüngen des Stratum spinosum und in den darüber liegenden Parakeratosekegeln trifft man in den Zellkernen die basophilen Lipschützschen Einschlußkörper an. In diesen Arealen sind die Spinalzellen besonders stark balloniert. Außer dem Stratum corneum ist auch das Stratum granulosum erheblich verbreitert, nicht nur interpapillär, sondern auch suprapapillär, – jedoch nicht unter den Parakeratosekegeln! Erst später entsteht besonders in den neugeformten Papillen eine mäßig-starke Erweiterung der Gefäße. Häufig bildet sich dann perivasculär ein leichtes Rundzelleninfiltrat aus. Nur bei sekundär entzündlich irritierten Warzen kann eine kräftige coriale Stromareaktion vorhanden sein. Bei den Warzen scheinen zwei verschiedene *Einschlußtypen* vorzukommen:

– *basophile* und – *eosinophile,* jedoch keineswegs bei allen Exemplaren. Spezifisch scheinen nur die basophilen intranucleären Inklusionen zu sein. Sie enthalten große Mengen der Viruselemente (HPV). Die bei manchen Warzen sehr reichlich vorhandenen eosinophilen, grobschollingen Einschlußmassen im Cytoplasma dürften nichts anderes sein als besondere Formen der Keratohyalingranula, also Folge einer Verhornungsanomalie.

Filiforme Warzen und Verrucae digitatae bieten nur klinische, jedoch keine wesentlichen histologischen Unterschiede, vielleicht von einem dem Papillom aufsitzenden längeren Keratinkegel abgesehen. Auch Schleimhautwarzen und Verrucae plantares zeigen nur geringe histologische Abweichungen. Die isoliert oder multipel vorkommenden *Schleimhautwarzen* zeigen nur in den Übergangsarealen zur Haut (z. B. Lippenrot) echte Hyperkeratose. Sonst findet sich ein „Schleimhautanalogon" zur Parakeratose mit ballonierten Zellen und basophilen Einschlüssen, die bei elektronenoptischer Untersuchung reichlichen Virusgehalt zeigen. Akanthose, Papillomatose und Bindegewebsveränderungen sind identisch oder doch sehr ähnlich wie bei der vulgären Warze.

Die *Plantarwarze,* die mehr im Niveau der Haut liegt (Druck der Körpersäule), besitzt oft ein dickeres Stratum corneum als die Verruca vulgaris. Meist ist die Zahl der geschwollenen vakuolisierten Zellen im oberen Stratum spinosum recht groß und auch die Zahl der basophilen Kerninklusionen („Myrmecia-Typ-Warze", Typ der Einschlußwarze). Bei den Einschlußwarzen der Hände und Füße sind auch in der Regel sehr zahlreiche eosinophile Plasmaeinschlüsse vorhanden.

Verruca vulgaris

Hauptmerkmale der vulgären Warze

– Orthohyperkeratose, darin eingelassen die charakteristischen *Parakeratosekegel*
– Akanthose und Papillomatose
– Ballonierte vergrößerte Zellen in den kuppelförmigen Vorsprüngen des Stratum spinosum. In diesen und in den Parakeratosekegeln *basophile Kerneinschlußkörper.*

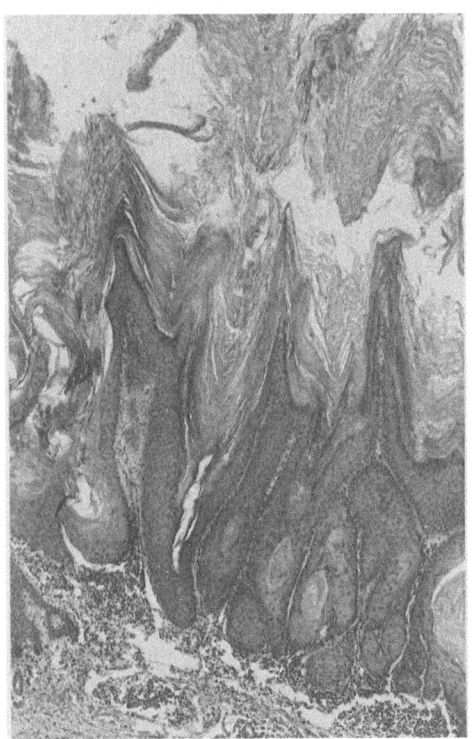

Abb. 10, 11. Papillomatöses Akanthom mit orthohyperkeratotischer Verhornung und parakeratotischen Säulen über den Papillenspitzen und ballonierender Degeneration der Zellen des Stratum granulosum und Stratum spinosum. Das entzündliche Infiltrat gehört nicht zu den charakteristischen Eigenschaften der gewöhnlichen Warze, es entsteht durch Sekundärinfektion

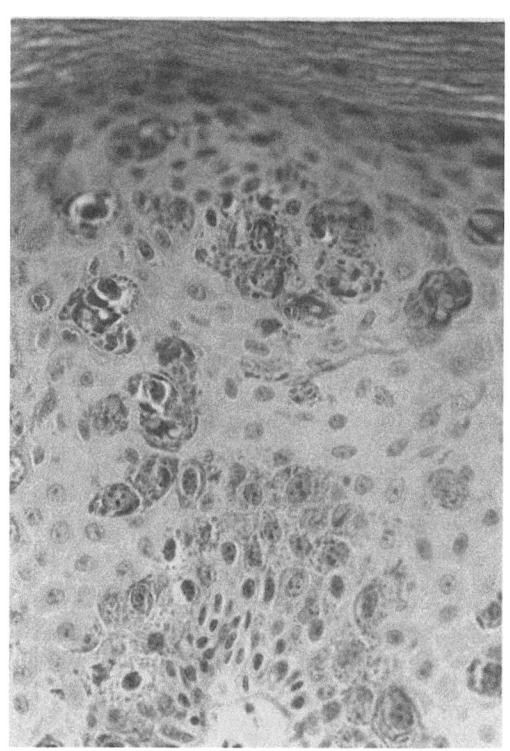

Abb. 11. Stärkere Vergrößerung

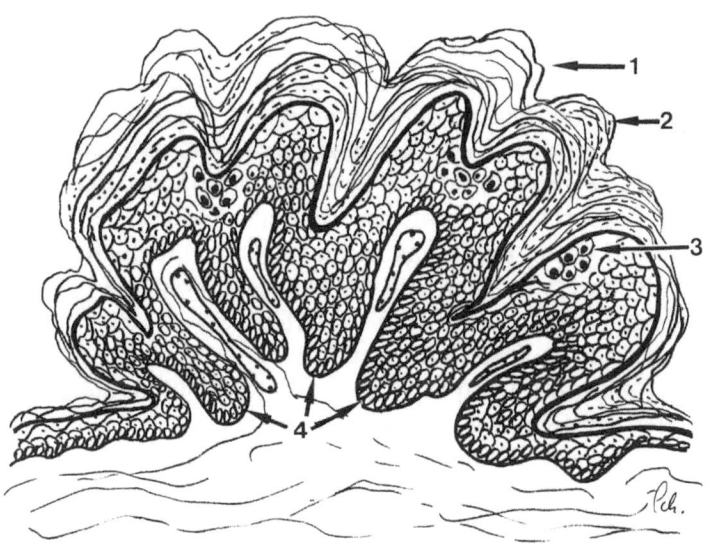

Abb. 12. Verruca vulgaris. (*1*) Hyperkeratose. (*2*) (teils Parakeratose). (*3*) Ballonierende Degeneration. (*4*) Akanthose und Papillomatose der Epidermis. Elongation der Reteleisten (sie scheinen einem zentralen Punkt im Corium zuzustreben)

1.1.3.3 Condyloma acuminatum

> **Hauptmerkmale des Condyloma acuminatum**
>
> - Starke Akanthose und massive Hyperpapillomatose
> - Entzündliche Stromareaktion mit Kapillarneubildung und Hyperämie
> - Ballonierte Spinalzellen, oft in umschriebenen Arealen, im oberen Stratum spinosum
> - In den Ballonzellen können basophile Kerneinschlußkörper vorhanden sein.

Histologisch zeigt das spitze Kondylom eine sehr ausgeprägte Epidermiswucherung in Form von mächtiger Akanthose und Hyperpapillomatose. Im Bereich der verzweigten Bindegewebspapillen findet sich ein chronisch-entzündliches Zellinfiltrat, das teils diffus, teils perivasculär angeordnet ist. Zellinvasion in die Epidermis kommt vor. Im Bezirk der Papillen und des ganzen oberen Coriums sieht man zahlreiche neugebildete, oft stark blutgefüllte Gefäße. Auch die Lymphspalten sind erweitert. Regelmäßig sind vor allem in den oberen Retelagen ballonierte und vakuolisierte Spinalzellen mit hyperchromatischen runden oder ovalen Zellkernen vorhanden. Das Stratum granulosum ist nur strichweise verbreitert. Die Hyperkeratose ist unterschiedlich stark, meist nur gering ausgebildet. Parakeratosebezirke kommen vor. Basophile Kerneinschlüsse in den Ballonzellen sind nicht immer zu beobachten.

Das destruierende Kondylom vom Typ BUSCHKE und LÖWENSTEIN ist, histopathologisch gesehen, noch kein Carcinom. Es wächst infiltrierend, zeigt sonst aber noch keine morphologischen Abweichungen. Bei sehr langem Bestande und chronischer Irritation kann es sich jedoch allmählich in ein verhornendes Plattenepithelcarcinom umwandeln. Histologisch sieht man dann neben völlig unverdächtigen Arealen (Papillomstruktur!) Übergangszonen mit Einzelzellverhornungen, atypischen Mitosen, Hornperlen und schließlich Zellverbände mit zunehmender Entdifferenzierung, die die Diagnose eines Plattenepithelcarcinoms (Spinalioms) zulassen. Letzteres wächst dann eigenständig weiter und trägt alle Eigenschaften vorhandener Malignität. Siehe die Kapitel „Spinaliom" und „Morbus Bowen"!

Differentialdiagnose

Spitze Kondylome werden klinisch nicht so selten für Carcinome gehalten. Histologisch spricht der regelmäßige Epithelaufbau für ein Viruspapillom. Letzteres besitzt immer eine scharfe Grenze gegenüber dem Corium. Be-

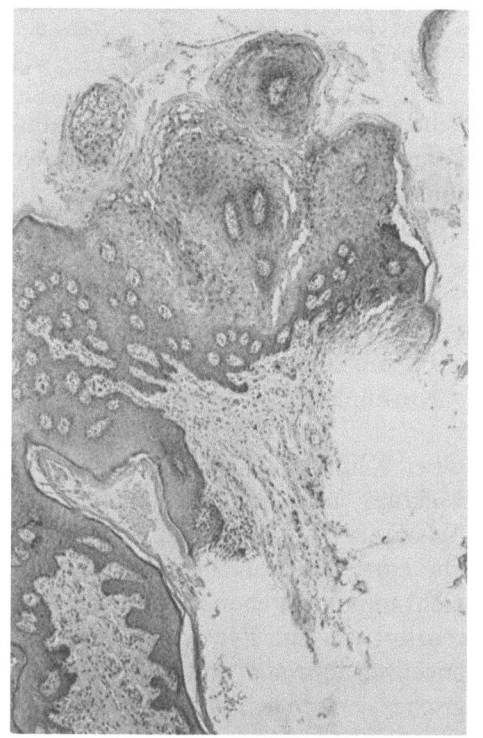

Abb. 13

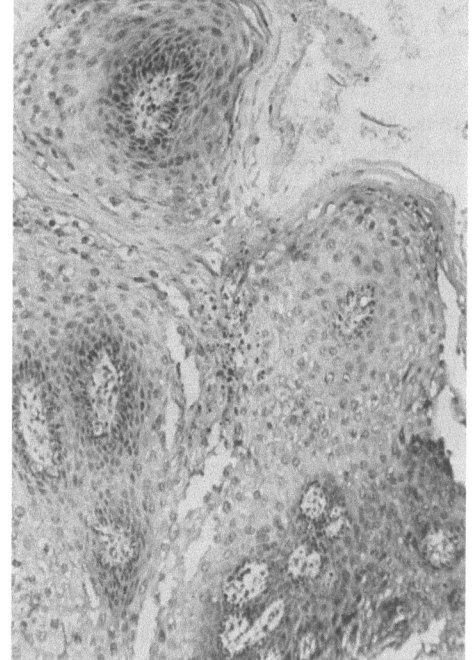

Abb. 14

Abb. 13, 14. Ausgeprägte Papillomatose und Akanthose mit orthohyperkeratotischem Stratum corneum und parakeratotischen Partien. Stratum granulosum ist relativ schmal. Die Spinalzellen sind vergrößert, vakuolisiert und haben einen ovalen oder runden, hyperchromatischen Kern. Im Stroma liegt ein chronisch-entzündliches Infiltrat mit Gefäßneubildung (Kapillaren)

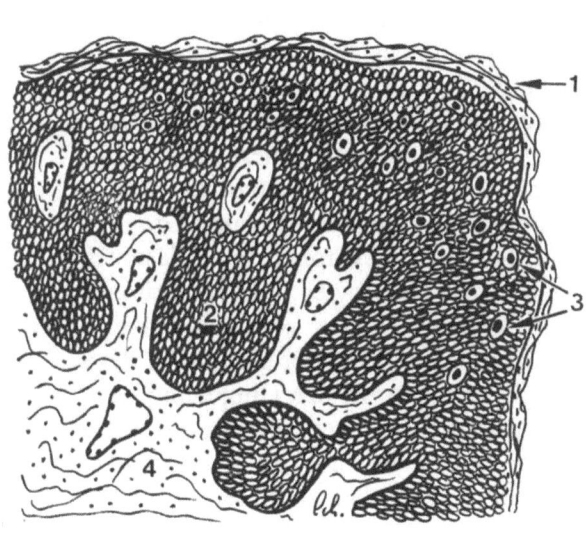

sonders die im oberen Corium liegenden Ballonzellen – evtl. mit basophilen Einschlüssen – erlauben eine rasche Orientierung. Das Condyloma acuminatum zeigt keine atypischen Mitosen, keine echten Anaplasien und keine ausgeprägten Hornperlen mit Zwiebelschalen-Schichtung.

Abb. 15. (*1*) Geringe Verdickung des Str. corneum mit Einlagerung parakeratotischer Zellen. (*2*) Papillomatose und Akanthose des Str. Malpighii. (*3*) Ballonierende Degeneration. (*4*) Im Corium weitgestellte Gefäße und ein unspezifisches, entzündliches Infiltrat

Pyodermien gelangen nur selten zur feingeweblichen Beurteilung durch den Histopathologen, am häufigsten noch das Granuloma pyogenicum. Die differentialdiagnostische Zuordnung ist jedoch immer einmal wieder von Bedeutung.

1.2.1 Impetigo contagiosa
Abbildung s. S. 32 u. 33

Ganz allgemein hat sich für eitrige, zur Blasenbildung führende Hautinfektionen der Begriff „Impetigo" eingebürgert. Wir verstehen unter der Impetigo contagiosa eine stark infektiöse, superficielle Pyodermie mit pustulösen Primäreffloreszenzen, die durch Staphylo- und Streptokokken hervorgerufen wird.
Bei der Impetigo contagiosa bildet sich eine Blase, die sich pustulös umwandelt direkt unter dem Stratum corneum. Sie enthält Fibrin, polymorphkernige Granulocyten und einige Lymphocyten. Nach Gramfärbung lassen sich bei Betrachtung mit der Ölimmersion Kokken im Pustellumen nachweisen. Unterhalb der Pustel zeigt das Stratum spinosum Spongiose und eine Invasion durch Granulocyten. Das obere Corium ist ebenfalls leukocytär infiltriert. Nach Platzen der bullös imponierenden Pustel fehlt das Stratum corneum. Statt dessen wird die Läsion von einer Kruste aus Fibrin und Granulocyten bedeckt.

Eine bakteriell induzierte Folliculitis kann in mehreren Formen auftreten, und zwar als:
– Oberflächliche Ostiofolliculitis Bockhart
– Folliculitis barbae
– Folliculitis profunda
– Furunkel und als
– Karbunkel.

Über Klinik, Tiefenausdehnung, Entwicklung und Lokalisation siehe bei NASEMANN und SAUERBREY!
Die einzelnen Folliculitisarten können nicht immer durch die Histologie differenziert werden. Die Klinik kann diagnostisch führen – und die bakteriologische Untersuchung (Keimbestimmung) ergänzt sie.
Die *Ostiofolliculitis Bockhart* ist durch eine subcorneale Pustel charakterisiert, die an der Öffnung eines Haarfollikels liegt. Der obere Teil des Follikels wird von einem stärkeren entzündlichen Zellinfiltrat umgeben, das sehr zahlreich Granulocyten enthält.
Die *Folliculitis barbae* zeigt eine subakute bis chronische Perifolliculitis, die nur selten zu einem perifolliculären Abszeß führt. Das entzündliche Infiltrat enthält polymorphkernige Granulocyten, viele Lymphocyten, Plasmazellen und Histiocyten. Die Talgdrüsen am Follikel können zerstört werden, doch bleiben die letzteren selbst in der Regel erhalten. In der Umgebung der Haarfollikel und der Talgdrüsen bzw. ihrer Überreste sind häufiger Fremdkörper-Riesenzellen zu finden.
Die *Folliculitis profunda* und der *Furunkel* weisen keine grundsätzlichen, sondern nur graduelle Unterschiede

auf. Der *Furunkel* zeigt einen ausgeprägten perifollikulären Abszeß, der aus dichter Ansammlung von polymorphkernigen Granulocyten und einigen Lymphocyten besteht. Der Haarfollikel mit seiner Talgdrüse wird nekrotisch.

Der *Karbunkel* ist die Maximalvariante der Folliculitis, bzw. des Furunkels. Mehrere Follikel nebeneinander werden befallen. Die Nekrose vollzieht sich in Form multizentrischer Einschmelzungsherde. Der Gewebszerfall kann bis zur Fascie reichen.

Hauptmerkmale der Folliculitis sind

– Orientierung des Prozesses am Haarfollikel.
– Von der subcornealen Pustel aus kann eine teilweise, später vollständige entzündliche Infiltration um den Follikel herum entstehen (Perifolliculitis).
– Beim Furunkel und Karbunkel werden die Haarfollikel mit der Talgdrüse nekrotisch.
– Das im Vordergrund stehende Zellelement ist der Granulocyt.

Beim *Granuloma pyogenicum* handelt es sich um ein im Anschluß an Verletzungen mit nachfolgender bakterieller Infektion entstehendes Granulationsgewächs. Histologisch findet sich ein umschriebener, über das Hautniveau erhabener, oft gestielter Tumor, der von einer atrophisch-abgeflachten Epidermis bedeckt wird, aber auch erodiert sein kann und dann an Stelle der Epidermis eine Krustenauflage aus Fibrin und Blutzellen (meist zahlreichen Leukocyten) trägt. Das Innere des Tumors besteht aus einem Konvolut neugebildeter und dilatierter Kapillaren, die sehr reichlich von Granulocyten durchsetzt sind. Auffällig sind Endothelproliferationen der Kapillarkonvolute. Letztere sind in ein lockeres, ödematöses Bindegewebsstroma eingebettet. Das Gesamtbild kann dem Haemangioendotheliom ähneln. Aus der Tiefe steigt eine Arterie durch den Stiel in die Geschwulst auf.

Je frischer der Prozeß ist, desto geringer ist die entzündliche Komponente. Im Tumor sind dann nur wenige Granulocyten zu finden. Je älter die Geschwulst ist, desto massiver sind sekundäre Entzündung und der granulomatöse Aspekt.

1.2.3 Granuloma pyogenicum
Abbildung s. S. 35

Synonyma:
Granuloma teleangiectaticum
Granuloma pediculatum
Botryomykom

Impetigo contagiosa

Hauptmerkmale der Impetigo contagiosa

- Subcorneale, intraepidermale Pustel von bullösem Aspekt
- Fibrin und Granulocyten im Pustellumen
- Spongiose in den Epithelschichten unter der Pustel
- Granulocytäres Infiltrat im oberen Corium mit Beimengung von Lymphocyten

Differentialdiagnose

Histologisch kaum eine Verwechslung möglich. Die subcornealen Abszesse bei der Psoriasis vulgaris sind nie bullös, sehr klein (Mikroabszesse) und es finden sich außerdem alle übrigen Kriterien der mikroskopischen Struktur der Psoriasis.

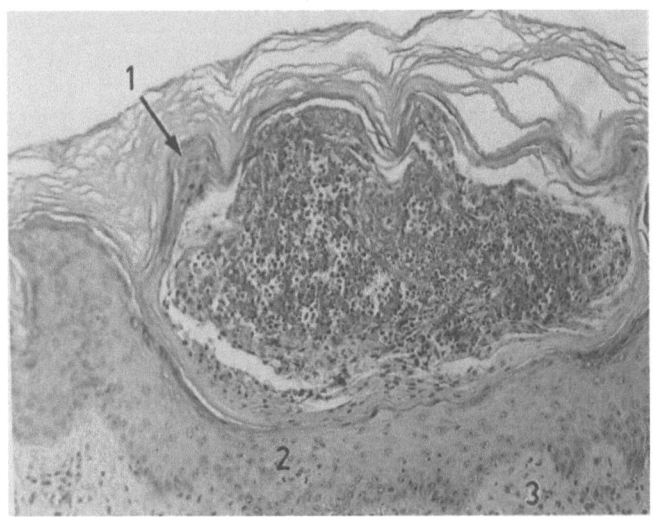

Abb. 16. Impetigo-Blase

Abb. 16–18. Impetigo contagiosa. (*1*) Subkorneale Pustel. (*2*) Im Epithel unter dem Pustellumen etwas Spongiosa mit durchwandernden neutrophilen Granulozyten. (*3*) Geringe Entzündung im oberen Corium

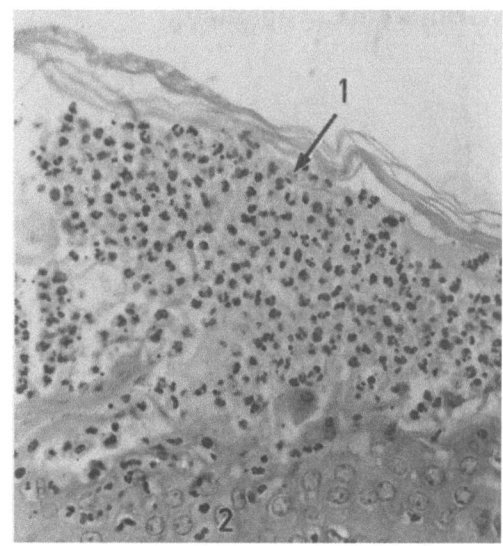

Abb. 17

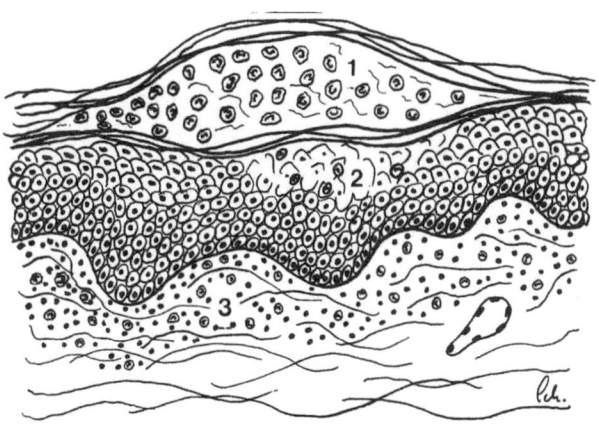

Abb. 18. Übersicht (Schema)

Granuloma pyogenicum

Hauptmerkmale des Granuloma pyogenicum

- Kugelige, prominente Geschwulst, oft gestielt der Haut aufsitzend
- Tumormasse besteht aus neugebildeten und dilatierten Kapillaren
- Kapillaren zeigen Endothelproliferation
- Das lockere, ödematöse Stroma wird reichlich von Granulocyten durchsetzt

Differentialdiagnose

1. Gegenüber *amelanotischem Melanomalignom:* Nur klinisch, nicht histopathologisch schwierig. Granuloma pyogenicum ist ein Gefäßprozeß und zeigt kein infiltratives Wachstum.
2. Gegenüber *Naevus vasculosus:* Letzterer ist dem Charakter nach auch ein kapilläres Haemangiom, doch bildet das Granuloma pyogenicum einen über das Hautniveau erhabenen, gestielten Tumor mit ödematösem Stroma und massiver leukocytärer Infiltration (ältere Form!) und zeigt Bedeckung durch verdünnte Epidermis, evtl. durch haemorrhagische Kruste.

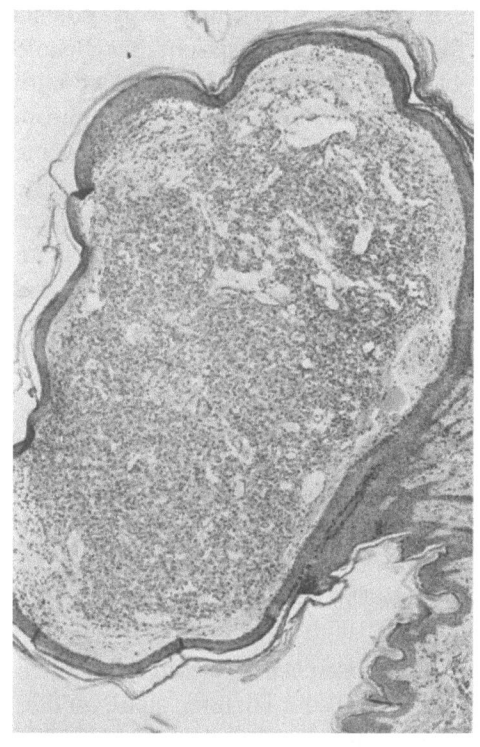 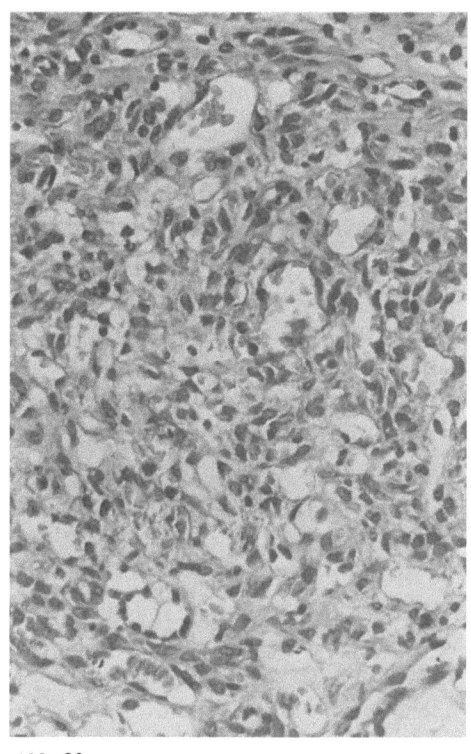

Abb. 19

Abb. 20

Abb. 19, 20. Granuloma teleangiectaticum sive pyogenicum (Botryomykom). Von Granulocyten durchsetztes Konvolut neugebildeter, dilatierter Kapillaren

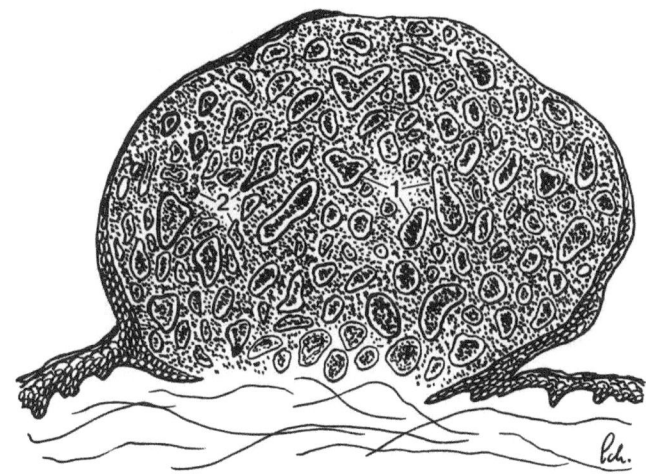

Abb. 21. (*1*) Konvolut aus neugebildeten dilatierten Kapillaren, (*2*) reichlich von Granulocyten durchsetzt

1.3 Mykosen
Abbildung s. S. 38 – 41

Abgesehen von Untersuchungen bei *Systemmykosen* werden histopathologische Prüfungen bei Pilzerkrankungen des Menschen nur relativ selten vorgenommen, am häufigsten noch dann, wenn auf kulturellem oder tierexperimentellem Wege keine Klärung gelang. Oft lassen sich aber gerade histologisch Eintrittspforte der Erreger, ihre Anzahl und Morphe, Anhalte für Ausbreitungs- und Vermehrungsmodus sowie Art und Weise der Gewebsaggression bestimmen. Nur selten allerdings läßt sich mit histologischer Technik die Pilzspezies eruieren. Hier führt die Pilzkultur.

In den infizierten Geweben werden Pilzelemente mit den am häufigsten verwendeten Färbemethoden – (z.B. Haematoxylin-Eosin-, die sog. HE-Färbung) – nicht oder nur ungenügend dargestellt. Am meisten verwendet wird die Perjodsäure-Schiff-Färbung (sog. *PAS-Färbung* von HOTCHKISS und MCMANUS), die sehr gute Resultate liefert. Sie färbt die Pilze tiefrot, die übrigen Gewebestrukturen jedoch nur blaß-rosa an. Diese Färbemethode sollte *immer* verwendet werden, wenn Pilze als Erreger vermutet werden. Die Zellwände der Pilze enthalten Zellulose und Chitin, die reich an Polysacchariden sind und daher mit der PAS-Färbung deutlich rot tingiert werden.

Im histologischen Präparat imponieren Pilzelemente als Hyphen (oder Mycelien) und Sporen. Erstere stellen sich als fadenähnliche Gebilde dar und können segmentiert oder unsegmentiert sein. Sporen sind rundlich oder oval, unterschiedlich groß und haben ebenfalls unterschiedliche Kapselstruktur. Abgesehen von solchen Strukturdetails entspricht das histologische Bild einer Mykose im wesentlichen dem einer akuten oder chronischen Dermatitis. Besonderheiten bieten Haar-, Schleimhaut- oder Nagelbefall. Auch Nagelteile können feingeweblich im Schnittpräparat (PAS) untersucht werden, vor allem wenn wiederholte Nativpräparate und Pilzkulturen negative Ergebnisse lieferten.

1.3.1 Soor (Candida albicans)-Infektion

Die *oberflächliche kutane Soorinfektion* (Moniliasis) bietet ebenfalls das Bild einer *chronischen Dermatitis* (histologische Details der letzteren siehe im diesbezüglichen Kapitel des Buches). Pilzstrukturen (PAS-positiv!) sind nur im Stratum corneum vorhanden. Sie bestehen aus Hyphen und Sporen. Letztere können sich zum Teil im Sprossungszustand befinden. Bei besonderer Massierung der Pilze können sich pustulöse Einschmelzungsherde bilden. Außer im Stratum corneum können Pilzelemente sehr zahlreich im Peripilärspalt des Follikeltrichters vertreten sein.

Das *Soorgranulom* (granulomatöse Candida albicans-Infektion) läßt Hyperkeratose und Akanthose der Epidermis und im Corium ein dichtes Infiltrat aus Lymphocyten, Plasmazellen, neutrophilen Granulocyten und Riesenzellen vom Fremdkörpertyp erkennen. Das entzündliche Infiltrat kann bis in die Subcutis reichen. PAS-positive Pilzstrukturen werden jedoch meist nur im Stratum corneum nachgewiesen, im Corium fast nur bei Abszeßbildung – und im Bereich der Haarfollikel. – Der *Nagelsoor* liefert auch PAS-positive Pilzelemente im Schnittpräparat.

Tropische und subtropische *Blastomykosen* werden hier nicht berücksichtigt.

Hauptmerkmale der Soorinfektion

– Nachweis der PAS-positiven Pilzstrukturen im Stratum corneum, im Peripilärspalt des Follikeltrichters, in der Nagelsubstanz und in Abszeßlumina
– Sonst im wesentlichen Bild einer chronischen Dermatitis, evtl. von granulomatösem Charakter

---

1.3.2 Onychomykose und Trichophytie

Eine Onychomykose kann durch
– Fadenpilze (Dermatophyten)
– Hefen (Candida albicans) und
– Schimmelpilzarten
hervorgerufen werden. Mischinfektionen kommen vor. Die Untersuchung der Nägel im histologischen Labor erfolgt nur aus differential-diagnostischen Gründen. Sie ersetzt nicht die mykologische Analyse. Es kommt auf den Nachweis PAS-positiver Pilzstrukturen im Nagelgewebe an.

Trichophytie (besser: Trichomykose, da Epidermophyton- und Trichophyton-Arten beteiligt sind).

Eintrittspforte der Myceten ist meist die Follikelmündung. Von dort breiten sich die Pilze vor allem im Haarbalg und im Haar, aber auch – unterschiedlich stark – im Stratum corneum aus.

Die *oberflächliche Trichomykose* läuft hauptsächlich im Follikeltrichter und in den äußeren Abschnitten des Haarbalges ab. Weiter finden sich o.-Hyper- und Parakeratose, subcorneale Pusteln, im Follikelepithel und im perifollikulären Gewebe Ödem und entzündliches Zellinfiltrat. Auch Riesenzellen können vorhanden sein. Pilzelemente, PAS-positiv, sind peripilär, im Haar erst oberhalb der keratogenen Zone zu finden. In das Haarbalgepithel dringen die Pilze nicht ein.

Die *tiefe Trichomykose* unterscheidet sich von den oberflächlichen nur graduell. Sie verläuft akuter und schwerer. Histologisch sind Akanthose und Papillomatose der Epidermis, o.-Hyper- und Parakeratose, Ödem, Hyperämie und zahlreiche Abszesse mit neutrophilen Granulocyten zu sehen. Im tieferen Corium können Epitheloid- und Riesenzellen vorhanden sein, so daß ein granulomatöses Bild entsteht. Es kann zur Ruptur des Haarbalges und zum Austritt der PAS-positiven Pilzelemente in das perifollikuläre Gewebe kommen. Gelegentlich kann man Pilzfragmente im Cytoplasma der multinukleären Riesenzellen finden. Die Haare werden von überwiegend intrapilären Pilzelementen durchsetzt.

Gegenüber anderen Dermatosen läßt sich die Diagnose durch PAS-gefärbte Schnittpräparate und den Nachweis der Pilzstrukturen immer klären.

Mykosen

Differentialdiagnose

- gegenüber der *Nagelpsoriasis* ist dann sehr schwer, wenn ein psoriatisch befallener Nagel sekundär mit Pilzen infiziert ist. Eventuell klärt dann bei erneutem Rezidiv nach Nagelextraktion und antimykotischer Behandlung die nochmalige Nagelhistologie. Ein *nur* psoriatischer Nagel weist keine Pilzelemente auf.
- gegenüber dem *Nagelekzem* durch negativen Pilzbefund (PAS: ∅)
- gegenüber traumatischen Nagelveränderungen durch negative PAS-Färbung und genaues Erheben der Anamnese.

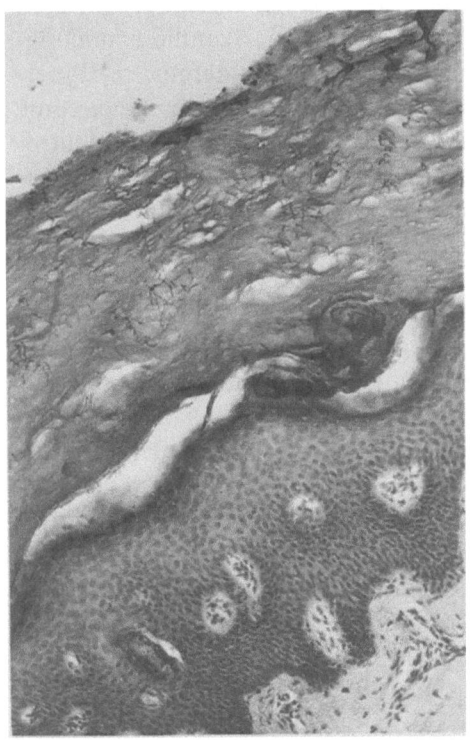

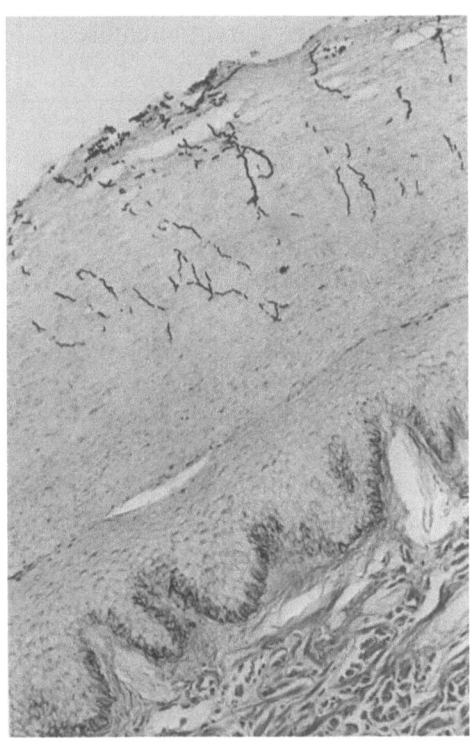

Abb. 22, 23. Tinea superficialis (Trichophytia superficialis). In der HE-Färbung entsprechen die histopathologischen Veränderungen denen einer chronischen Dermatitis. Mitunter sind schon bei dieser Tingierung Hyphen im Stratum corneum zu ahnen (Abb. 22), beweisend ist die Darstellung der Pilzelemente durch die Methode nach HOTCHKISS und MCMANUS (*Periodic Acid-Schiff* Reaktion = PAS-Färbung). Abb. 23 mit zahlreichen PAS-positiven Hyphen im Stratum corneum (Orthokeratose)

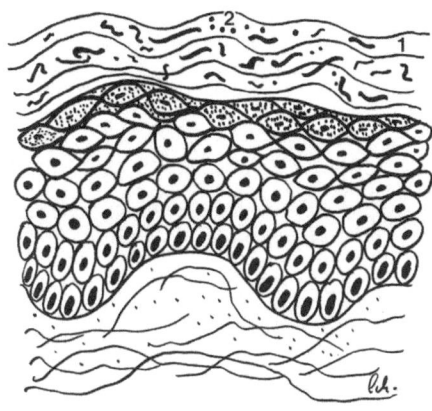

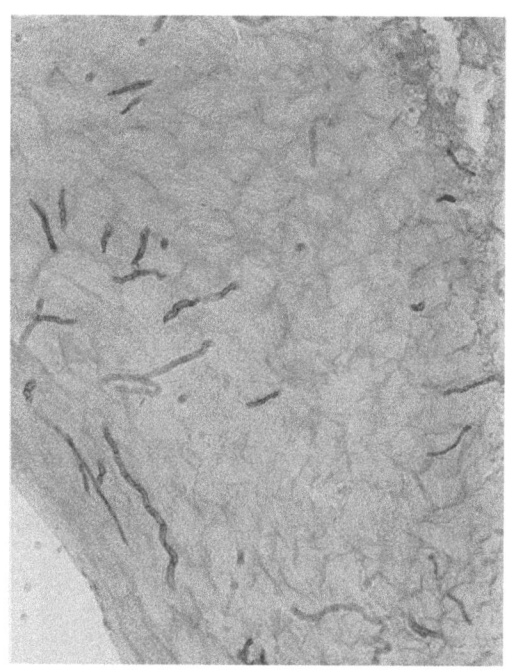

Abb. 25. Im Stratum corneum ein Mycel aus (*1*) Hyphen und (*2*) Sporen

Abb. 24. Onychomykose. Zahlreiche PAS-positive, zum Teil septierte Hyphen im Keratin der Nagelpatte ▶

Übersicht über die Mykosen

Krankheit	Kriterien	Erreger	Vorkommen
Pityriasis versicolor	kein Effekt durch Griseofulvin	Malassezia furfur	Schuppen
Mikrosporie	Fadenpilze, echtes Myzel, sprechen an auf Griseofulvintherapie	Mikrosporen Audouini und M. canis	Haare vorwiegend erkranken Kinder
Tinea a) corporis capitis manuum pedum inguinalis	Fadenpilze, echtes Myzel, sprechen an auf Griseofulvintherapie	Trichophyton- und Epidermophyton-Arten	Schuppen Haare Nägel
b) typische Trichophytie	Fadenpilze, echtes Myzel, sprechen an auf Griseofulvintherapie	nur Trichophyton-Arten	Schuppen Haare Nägel
Favus	Fadenpilze, echtes Myzel, sprechen an auf Griseofulvintherapie	Trichophyton Schönleini	Scutula Haare Schuppen
Erythrasma	bakteriell bedingt, keine echte Mykose	Corynebakterien Beseitigung durch Tetracycline	Schuppen
Soor (Moniliasis) (Candidasis)	Sproßpilze	Candida albicans	weißliche Schleimhautbeläge, Haut, Nägel, innere Organe
Aktinomykose	Zwischenstellung zwischen Bakterien und Pilzen (spezielle Bakteriose)	Actinomyces- „Pilz"	im Eiter (gelbe „Pilzdrusen") spezifisches Granulationsgewebe

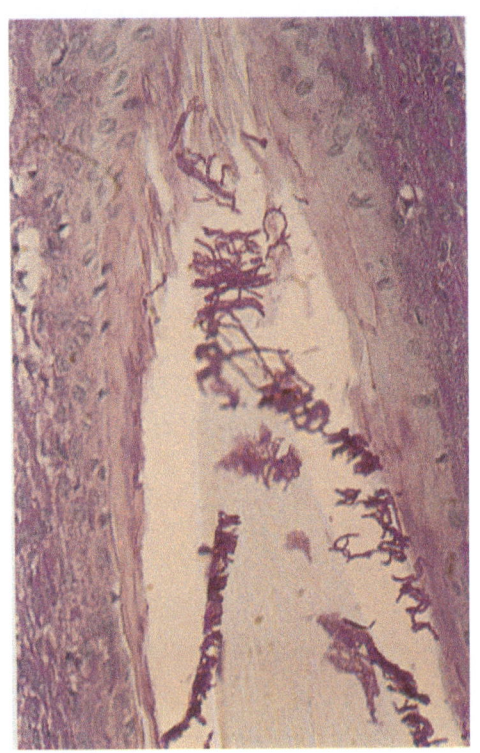

a PAS-Färbung, Follikel, Pilzmycel

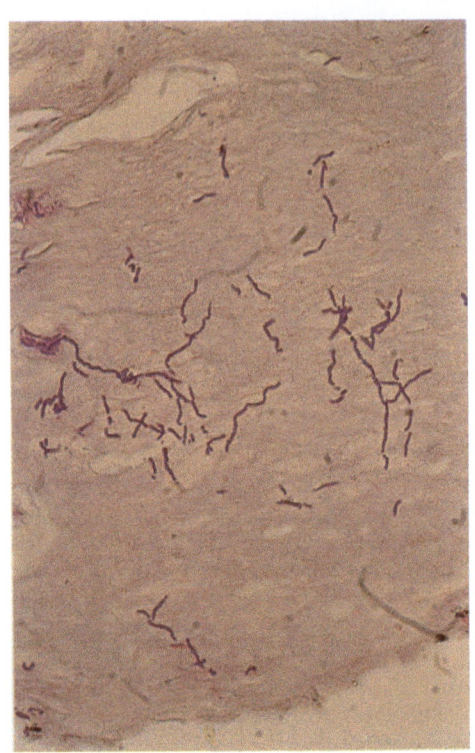

b PAS-Färbung, Epidermis und Corium, Pilzmycel

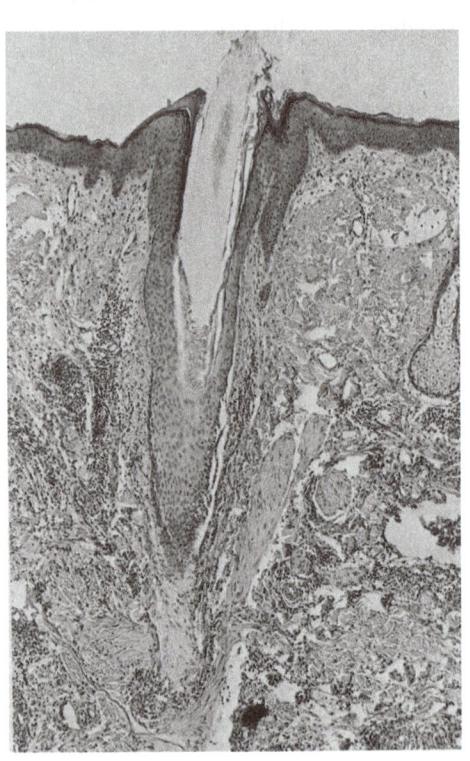

Abb. 26 a, b, c – 28. Tinea capitis (Trichophytia profunda, Kerion Celsi). Tiefliegende granulomatöse Folliculitis mit destruiertem Follikel und endothrix liegenden Hyphen (PAS s. o.!). Übersicht

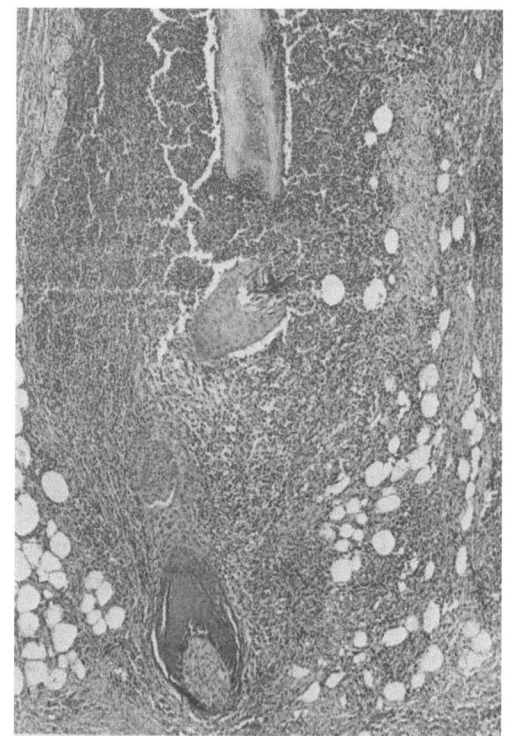

Abb. 27. HE; stärkere Vergrößerung   **Abb. 28.** PAS-Färbung

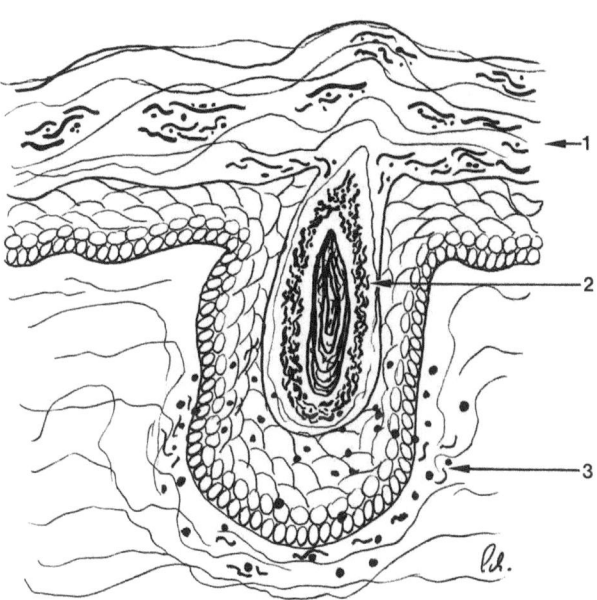

Abb. 29. (*1*) Mycel und Sporen im (*1*) Str. granulosum, (*2*) Haarfollikel, (*3*) oft auch perifollikulär im Corium. PAS-Färbung: Pilzelemente intensiv rot

1.4 Aktinomykose der Haut

Histologische Hauptsymptome sind

- Granulationsgewebe mit großen Abszessen.
- In den Abszessen finden sich „Pilzgranula", die sog. *„Drusen".*
- Die „Drusen" sind basophil und erscheinen unregelmäßig gelappt. Sie sind zentral homogen beschaffen und zeigen peripher radiär angeordnete, sich verzweigende Fäden. Letztere sind bei Gram-Färbung gut sichtbar.
- *„Drusen" sind Gram-positiv!*
- In der Nähe der „Drusen" finden sich oft Fremdkörper-Riesenzellen.
- Die Randzone des Granulationsgewebes enthält neben massenhaft Lympho- und Histiocyten zahlreiche Plasma- und Schaumzellen.
- Im Bereich des Granulationsgewebes verschwinden elastische und kollagene Fasern.

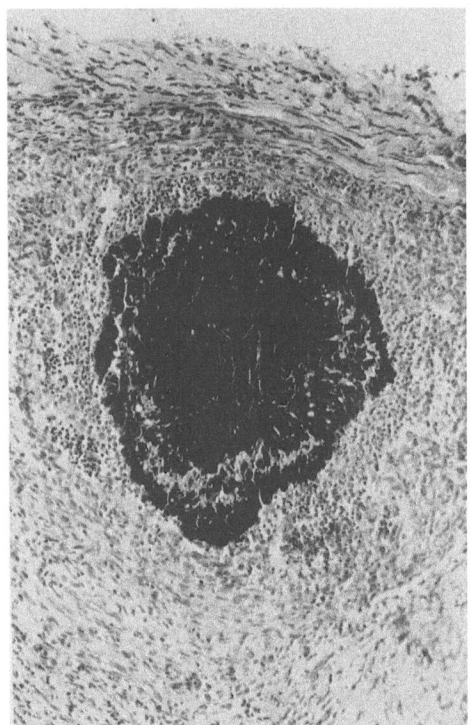

Abb. 30, 31. Aktinomykose. In Granulationsgewebe eingebettete basophile, Gram-positive, unregelmäßig gelappte sogenannte „Druse" mit zentral homogenen, peripher radiär angeordneten sich verzweigenden Fäden

Abb. 30

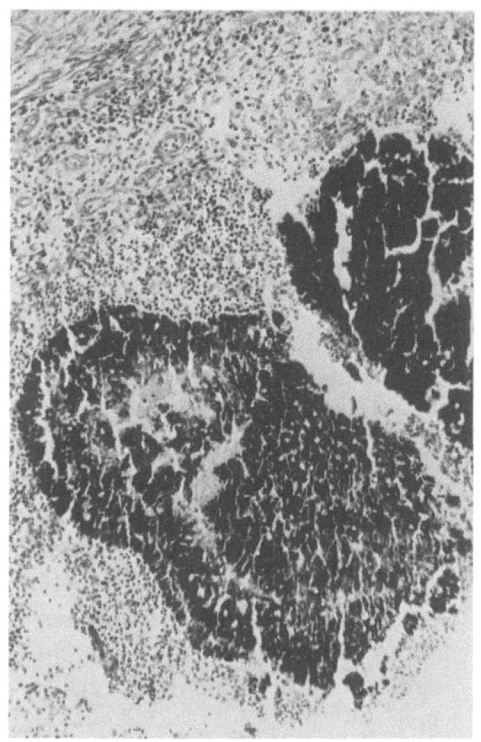

Abb. 31. Stärkere Vergrößerung

Die Aktinomykose ist keine echte Mykose, sondern eine *Bakteriose*. Sie wird nur aus historischen Gründen im Pilzkapitel abgehandelt. Der Erreger dieser Erkrankung ist der *Actinomyces israeli*. Er nimmt in der Hierarchie der Mikroorganismen eine Sonderstellung ein, und zwar steht er dem Charakter nach zwischen den Mycobakterien und den Streptomyceten.

1.5 Die Tuberkulose der Haut und die tuberkuloiden Granulome

Granulomatös-tuberkuloide Gewebsstrukturen können bei relativ zahlreichen Hauterkrankungen vorkommen. Die wichtigsten 9 hierher gehörenden Krankheiten sollen dargestellt und ihre histologischen Kriterien so besprochen werden, daß eine differential-diagnostische Orientierung erleichtert wird.

1.5.1 Lupus vulgaris (Tuberculosis cutis luposa)
Abbildung s. S. 44

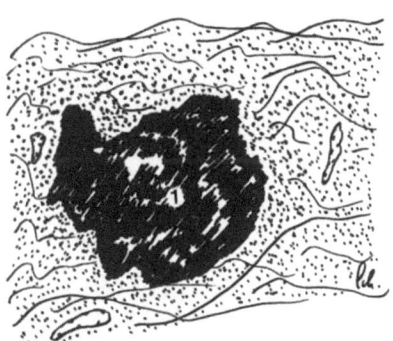

Abb. 32. (*1*) Basophile, gelappte Druse (Actinomyces israelii)

Lupus vulgaris (Tuberculosis cutis luposa)

Histologische Hauptsymptome sind

- Das entzündliche Infiltrat des Lupus vulgaris ist am stärksten im oberen Corium ausgeprägt, kann sich aber bis in die Subcutis erstrecken. Es zerstört die Anhangsgebilde der Haut.
- In der Infiltratzone finden sich charakteristische Tuberkel mit *Epitheloidzellen, Langhansschen Riesenzellen* und einer lymphocytären Randschicht. Die Verkäsungsnekrose im Zentrum der Tuberkel ist häufiger nur schwach ausgeprägt. Sie kann ganz fehlen.
- In der Heilungsphase wird die Infiltratzone fibrosiert.
- Die Epidermis ist häufig sekundär verändert: Atrophie, Ulceration, aber auch Akanthose, Hyperkeratose und Papillomatose (z. B. beim Lupus vulgaris verrucosus).
- Nach langem Bestand kann am Rand der Herde Übergang in ein spinocelluläres Carcinom erfolgen.
- Die Mycobakterien lassen sich im histologischen Präparat nur selten nachweisen (Ziehl-Neelsen-Färbung).

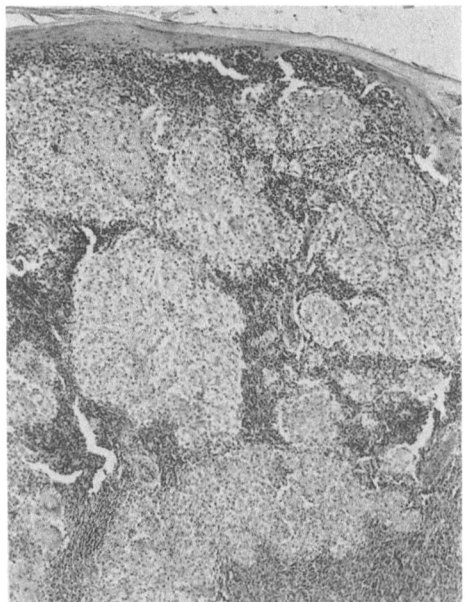

Abb. 33

Abb. 33–35. Lupus vulgaris (Tuberculosis cutis luposa). Von der atrophischen Epidermis bis in das untere Corium reichendes „tuberkuloides Granulom" aus Epitheloidzellen, Langhansschen Riesenzellen und Lymphocytenwall. Die Hautanhangsgebilde sind zerstört

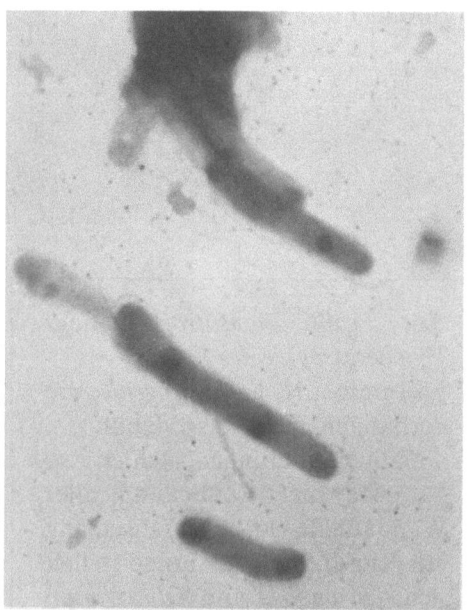

Abb. 34. Mycobacterium tuberculosis var. hominis, elektronenmikroskopisches Direktpräparat.

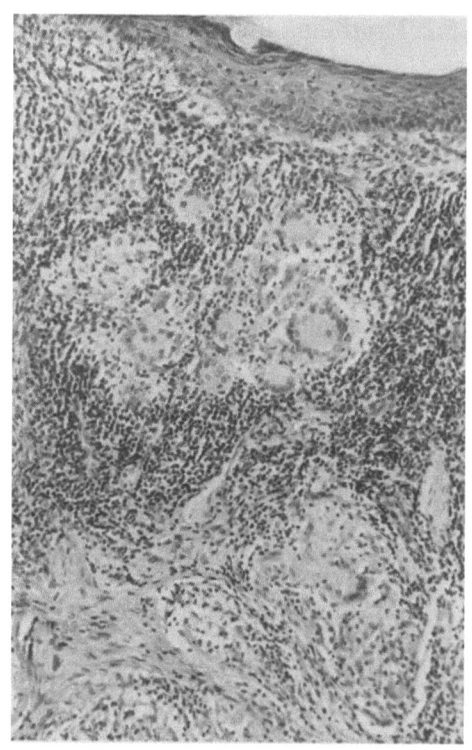

Abb. 35. Wie Abb. 33, stärkere Vergrößerung

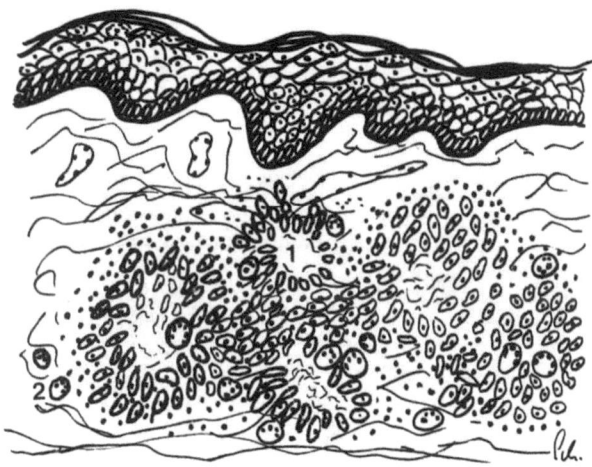

Abb. 36. (*1*) Tuberkel mit zentraler Nekrose, umgeben von Epitheloidzellen. (*2*) Langhanssche Riesenzellen

1.5.2 Erythema induratum Bazin (Tuberculosis cutis indurativa)

Histopathologische Hauptmerkmale sind

- Entzündliches Infiltrat im Corium und in der Subcutis, z.T. auch nur in der Subcutis.
- Das Infiltrat ist teilweise unspezifisch, d.h. es besteht vorwiegend aus Lymphocyten und Plasmazellen, zum Teil aber deutlich tuberkuloid mit Epitheloid- und Riesenzellen vom Langhanstyp und einer regelrechter „Tuberkelanordnung".
- Beide Infiltrattypen dringen zwischen die Fettzellen der Subcutis ein: *Proliferationsatrophie* oder *Wucheratrophie des Fettes.*
- Fast immer ist *Verkäsungsnekrose* vorhanden, meist ausgedehnt.
- Gefäßveränderungen fehlen so gut wie nie: Verdickung aller Wandanteile und Durchsetzung mit Rundzellen. Als Folge stellen sich *Thrombose* und *Obliteration* ein. Die *Gefäßverschlüsse* ziehen Nekrose und Abszeßbildung nach sich. (Arterien und Venen werden befallen.)
- Die Epidermis kann mit ulceriert sein.

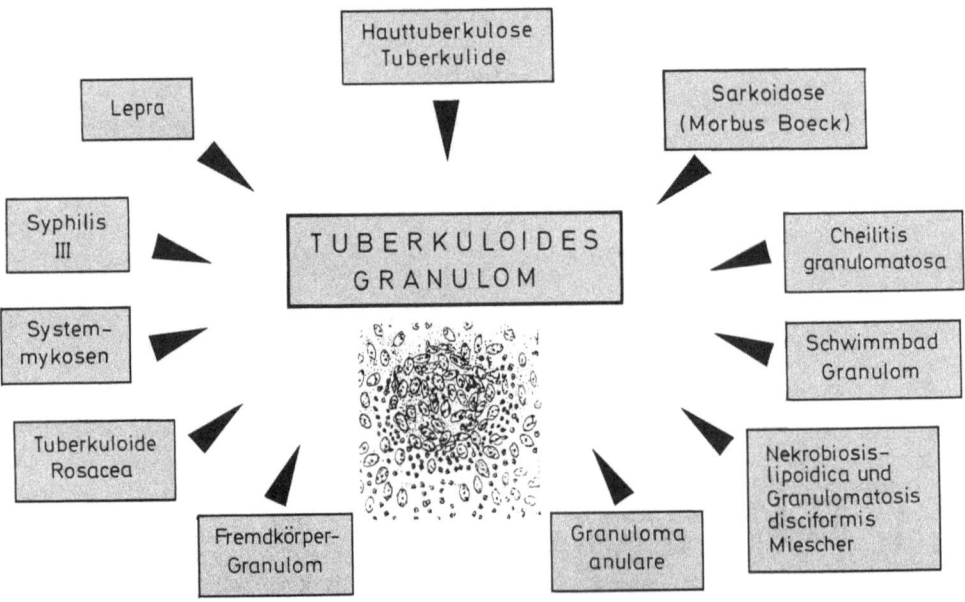

1.5.3 Granuloma annulare

Die histopathologischen Hauptmerkmale sind

- Die Epidermis ist *nicht* verdünnt.
- Es finden sich oberflächliche und tiefe, überwiegend aus Lymphocyten zusammengesetzte Infiltrate, um die Gefäße herum orientiert, und zwar mehr im oberen als im unteren Teil des Coriums.
- Das Kollagen zeigt eine herdförmige Degeneration. Zwischen den degenerierten kollagenen Faserbündeln wird Muzin abgelagert. Die *kollagene Degeneration* kann *vollständig* oder *unvollständig* sein. Bei vollständiger Degeneration kommt es zu einer scharf begrenzten Zone von *Koagulationsnekrose*, die von einem *radiär* angeordneten Infiltrat aus Histiocyten, Fibroblasten und Lymphocyten umgeben wird (palisadenförmig).
- Das elastische Fasernetz zeigt an Stellen mit kollagener Degeneration Fragmentierung oder sogar weitgehende Zerstörung.
- Im Infiltratbereich sind mitunter Riesenzellen meist vom Fremdkörpertyp vorhanden.
- In den nekrobiotischen Arealen lassen sich Depots saurer Mucopolysaccharide mit der Alzianblau-PAS-Methode darstellen.

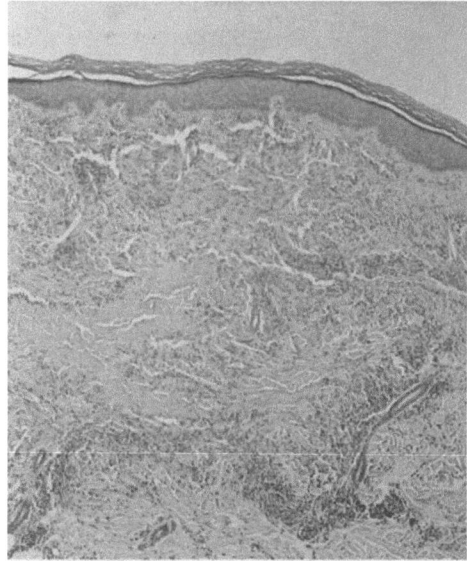

Abb. 37

Abb. 37, 38. Granuloma annulare. Unter der kaum veränderten Epidermis sieht man im Corium in oberflächlichen und in tieferen Lagen sogenannte nekrobiotische Bezirke mit mehr oder weniger vollständiger Degeneration der kollagenen Fasern, die von einem überwiegend aus Lymphocyten (Lymphocyten, Histiocyten, Fibroblasten) zusammengesetzten, radiär angeordneten Infiltrat, palisadenförmig umgeben sind

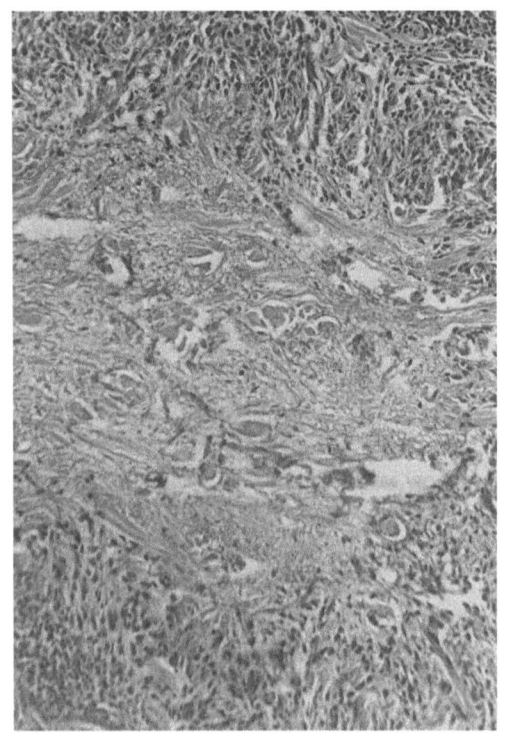
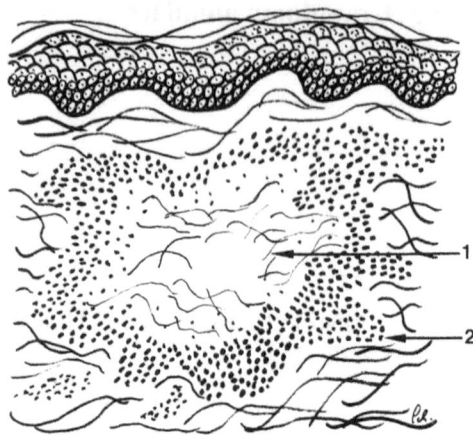

Abb. 38. Stärkere Vergrößerung

1.5.4 Sarkoidose (Morbus Boeck)

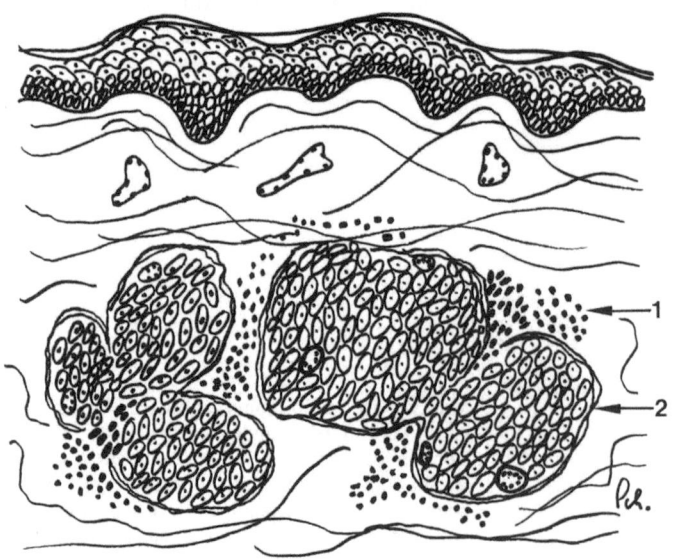

Histologisches
Schema der
Sarkoidose

Abb. 40. (*1*) Randständig diskretes lymphoidzelliges Infiltrat. (*2*) Epitheloidzellige Granulome, z. T. mit Riesenzellen

Sarkoidose (Morbus Boeck)

Die wichtigsten histologischen Merkmale

- Im Corium, aber auch in der Subcutis findet sich ein granulomatöses entzündliches Infiltrat, das charakteristische Inseln aus Epitheloidzellen enthält, die bindegewebig eingescheidet sind.
- Bei färberischer Darstellung der Gitterfasern sieht man ein dichtes Netzwerk um die Epitheloidzellinseln herum. Aber auch die Inseln selbst werden von Reticulumfasern durchsetzt. Auch in der Azanfärbung wird die Einscheidung der Inseln gut dargestellt.
- Die *Epitheloidzellinseln* enthalten häufig sowohl Langhanssche als auch Riesenzellen vom Fremdkörpertyp. Zentrale Nekrobiose (Verkäsung) wird selten angetroffen.
- In den Riesenzellen sind häufiger sternförmige Einschlüsse (sog. *Asteroide*), *Schaumann-Bodies* (stark basophile, konzentrisch-lamellös geschichtete Einschlußkörper), Riesenzentrosphären (PAS-Färbung) und doppelbrechende Strukturen vorhanden.
- Das Sarkoidose-Granulom bleibt immer durch einen schmalen normalen Bindegewebsstreifen von der Epidermis getrennt.

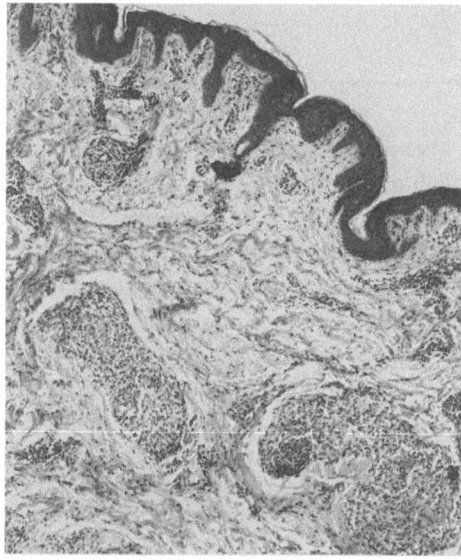

Abb. 41

Abb. 41–43. Sarkoidose (Morbus Boeck). Von der Epidermis durch einen bindegewebigen Saum getrennt liegen in allen Schichten des Coriums deutlich voneinander separierte, bindegewebig eingescheidete Epitheloidzellverbände, die nicht oder nur von wenigen Lymphocyten begleitet werden (nacktzellige Epitheloidzellinseln) und Riesenzellen vom Langhans- oder auch vom Fremdkörper-Typ enthalten können

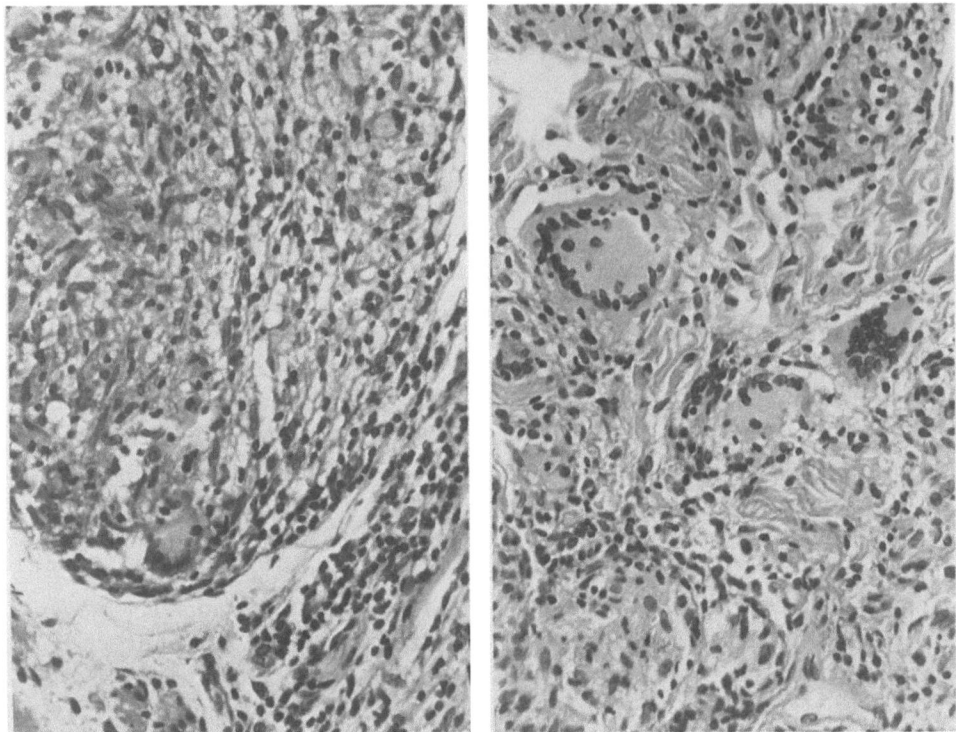

Abb. 42 Abb. 43

Abb. 42, 43. Die Abbildungen zeigen bei stärkerer Vergrößerung die Details

1.5.5 Cheilitis granulomatosa

Die histopathologischen Hauptmerkmale sind

- Chronisch-entzündliches Infiltrat im Corium und/oder in der Submucosa, das demjenigen der Sarkoidose sehr ähnlich ist.
- Im Infiltratbereich finden sich Epitheloidzell-Granulome, zumindest aber einige Aggregate von Epitheloidzellen, evtl. auch einige Riesenzellen vom Langhans- und Fremdkörper-Typ.
- Um die Gefäße der Submucosa sind manschettenförmige Infiltrate aus Lympho- und Histiocyten, zum Teil auch aus Plasmazellen angeordnet.
- Neben den Zeichen der Entzündung ist auch ein Ödem mehr oder weniger stark ausgeprägt.

1.5.6 Granuloma eosinophilicum faciei

Die histopathologischen Hauptmerkmale sind

- Im Corium, besonders in der oberen Hälfte, liegt ein dichtes granulomatöses Infiltrat, das *nicht* in die Epidermis oder in die Haar- und Talgdrüsenanhangsgebilde eindringt, sondern durch eine schmale Zone normalen Bindegewebes von ihnen separiert bleibt.
- Das Infiltrat ist vorwiegend aus *eosinophilen* und neutrophilen Granulocyten sowie aus Histiocyten zusammengesetzt. Daneben finden sich einige Lymphocyten, Plasma- und Mastzellen.
- Oft sind die Kerne der Granulocyten fragmentiert: *Leukocytoklasie.*
- Die frühe „*leukocytäre Phase*" der Veränderungen wird später von einer *fibrösen* abgelöst. Gelegentlich können im histologischen Bild beide Phasen nebeneinander sichtbar werden. Je stärker das Granulom fibrös umgewandelt wird, desto mehr tritt der Anteil an eosinophilen Zellen im Infiltrat zurück.
- Die Gefäße sind deutlich erweitert, die elastischen Fasern werden rarefiziert. In den Granulomen können Hämosiderin und Lipide gespeichert werden.
- Primär ist das Granulationsgewebe an die cutanen Gefäße gebunden, später ist es mehr diffus angeordnet.
- Das gesamte Infiltrat wird von einem feinmaschigen Gitterfasernetz durchzogen.
- Neben der Hämatoxylin-Eosin-Färbung sollte beim eosinophilen Granulom immer eine Eisenfärbung (Hämosiderin) und eine Reticulumfaser-Färbung (nach FOOT) durchgeführt werden.

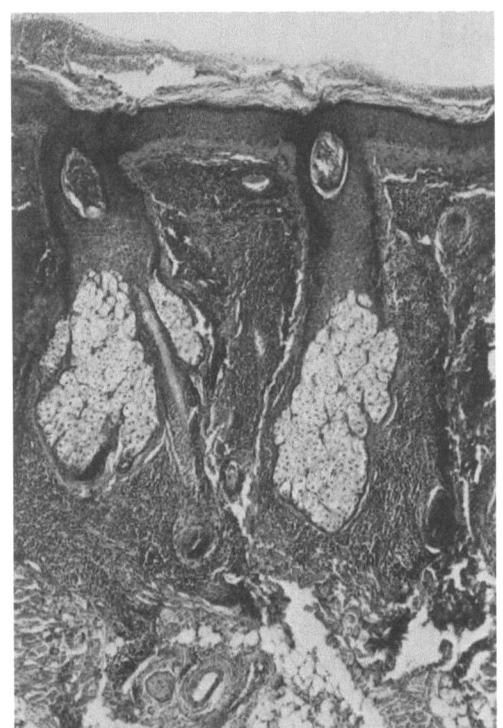

Abb. 44

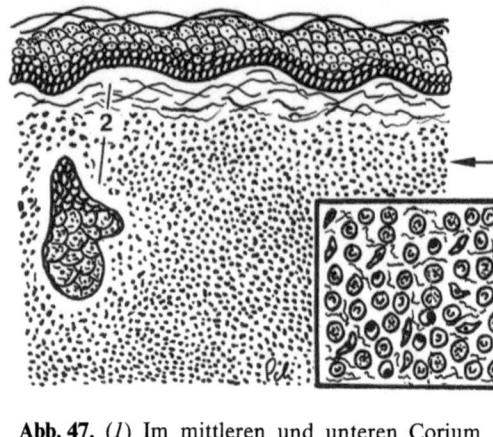

Abb. 47. (*1*) Im mittleren und unteren Corium dichtes Infiltrat, bestehend aus eosinophilen und neutrophilen Granulocyten, z.T. auch Plasmazellen, Lymphocyten und Histiocyten. (*2*) (Das Infiltrat dringt *nie* in die Epidermis oder in die Hautanhangsgebilde ein!)

Abb. 44–46. Granuloma eosinophilicum faciei. Epidermis und Hautanhangsgebilde streng meidendes, dichtes granulomatöses Infiltrat aus eosinophilen und neutrophilen Granulocyten in Verbindung mit Histiocyten und einigen Lymphocyten, Plasma- und Mastzellen

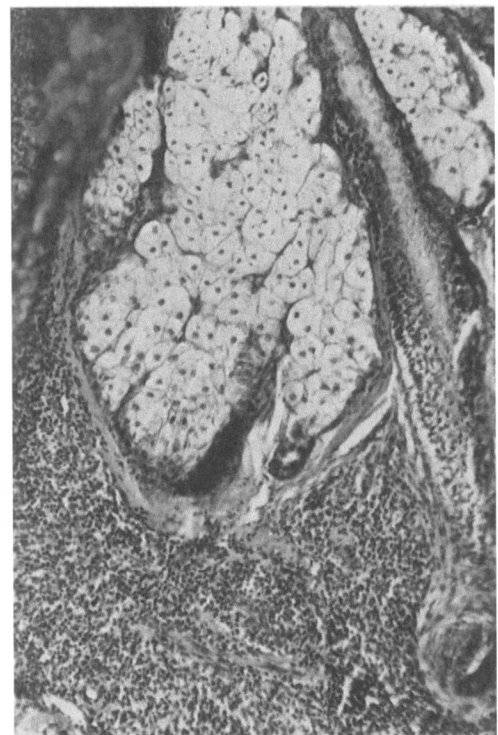

Abb. 45

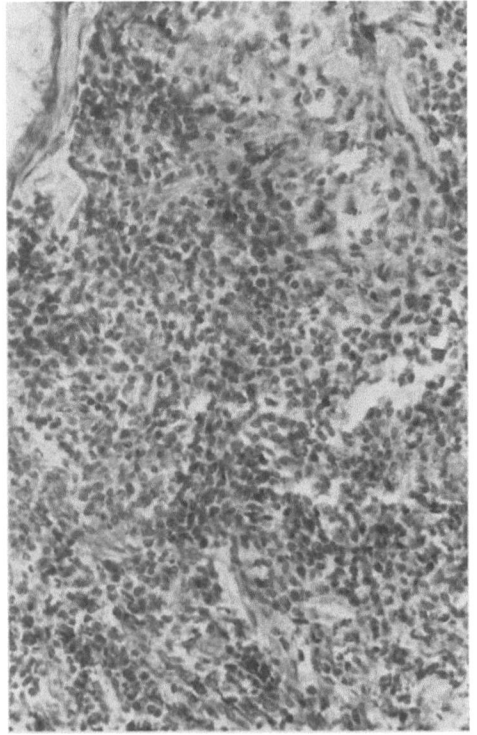

Abb. 46

1.5.7 Lepra

Die beiden Hauptformen der Lepra werden hier berücksichtigt:
- Die *lepromatöse Lepra* und
- die *tuberkuloide Lepra*.

Ihre histopathologischen Hauptmerkmale sind

I. *Lepromatöse Lepra:*
- Im Corium und in der Subcutis findet sich ein granulomatöses Infiltrat – im oberen Corium mehr flächenhaft, wobei die Epidermis und eine schmale subepidermale Zone frei bleiben – und in den unteren Hautschichten ist es perivasculär und um die Nerven herum angeordnet.
- Das Infiltrat ist aus Histiocyten, *Leprazellen*, aber auch aus einigen Lymphocyten, Plasmazellen und Fibroblasten zusammengesetzt.
- Die *„Virchowschen"* Leprazellen entwickeln sich aus Histiocyten. Es handelt sich um große, schaumige Zellen, die Xanthomzellen ähneln. Bei *Ziehl-Neelsenfärbung* finden sich im Cytoplasma der Zellen sehr reichlich rot-gefärbte, stäbchenförmige Leprabakterien, zum Teil in Bündeln angeordnet, auch in Klumpen.

II. *Tuberkuloide Lepra*
- Hier findet sich ein *tuberkuloides Infiltrat*. Zum Teil sieht man reine Epitheloidzelltuberkel. Es kann das Bild einer Sarkoidose vorgetäuscht werden. Riesenzellen sind meist vorhanden.
- Leprabakterien sind im Infiltrat nur schwer oder gar nicht nachzuweisen.
- Die tuberkuloiden Granulome durchsetzen das ganze Corium, wobei die von der lepromatösen Lepra freigelassene subepidermale Zone *nicht* respektiert wird. Zentrale Nekrobiose ist häufiger zu beobachten. In den größeren Nerven ist infiltrative Durchsetzung mit zentraler Verkäsung und schließlich völlige Destruktion zu finden, auch in den cutanen Nerven.
- Zwischen den zur Konfluenz neigenden „wurstförmigen" Infiltraten sind zahlreiche Lymphocyten vorhanden.
- In den Infiltratzonen sind die Gitterfasern vermehrt. Es zeigt sich keine Neigung zu hyaliner Fibrose.
- *Elektronenoptische Untersuchung*, die bei lepromatöser Lepra abundant Erreger zu analysieren erlaubt, kann auch bei der tuberkuloiden Form dazu beitragen, Strukturen von Mycobakterien zu identifizieren.

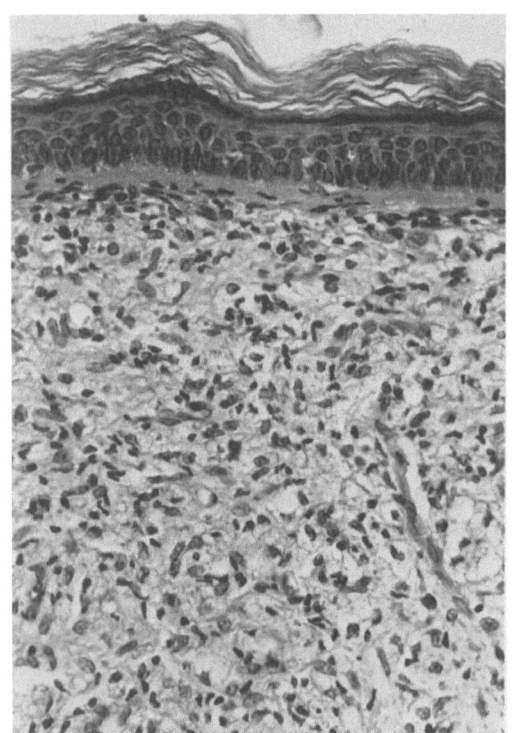

Abb. 48

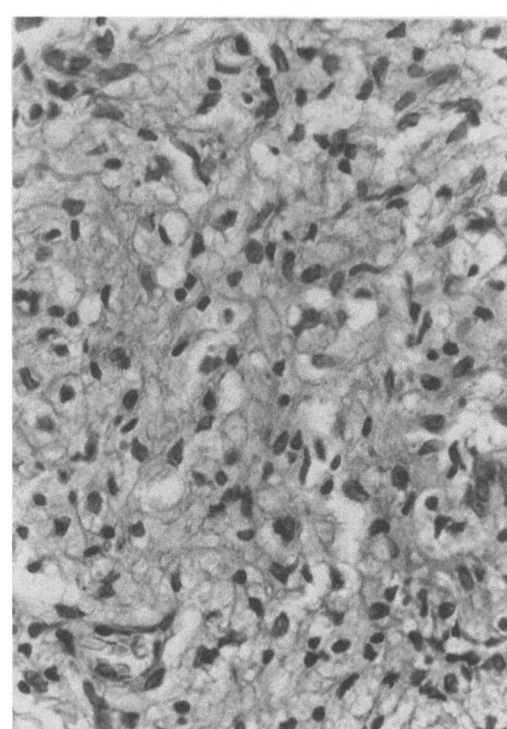

Abb. 49

Abb. 48–50. Lepra lepromatosa. Orthokeratotisch verhornte schmale Epidermis mit infiltratfreiem Streifen im subepithelialen Bereich. Im Corium (und in der Subcutis) liegt ein ausgedehntes aus xanthomzellähnlichen, schaumigen Leprazellen bestehendes Infiltrat. In der Ziehl-Neelsen-Färbung (besser jedoch in der von Fite-Faraco angegebenen Modifizierung) lassen sich im Cytoplasma dieser Zellen massenhaft Mycobacterien, teils einzeln, teils in Bündeln, teils in Klumpen (Globi) nachweisen. Neben den Leprazellen kommen im Infiltrat auch Lymphocyten, Plasmazellen, Histiocyten u. Fibroblasten vor

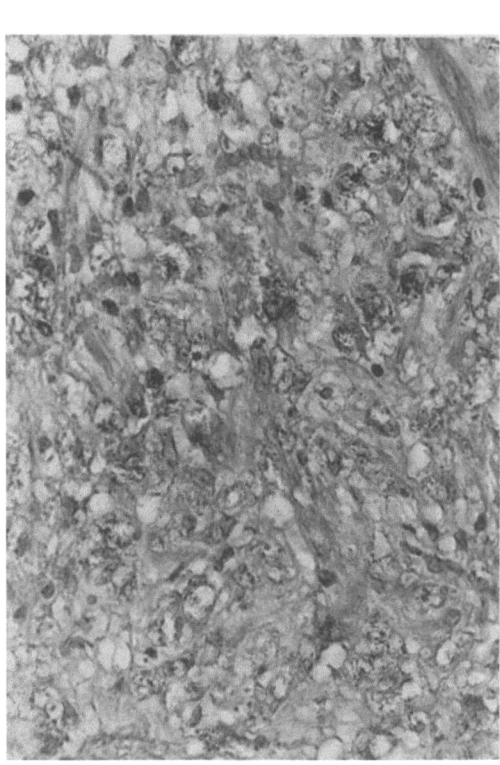

Abb. 50

1.5.8 Syphilis (Lues)

Das erste Stadium der Syphilis (Primäraffekt) kommt äußerst selten zur histologischen Analyse. Etwas häufiger hat man (aber auch insgesamt noch selten) eine Lues II (Syphilid) zu beurteilen. Relativ am häufigsten und klinisch gesehen am *wichtigsten* (!) ist die Histopathologie des Tertiärstadiums der Syphilis.

1.5.8.1 Sekundärstadium der Lues (Syphilid)

Die frühen Erscheinungen der Sekundärlues sind nicht sehr charakteristisch. Die oberflächlichen Kapillaren weisen eine unterschiedlich starke Endothelschwellung auf und sind von einem lymphohistiocytären Mantelinfiltrat umgeben. Im Infiltrat fällt eine Beimengung von Plasmazellen auf. Später (wenn aus Maculae Papeln oder psoriasiforme Plaques geworden sind) zeigen nicht nur die superficiellen, sondern auch die tieferen Gefäße des Coriums Schwellungen der Endothelschicht. Um die Gefäße herum bilden sich nun dichte Infiltrate, die „inselartig" angeordnet sind. Sie zeigen reichlicheren Gehalt an Plasmazellen als bei den früheren Läsionen. Bei *Condylomata lata* findet sich außerdem akanthotische Verbreiterung der Epidermis mit verlängerten Reteleisten. In die Oberhaut, die ödematisiert sein kann, wandern Granulocyten ein.

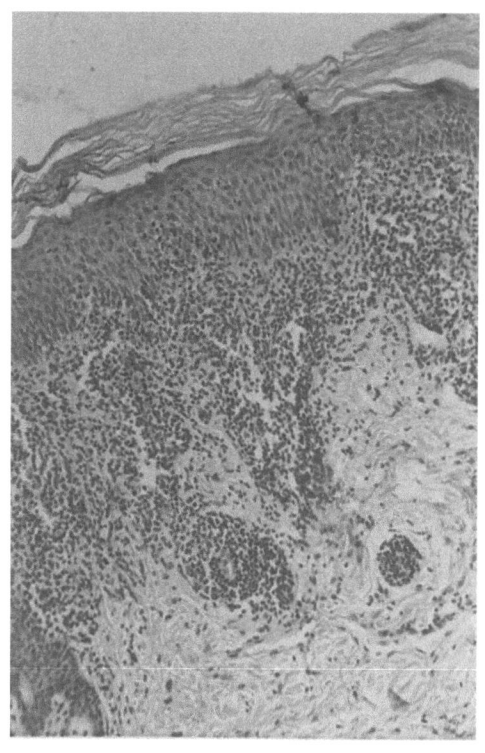

Abb. 51, 52. Syphilis, Stadium 2. Ausgeprägtes Infiltrat einer papulösen Syphilis. Das Infiltrat ist perivasculär angeordnet, ausgesprochen reich an Plasmazellen, Endothelschwellung der Gefäße

Abb. 51

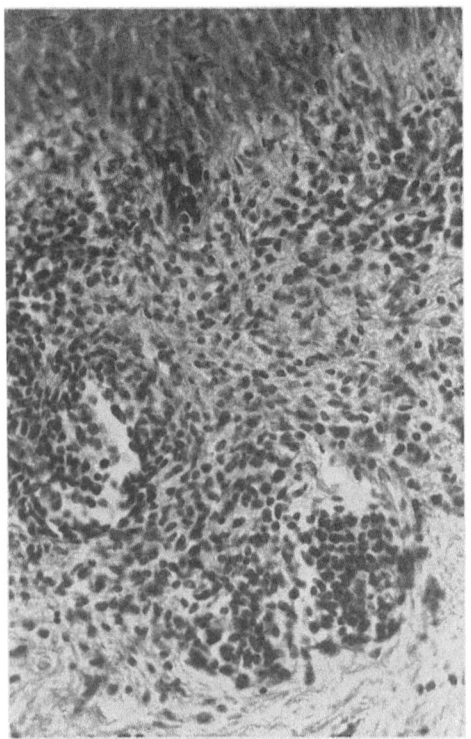

Abb. 52. Stärkere Vergrößerung (Syphilid)

Morphe der Syphilide:
Höhepunkt 8 – 14 Tage nach Beginn der Eruption.

Bezeichnung und Beschreibung:	Differentialdiagnose gegenüber:
Roseola: Makulöses Exanthem, monomorph (Abb. 98).	Masern, Grippe- und Arzneimittelexantheme
Papulöses Syphilid: Auch makulopapulöse Mischbilder, kleinpapulöslichenoid oder großpapulös, besonders oft Handteller und Fußsohlen befallen (Abb. 99 und 100). Tinktion: gelb-bräunlich, Anordnung: oft korymbiform.	Lichen ruber planus, Parapsoriasis, Arzneimittelexantheme, Rosacea, Tuberkulide.
Papulo-squamöses Syphilid: Polymorphe Bilder, Sitz oft an der Haargrenze: *Corona veneris.*	Psoriasis vulgaris, seborrhoische Dermatitis.
Pustulöse und papulopustulöse Exantheme: Kein Fieber! Häufiger Sitz in Nasolabialfalten und Mundwinkeln. Selten: pustulokrustöse Bilder.	Acne vulgaris. Rosacea pustulosa, Varizellen, in Epidemiezeiten: Variola vera; Perlèche.

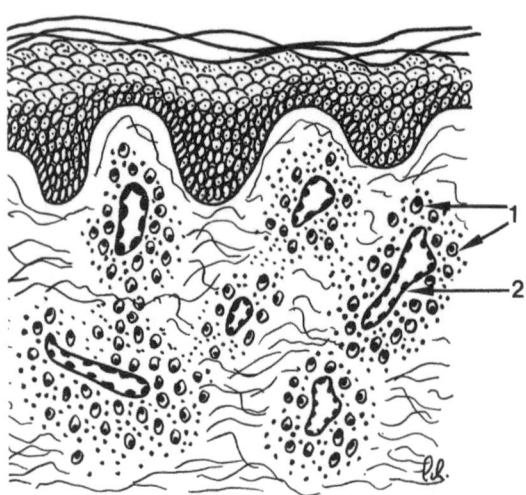

Abb. 53. Syphilid. (*1*) Perivasculäres, plasmazellreiches, entzündliches Infiltrat. (*2*) Gefäße mit Endothelschwellung

1.5.8.2 Tertiärstadium der Syphilis

Die tertiäre Syphilis tritt im Bereich der Haut in zwei Formen auf, und zwar als:
I. *Syphilom* (knotige Form) und als
II. *Gumma*.

Die histopathologischen Hauptmerkmale sind

I. *Syphilom:*
– Das granulomatöse Infiltrat ist auf das Corium beschränkt und aus Lymphocyten, Plasmazellen, Epitheloidzellen, Histiocyten, Fibroblasten und Riesenzellen vorwiegend vom Fremdkörper- und vom Langhans-Typ zusammengesetzt. Nekrobiose und käsige Nekrose sind meist nicht sehr massiv ausgeprägt; wenn jedoch stark vorhanden, erfolgt Ulceration.
– Die elastischen Fasern zerfallen nach und nach im Infiltratbereich. Die Gefäße, insbesondere die Venen, werden zerstört. Die Gefäßwände verschwinden im Infiltratbereich (*Panphlebitis obliterans*). Mittels Orcein-Giemsa-Färbung kann die rarefizierte Elastica oft noch gut dargestellt werden.

II. *Gumma:*
– Beim Gumma ist der granulomatöse Prozeß wesentlich ausgedehnter und dringt tief in die Subcutis ein. Zentrale Verkäsungen sind meist reichlich vorhanden. Die Epitheloid- und Riesenzellen liegen vor allem in der Nähe der Verkäsungszentren.
– Gefäßveränderungen (s. oben!) finden sich im Corium und in der Subcutis: *Phlebitis obliterans*.
– In den äußeren Bezirken der Infiltrate beginnt eine vernarbende Sklerose, von der strahlenförmige Ausläufer in die Mitte der Granulome ziehen: *mutilierender Prozeß*.
– Wenn das Gumma erweicht ist und die Oberfläche erreicht, so zerfällt die bedeckende Epidermis wie beim Syphilom.

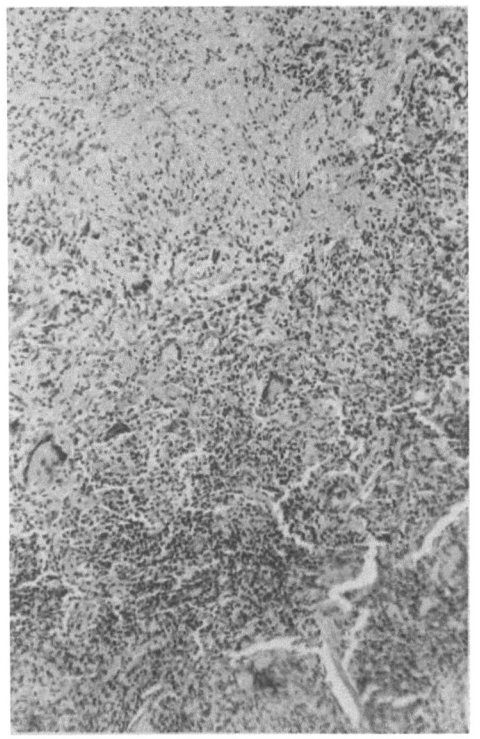 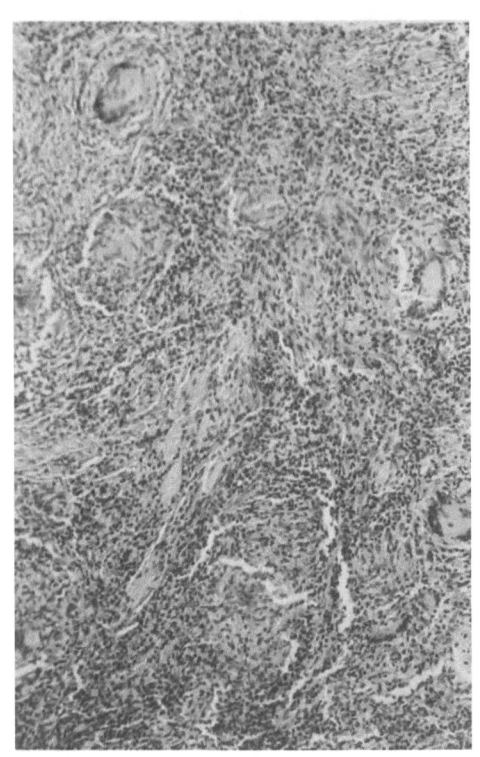

Abb. 54

Abb. 55

Abb. 54, 55. Syphilom (tuberös). Granulomatöses Infiltrat im Corium aus Lymphocyten, Plasmazellen, Epitheloidzellen, Histiocyten, Fibroblasten und mehrkernigen Riesenzellen vom Fremdkörpertyp und vom Langhanstyp. Nekrobiose und auch käsige Nekrose meist nur schwach ausgeprägt. Die Wände der zerstörten Venen (Panphlebitis obliterans) verschwinden im Infiltratbereich

Nicht-histologische Diagnostik der drei Syphilis-Stadien

	Nachweis durch	
	Dunkelfeld	Serologie
Lues I (Primäraffekt)	+	−
Frühe Lues II (Syphilid)	+	+
Späte Lues II, Lues latens	−	+ +
Lues III (Syphilom, Gumma)	−	+ + +

1.5.9 Fremdkörpergranulom

Die histologischen Hauptsymptome sind

- Um das in die Haut eingedrungene Fremdmaterial bildet sich im Corium oder in der Subcutis eine granulomatöse Reaktion mit Histiocyten und *vielkernigen Fremdkörper-Riesenzellen*, dazu Lymphocyten und Plasmazellen.
- Makrophagen und Riesenzellen phagocytieren und enthalten daher oft Teilchen des Fremdmaterials.
- Untersuchung im polarisierten Licht kann hilfreich sein.
- Späterer Übergang der granulomatösen Entzündung in Narbengewebe ist möglich.

1.6 Scabies

> **Die histologischen Hauptsymptome sind**
>
> – Die Milbengänge sind fast in ihrem gesamten Verlauf auf das Stratum corneum beschränkt. Nur das innere, blinde Ende des Ganges kann sich etwas in das Stratum spinosum erstrecken. Hier liegt die weibliche Milbe, die ihren Kopf in das Stratum spinosum bohrt. Letzteres ist in diesem Bereich ödematös durchtränkt. Gelegentlich erfolgt sogar Bildung eines kleinen Bläschens.
> – Im Corium findet sich ein chronisch-entzündliches, meist lymphocytäres Infiltrat, das auch Eosinophile enthalten kann.
> – In den Milbengängen, die von parakeratotischen Hornlamellen umgeben sind, sind Teile von Milben, Milbeneier und Exkremente der Erreger vorhanden.
> – In späten Phasen kann sich eine Vasculitis entwickeln.

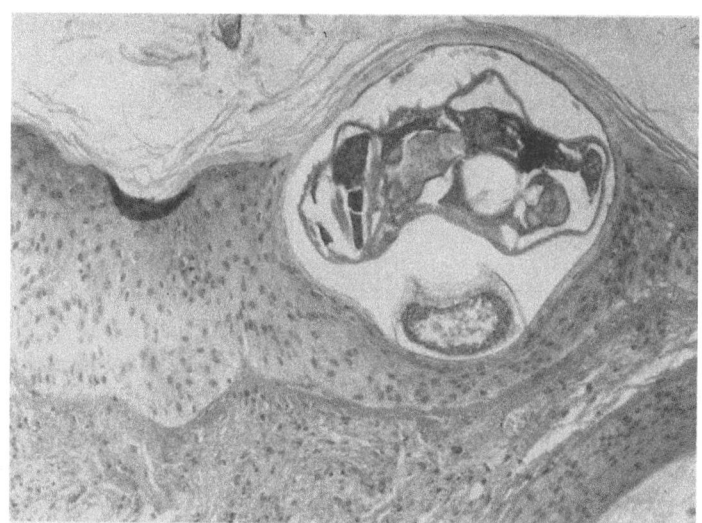

Abb. 56. Scabies. Weibliche Milbe in ihrem Gang im Stratum corneum, die ihren Kopf in das Stratum spinosum vordrängt. Im angrenzenden Corium liegt ein chronisch entzündliches vorwiegend lymphocytäres Infiltrat, das auch Eosinophile enthalten kann

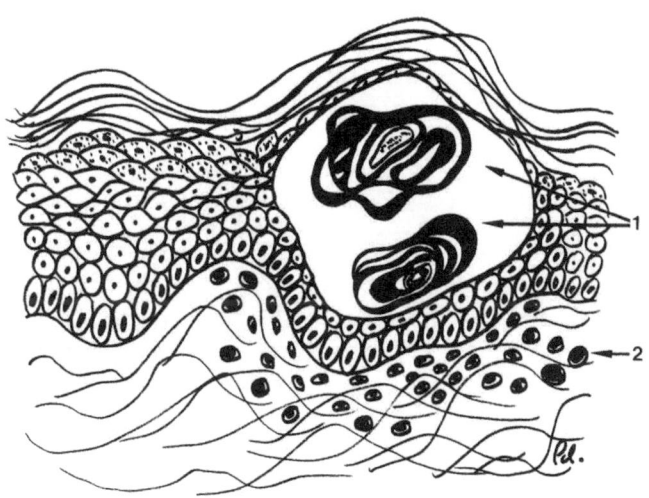

Abb. 57. (*1*) In den oberen Schichten der Epidermis liegende Milbe. (*2*) Lymphocytäres Infiltrat

1.7 Acrodermatitis chronica atrophicans Herxheimer

Die histopathologischen Hauptmerkmale sind

- Schwache bis mäßige Orthohyperkeratose.
- Atrophie der Epidermis. Die Reteleisten fehlen.
- Unmittelbar unter der Epidermis ist eine schmale Zone normalen Bindegewebes vorhanden.
- Im oberen Corium findet sich ein bandförmiges entzündliches Infiltrat sowie in den tieferen Bindegewebsschichten perivasculäre Infiltratzonen.
- Die Infiltrate bestehen vorwiegend aus Lymphocyten, aber auch aus Histiocyten und Plasmazellen.
- Das gesamte Corium zeigt interstitielles Ödem und Atrophie der kollagenen Bündel. Später ist das Corium insgesamt stark verschmälert.
- In den befallenen Arealen werden Haare und Talgdrüsen atrophisch und fehlen später ganz. Die Schweißdrüsen bleiben länger erhalten.
- Die Blutgefäße sind erweitert. Mitunter zeigt sich endotheliale Proliferation.
- Auch die Subcutis atrophiert.
- Im Bereich der Infiltrate wird das elastische Fasernetz völlig rarefiziert. Direkt unter der Epidermis (freie Bindegewebszone: s. oben!) finden sich Reste der Elastica und unterhalb der Infiltrate ist sie wieder normal beschaffen.

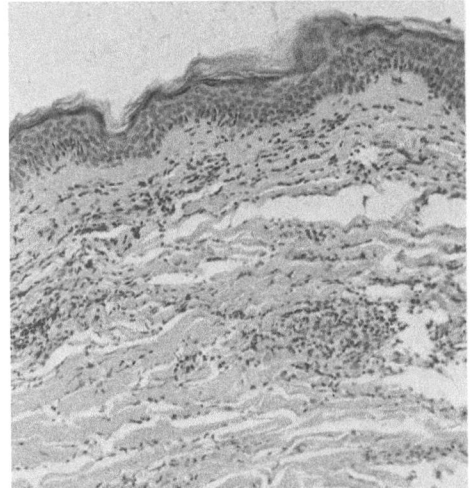

Abb. 58

Abb. 58–60. Acrodermatitis chronica atrophicans Herxheimer. Atrophische, schwach orthohyperkeratotisch verhornte Epidermis, darunter liegt ein schmaler bindegewebiger infiltratfreier Streifen, dem ein bandförmiges Infiltrat folgt, das in der Tiefe des Coriums mehr fleckförmig (perivasculär) angeordnet ist. Es besteht aus Lymphocyten, Histiocyten und Plasmazellen. Haarfollikel und Talgdrüsen fehlen hier schon. Interstitielles Ödem im Corium

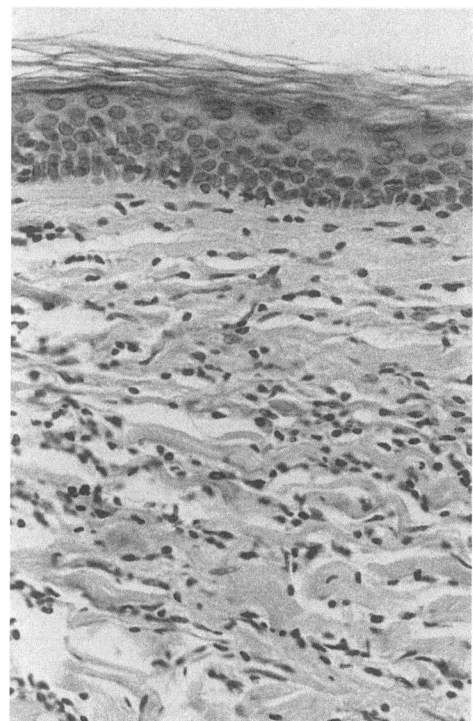

Abb. 59. Stärkere Vergrößerung (Acrodermatitis)

Abb. 60

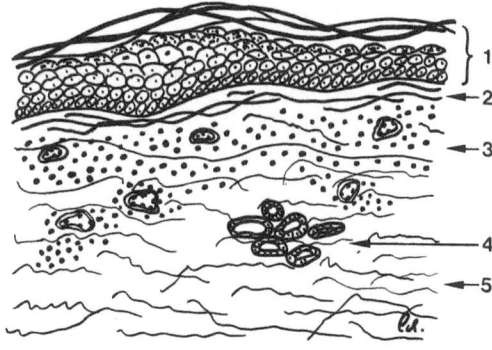

Abb. 61. (*1*) Atrophie der Epidermis mit verstrichenen Reteleisten. (*2*) Schmale Zone normaler Kollagenfasern, (*3*) darunter gefäßorientiertes, vorwiegend lymphocytäres (im Spätstadium auch plasmacelluläres) Infiltrat, (*4*) „hochgerückte" Schweißdrüsen, (*5*) Atrophie der Kollagenfasern

2. Allergodermien
(allergische Dermatosen, Allergosen)

Unter diesem Oberbegriff sollen im folgenden Abschnitt solche Hautkrankheiten abgehandelt werden, die sicher oder wahrscheinlich durch bestimmte Allergene hervorgerufen werden.

2.1 Die allergische Kontaktdermatitis
Abbildung s. S. 65–68

Die allergische Kontaktdermatitis kommt wie andere Dermatitiden auch in unterschiedlichen Akuitätsgraden vor:
– akut s. S. 65
– subakut s. S. 68
– chronisch s. S. 67.

Differentialdiagnose der Kontaktdermatitiden gegenüber den anderen Dermatitisformen

Dermatose	Ätiopathogenese	Lokalisation	Klinik
Kontaktdermatitiden	Sensibilisierung gegen Kontaktallergene („Ekzematogene"), Auslösung durch toxische Stoffe, kumulative Irritationen, auch unbekannte Faktoren	Kontaktareale des Allergens oder Toxins	Akute, subakute und chronische Zustandsbilder. Metachrone oder synchrone Polymorphie. Dermatitis chronica stets polymorph
Dermatitis atopica	Konstitutionelle Faktoren (endogene Auslösung). Vegetativ konträre Reaktionsweise	Gesicht, Nacken, Ellbeugen, Hände, Kniekehlen. Neigung zur Generalisation. Palmae: frei	Alle Akuitätsgrade Neigung zur Lichenifikation. Heftiger Pruritus. Neigung zu Sekundärinfekten
Dermatitis seborrhoica	Konstitutionelle Faktoren. Quantitativ und qualitativ veränderte Talgsekretion: Status seborrhoicus	Gesicht, Achseln, Nabel, vordere und hintere Schweißrinne, Rima ani, Genitokruralfalten	Meist subakut bis chronische Bilder, disseminierte gelbrötliche Herde mit pityriasiformer oder fettiger Schuppung
Dermatitis statica	Stase bei Varikosis, mikrobieller Faktor, häufig sekundäre Kontaktsensibilisierung (iatrogen)	Unterschenkel, Neigung zu Streuläsionen	Stark gerötete Hautflächen, Nässen. Bild der Dermo-Epidermitis. Später: Pigmentierung. Chronisch, mit akuten Exazerbationen
Dermatitis nummularis (mikrobiellparasitäres Ekzem)	Sensibilisierung gegen bakterielle Antigene (oder Bakterientoxine), Foci, weitere Kofaktoren?	Vor allem Extremitäten, aber auch der Stamm	Münzenförmige Herde mit Papulovesikeln oder Pusteln, Nässen und Verkrustung

Allergische Kontaktdermatitis (akut)

Ihre histopathologischen Hauptmerkmale sind

I. *Akute allergische Kontaktdermatitis*
- Parakeratose. Der Epidermis können Krusten aus Fibrin, durchsetzt mit Granulocyten, aufgelagert sein.
- Beherrscht wird das Gesamtbild von intraepidermalen *Bläschen* und *Blasen* und einem ausgeprägten *interzellulären Ödem*, die zusammen die charakteristische *Spongiose* ausmachen. In den Randpartien der spongiotischen Bezirke wird auch ein *intrazelluläres Ödem* angetroffen (die sog. *altération cavitaire*). Bei stark ausgebildeter Spongiose sind die einzelnen Bläschen und Blasen nur durch dünne Septen voneinander getrennt (mehrkammerige Blasen). In den Blasen- und Bläschen-Lumina sind Lymphocyten sowie eosinophile und neutrophile Granulocyten vorhanden. Auch in den Septen und z. T. ödematisierten Teilen der insgesamt akanthotischen Epidermis findet sich Invasion von Leukocyten.
- Die Spongiose beginnt basal.
- Vor allem im oberen Corium zeigt sich *Hyperämie* (erweiterte Blutgefäße), Ödem und ein teils diffus, vorwiegend aber perivasculär angeordnetes Infiltrat aus Lymphocyten, Granulocyten – zum Teil reichlich Eosinophilen – Histiocyten und Monocyten.

Wichtig: Zur korrekten histologischen Diagnose muß unbedingt eine frische Läsion entnommen werden.

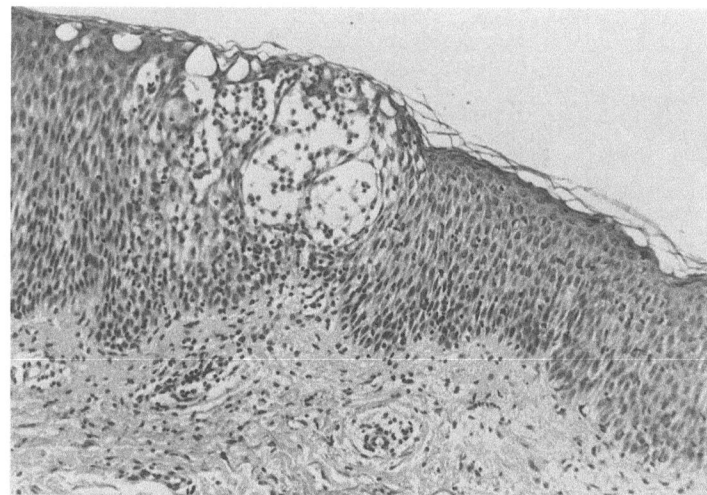

Abb. 62. Akute allergische Kontaktdermatitis, histologische Übersicht

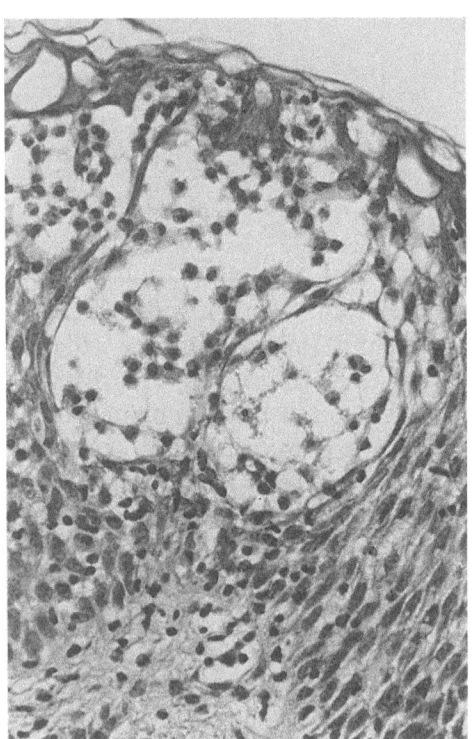

Abb. 62, 63. Akute allergische Kontaktdermatitis. Vorwiegend parakeratotisch verhornte, akanthotisch verbreiterte Epidermis mit ausgeprägter Spongiose und Ausbildung von größeren spongiotischen Bläschen (mehrkammerige Bläschen und Blasen). In den Bläschen und Blasen liegen Lymphocyten, neutrophile und eosinophile Granulocyten. Exocytose (Invasion von Leukocyten in die Epidermis) auch in den spongiotischen Anteilen der Epidermis. Im oberen Corium sieht man ein perivaskulär angeordnetes lympho-mono-histiocytäres Infiltrat mit neutrophilen und eosinophilen Granulocyten

Abb. 63

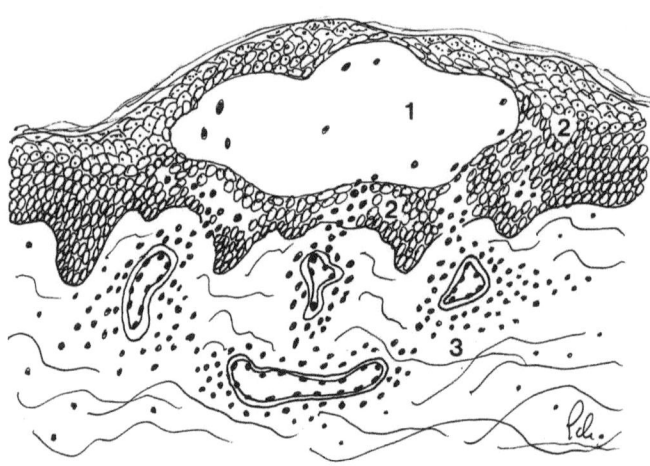

Abb. 64. (*1*) Intraepidermale Blase. (*2*) Akanthotisch verbreitete Epidermis mit Exoserose und Exocytose. (*3*) Im Corium weitgestellte Gefäße, umgeben von einem unspezifischen Infiltrat

Allergische Kontaktdermatitis
(subakut, chronisch)

II. *Subakute allergische Kontaktdermatitis*
- Parakeratose und Akanthose.
- Die Spongiose ist nicht so stark ausgeprägt wie bei der akuten Dermatitis, die Bläschen sind in der Regel kleiner.
- Das entzündliche Infiltrat im Corium ist hingegen meist intensiv ausgeprägt. Die Zellinvasion aus den Infiltratzonen in die Epidermis ist beträchtlich. Der Anteil an Eosinophilen kann groß sein.

III. *Chronische allergische Kontaktdermatitis*
- ortho-Hyperkeratose, oft sehr kräftig, mit eingelagerten Parakeratose-Inseln.
- Akanthose, stellenweise verbreitertes Stratum granulosum.
- Bei längerem Bestand verschwindet die Spongiose vollständig, doch finden sich oft noch Reste von inter- und intrazellulärem Ödem. Bläschenbildung wird *nicht* mehr angetroffen. Die mitotische Aktivität ist erhöht.
- Je chronischer die Dermatitis, desto stärker ausgeprägt wird die entzündliche Infiltration im Corium (*cutanvasculäre Entzündung*). Die Kapillaren sind vermehrt und wandverdickt. Durch die Umbauvorgänge werden die elastischen Fasern zwar verdrängt, jedoch nicht zerstört.

Allergische Reaktionsmechanismen			
Immunologischer Reaktionstyp	Typ I: Anaphylaxie	Typ III: Arthus-Phänomen	Typ IV: Zelluläre Allergie
„Antikörper"	IgE (IgG) fixiert auf Mastzellen thermolabil nicht komplementbindend nicht präzipitierend	IgG (IgM) Komplementbindung präzipitierend	T-Lymphozyten langlebig parakortikale Zonen der Lymphknoten
Reaktionsort	auf Mastzellenoberfläche	in Gefäßnähe	z. B. dermoepidermal
„Mediatoren"	H-Substanzen	Komplementaktivierung	Lymphokinine
Patho-anatomisches Bild	Vasodilatation Gefäßpermeabilitätssteigerung	Perivaskuläre Leukozytoklasie	Lympho-monozytäre Entzündung

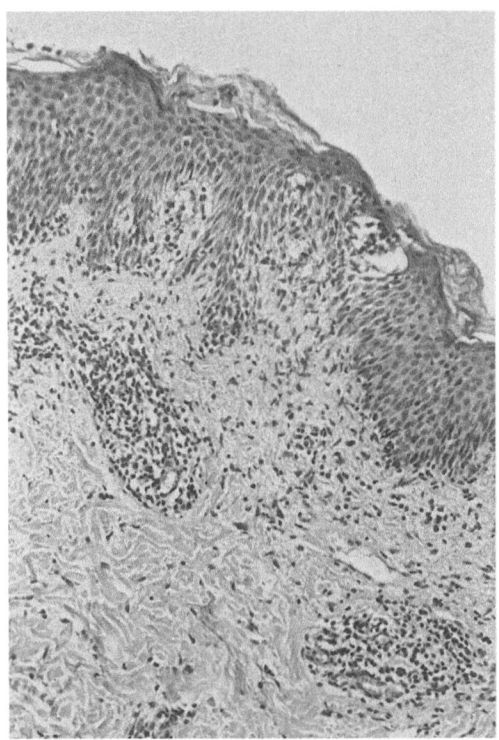

Abb. 65. Subakute allergische Kontaktdermatitis. Parakeratose, Akanthose, Spongiose, kleine spongiotische Bläschen und Exocytose der Epidermis. Deutlich ausgeprägtes perivasculäres lympho-mono-histiocytäres Infiltrat mit einigen eosinophilen Granulocyten

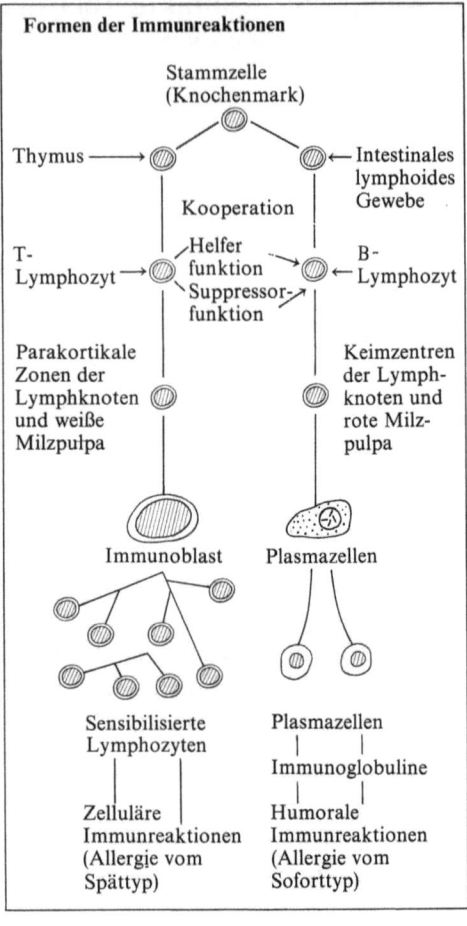

Formen der Immunreaktionen

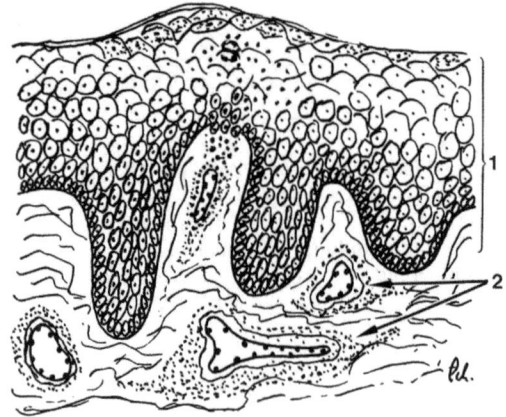

Abb. 66. (*1*) Akanthose der Epidermis mit Elongation der Reteleisten. (*2*) Gefäßdilatation und Endothelschwellung, perivaskuläres Ödem und entzündliches Infiltrat. S = Spongiose bei corialer Exocytose

Allergische Kontaktdermatitis ist eine Allergie vom Spättyp (Immunreaktion vom Typ IV): siehe Schemata.

2.2 Urticaria

Die histologischen Veränderungen bestehen aus:

- *Hauptmerkmal*: massives Ödem zunächst im oberen Corium. Die Epidermis – in sich unverändert – wird vorgewölbt. Bei frischen Quaddeln, nur einige Minuten alt, können entzündliche Reaktionen fehlen; bei älteren Läsionen sind perivasculäre Infiltrate aus Lymphocyten und Granulocyten (auch Eosinophilen) entstanden. Auch einzelne Mast- und Plasmazellen können vorhanden sein.
- Beim Quincke-Ödem werden auch die tieferen Schichten des Corium ödematisiert. Als Folge des cutanen Ödems können die Zellen des Stratum basale vakuolig degenerieren.
- Die cutanen Gefäße sind weitgestellt und dicht mit Erythrocyten angefüllt.

2.3 Allergisch-hyperergische Purpuraformen (entzündliche Purpura, Vasculitis allergica superficialis Ruiter)

Die histopathologischen Hauptmerkmale sind

- Frische Herde zeigen im oberen Corium schwere Gefäßveränderungen mit Schwellung und Degeneration der Endothelien. Häufiger finden sich auch umschriebene Nekrosen der Gefäßwände und nur selten thrombotische Verschlüsse.
- Um die Gefäße herum ist manschettenartig ein entzündliches Zellinfiltrat angeordnet, das vorwiegend aus neutrophilen, aber auch aus eosinophilen Granulocyten und aus Lymphocyten zusammengesetzt ist.
- Ein wichtiges Symptom sind verstreute Kernfragmente der Granulocyten: die sog. *Leukocytoklasie*. Man spricht geradezu von einer leukocytoklastischen Purpura.
- In der Regel finden sich um die befallenen Gefäße herum auch Extravasate von Erythrocyten. In etwas älteren Herden ist daher meist Ablagerung von *Hämosiderin* nachweisbar. In ganz frischen Herden kann der Erythrocytenaustritt noch fehlen.
- Insgesamt befallen können die Arteriolen, Venolen und Kapillaren des cutanen Gefäßnetzes werden.
- Je älter das Infiltrat ist, desto mehr wird es von Lymphocyten und monocytoiden Zellen durchsetzt. Komplement- und Immunfluoreszenz zeigt Immunglobuline in den Gefäßwänden.

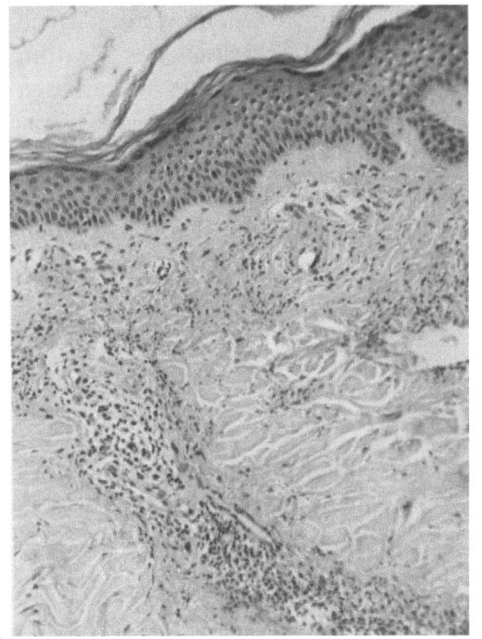

Abb. 67

Abb. 68

Abb. 67, 68. Vasculitis allergica superficialis Ruiter. In der relativ frischen Effloreszenz sieht man im oberen Corium ein entzündliches perivasculäres (Arteriolen, Kapillaren, Venolen) granulozytäres Infiltrat mit Leukocytoklasie, Endothelschwellung und Erythrocytenextravasaten

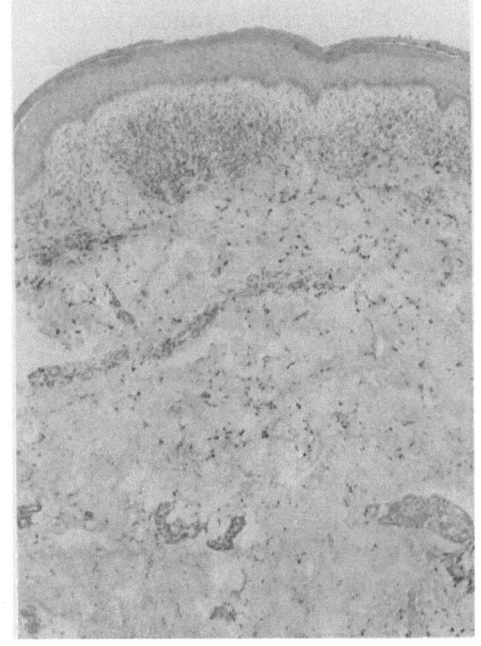

Abb. 69

Abb. 70

Abb. 69, 70. Vasculitische Purpura. Ältere Effloreszenz einer Vasculitis allergica Ruiter. Im Infiltrat überwiegen die mononukleären Zellen und es ist Hämosiderin abgelagert (Berlinerblau-Reaktion ist positiv)

2.4 Arzneimittelexantheme

Allergische Reaktionen auf Arzneimittel können häufig das gleiche oder doch ein sehr ähnliches Aussehen haben wie Hautkrankheiten, die selbständige Ursache besitzen, d.h. eigenständig vorkommen. Sie manifestieren sich dann z.B. als
- Urticaria
- Erythema exsudativum multiforme
- Erythema nodosum
- Exfoliierende Dermatitis
- Purpura allergica (Vasculitis)
- Folliculitis
- Periarteriitis nodosa, und weitere mehr.

Das histologische Bild ist jedoch identisch, d.h. der Histologe kann ätiologisch nicht differenzieren, ob eine Dermatose der oben genannten Art arzneimittelbedingt ist oder andere Causa besitzt.

Sehr häufig findet man bei Arzneimittelexanthemen nur cutan-vasculäre Entzündungen mit:
- Schwellung und Degeneration der Gefäßendothelien,
- Manschetteninfiltraten aus Lymphocyten sowie neutro- und eosinophilen Granulocyten
- Hyperämie und Ödemzonen.

Schema des Vasculitis allergica Ruiter

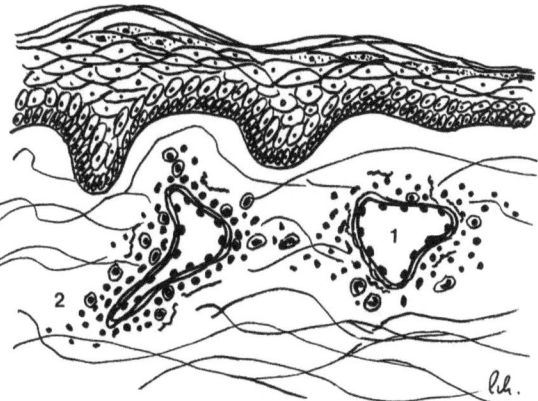

Abb. 71. (*1*) Weitstellung der Gefäße mit Endothelschwellung, (*2*) perivasculäres entzündliches Infiltrat, vorwiegend aus Neutrophilen, die z.T. Karyorhexis aufweisen (= Leucocytoclasie)

Beim *fixen Arzneimittelexanthem* zeigt die Epidermis eine Zunahme des basalen Melaninpigmentes und häufig eine *Pigmentinkontinenz*, d.h. ein Abtropfen des Melanins in das obere Corium – außer der stets dominierenden cutan-vasculären Entzündung. Auch subepidermale Blasenbildung wie beim Erythema exsudativum multiforme kommt vor. Im Blasenlumen finden sich fast ausschließlich Fibrin und Leukocyten, selten Eosinophile.

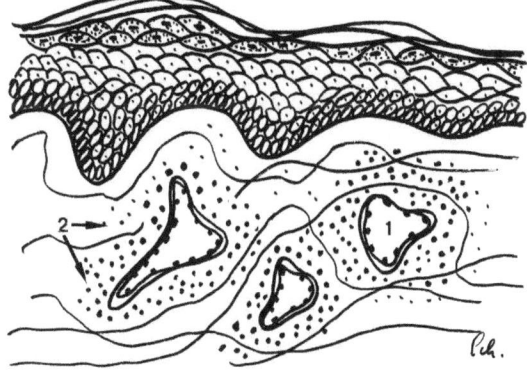

Abb. 72. Arzneimittelexanthem, haemorrhagisch. (*1*) Weitstellung der Gefäße mit Endothelschwellung, (*2*) perivasculäres Ödem und vorwiegend lymphocytäres Infiltrat, in frischen Infiltraten auch extravasale Erythrocyten

2.5 Erythema nodosum

Die histologischen Hauptmerkmale sind

- Die Epidermis ist in der Regel nicht verändert.
- Im Corium findet sich meist nur ein unspezifisches, im wesentlichen perivasculär orientiertes entzündliches Infiltrat, vorwiegend aus Lymphocyten und einigen Histiocyten.
- Die Hauptveränderungen sind in der Subcutis angesiedelt. Hier findet sich eine *akute Panniculitis* mit eingestreuten granulomatösen Herden. Abszeßbildung und Nekrosen treten nicht auf. Die Infiltrate dehnen sich entlang den fibrösen Septen der Subcutis aus. Besonders anfangs findet sich Ödem.
- Die Blutgefäße, vor allem die Venen, zeigen entzündliche Wandinfiltration (Phlebitis). Das Endothel kann deutlich proliferieren. Thrombotische Verschlüsse kommen selten vor, jedoch Hämorrhagie.
- Charakteristisch sind kleine Knötchen im Bereich der Septen und im unteren Corium, die aus Histiocyten zusammengesetzt sind, welche radiäre bzw. palisadenförmige Anordnung um einen zentralen Spalt aufweisen. Sie zeigen leukocytäre Beteiligung und finden sich in dieser Form bei keiner anderen Hautkrankheit: *Miescherche Radiärknötchen*! Sie sind von großer diagnostischer Relevanz.
- Im späteren Verlauf können mehrkernige Riesenzellen gefunden werden.

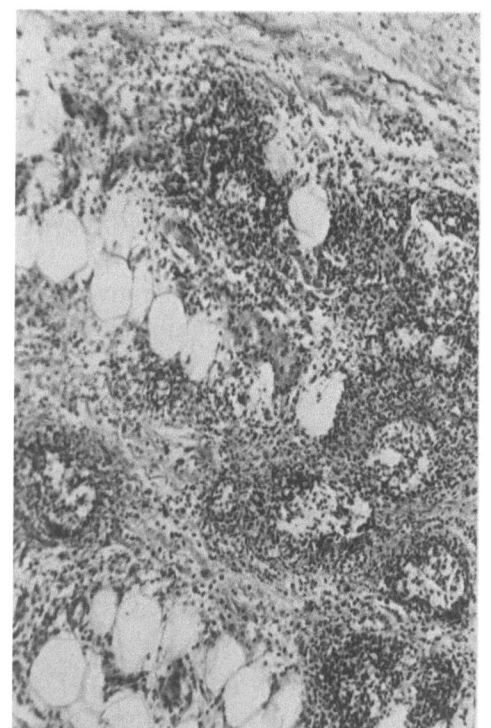 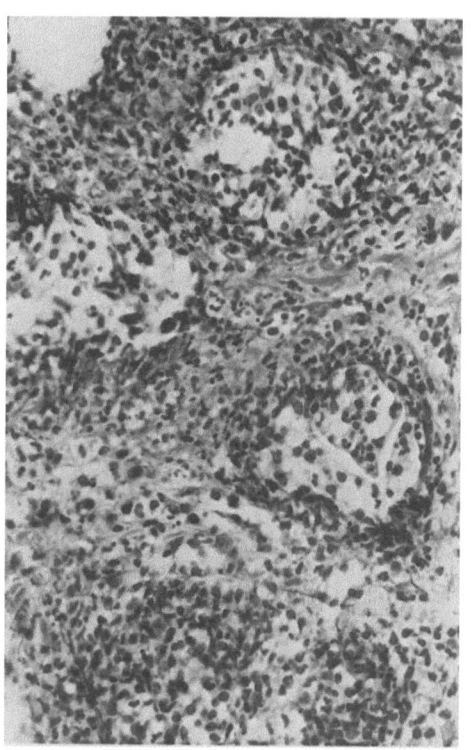

Abb. 73, 74. Erythema nodosum. Akute Pannikulitis mit eingestreuten granulomatösen Herden entlang der fibrösen Septen des Unterhautfettgewebes. Im Bereich der Septen der Subcutis und im Corium liegen die diagnostisch relevanten histiocytären Miescherschen Radiärknötchen mit der charakteristischen optisch leeren, linearen Spaltbildung

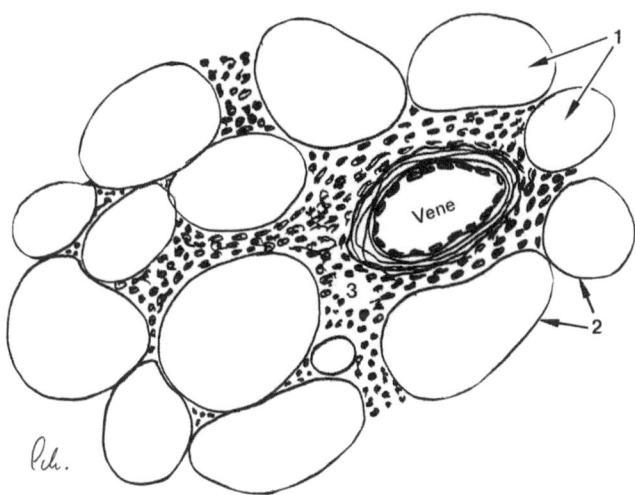

Abb. 75. (*1, 2*) Fettvakuolen. Im subcutanen Fettgewebe ein chronisch entzündliches Infiltrat, das die Fettzellen umgibt. (*3*) Gefäßwände sind oft ebenfalls entzündlich infiltriert

2.6 Epidermolysis acuta toxica (Lyell-Syndrom)

Die histologischen Hauptzeichen sind

- Das Stratum corneum ist nicht verändert.
- Die ganze übrige Epidermis unterliegt einer Koagulationsnekrose, wird strukturlos, d. h. verliert ihren Schichtaufbau und färbt sich stark azidophil an. Die nekrobiotischen Stachelzellen zeigen hydropische oder ballonierende Degeneration.
- Subepidermal bildet sich ein Blasenspalt, auf dem die nekrotisierende Epidermis schwimmt.
- Die Blasendecke ist relativ dick und stabil.
- Im oberen Corium findet sich ein nur mäßig kräftiges entzündliches Zellinfiltrat, vorwiegend perivasculär, das aus Lymphocyten, Histiocyten und Eosinophilen zusammengesetzt ist (nur vereinzelt: Neutrophile).
- *Elektronenoptisch* zeigen die Retezellen einen Verlust der meisten cytoplasmatischen Organellen, aber noch ein Netzwerk von Tonofilamenten und Desmosomen sowie Kernreste.
- Leukocytoklasie und Erythrocytendiapedese kommen vor.
- Die spätere reaktiv-reparative Phase ist durch eine Reepidermisierung geprägt.

2.7 Dermatitis exfoliativa neonatorum
(RITTER VON RITTERSHAIN)

Die Diagnose wird zunächst klinisch gestellt, jedoch durch die Histologie gesichert sowie durch den bakteriologischen Befund.

Die Dermatitis exfoliativa befällt fast nur Kinder, selten Erwachsene.
Diese Dermatose besitzt große differentialdiagnostische Bedeutung gegenüber der toxischen epidermalen Nekrolyse!

Lyell-Syndrom	Ritter von Rittershainsche Dermatitis
Es erkranken meist Erwachsene, selten Kinder	Es werden meist Neugeborene und Kleinkinder befallen, selten Erwachsene
Keratinocyten nekrotisieren	Keine Nekrose von Keratinocyten
Subepidermale Blase	Intraepidermale, subgranuläre Blasenbildung
Dicke stabile Blasendecke	Dünne, verletzliche Blasendecke
Ätiologie: Arzneimittelinduziert	Ätiologie: Staphylokokkeninfektion
Pathomechanismus: Allergisch!	Pathomechanismus: Toxisch
Prognose: Letalität von 20 – 40%	Prognose: Letalität von 0 – 7%
Therapie: Steroide, Intensivstation	Therapie: Antibiotica

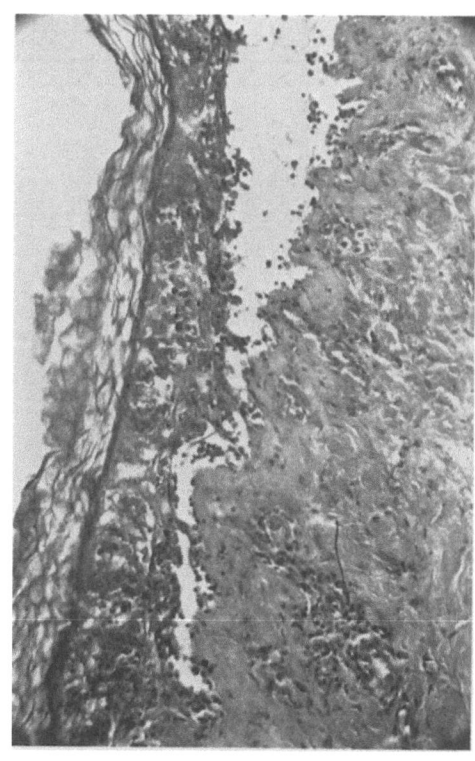

Abb. 76. Histologie von Epidermolysis acuta toxica

2.8 Dermatitis atopica (Neurodermitis)

Die Histopathologie entspricht im wesentlichen dem Bild einer chronischen Dermatitis (siehe dort!). Oft hat die Zahl der Kapillaren bei längerem Bestand der Dermatose zugenommen. Die Wände der Arteriolen und kleinen Arterien sind meist deutlich verdickt.

2.9 Dyshidrosis (Pompholyx)

Die histologischen Symptome sind

– *Intraepidermale Bläschen*, z.T. dicht-an-dicht gelagert, so daß sie oft nur durch dünne Septen voneinander separiert sind. Um die Bläschen herum zeigt die Epidermis Spongiose.
– Im Corium finden sich etwas Hyperämie und Ödem sowie nur mäßig stark ausgeprägte entzündliche, perivasculäre Infiltrate.

2.10 Prurigo nodularis Hyde

Die histologischen Symptome sind

– Eine umschriebene Hyperpapillomatose (fast von pseudocarcinomatösem Ausmaß) mit Hyper- und Parakeratose.
– und ein unspezifisches cutan-vasculäres, entzündliches Infiltrat mit Proliferation von Fibroblasten.
– Besonders wichtig ist der Nachweis von hyperplastischen Nervenfibrillen und Schwannschen Zellen.

Es ist möglich, daß diese Dermatose eine Excessiv-Variante des Lichen simplex chronicus (Neurodermitis circumscripta sive nodularis) darstellt (lichénification géante).

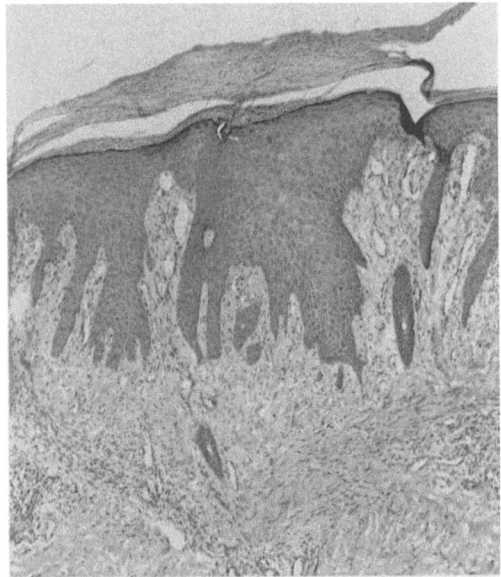

Abb. 77, 78. Prurigo nodularis Hyde. Umschriebene Hyperpapillomatose von nahezu pseudocarcinomatösem Aspekt. Hyper- und Parakeratose, cutanvasculäres Infiltrat, Fibroblastenproliferation, hyperplastische Nervenfasern und Schwannsche Zellen

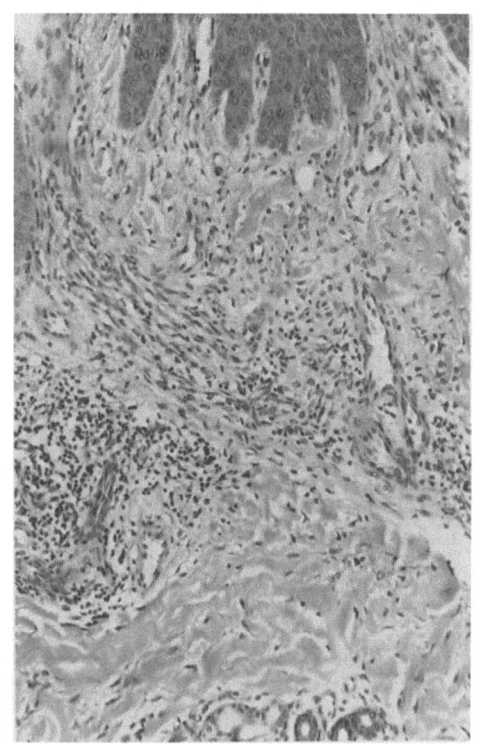

Abb. 78. Wie Abb. 77, stärkere Vergrößerung

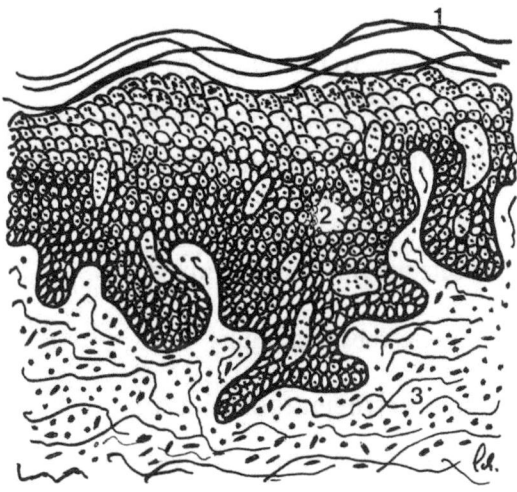

Abb. 79. (*1*) Hyperkeratose und (*2*) Akanthose der Epidermis mit irregulärer Proliferation ins Corium. (*3*) Unspezifisches Infiltrat mit Fibroblastenproliferation

3. Autoaggressionskrankheiten

Hier seien nur die Prototypen dieser Gruppe erörtert, denen folgendes pathogenetisches Prinzip zugrundeliegt: Wirken Antikörper auf körpereigene Antigene ein, kann das Schäden oder Untergang bestimmter Zellarten, Gewebe oder Organe verursachen. Dies vollzieht sich in stufenförmiger Sequenz. Etwas vereinfacht geht folgender Ablauf vor sich:

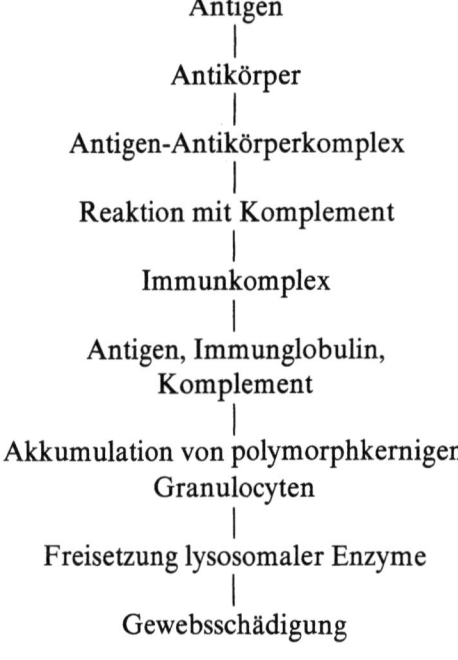

3.1 Lupus erythematodes acutus

Die histopathologischen Hauptmerkmale sind

– Die Epidermis ist atrophisch verstrichen. Das Stratum basale zeigt eine Verflüssigungsdegeneration.
– Im Corium findet sich eine basophile fibrinoide Degeneration des Kollagens und Ödem. Entzündliche Infiltrate sind vor allem um die Gefäße des oberen Coriums angeordnet.
– In einer subepidermalen Ödemzone sind fast immer homogene „fibrinoide" Körper (Kugeln) nachweisbar: die sog. *Hämatoxylinkörperchen*.
– Mitunter sind, diffus im Corium verstreut, Histiocyten und Fibroblasten vorhanden, auch Erythrocytenextravasate.
– Die Gefäßwände sind oft deutlich ödematisiert und die Lumina prall mit Erythrocyten gefüllt (Hyperämie).
– Die Subcutis kann mitbefallen sein.
– Im Blut: Nachweis von Lupus erythematodes-Zellen!

3.2 Lupus erythematodes chronicus (discoides)

Abbildung s. S. 81

3.3 Lupus erythematodes profundus (KAPOSI-IRRGANG)

Die histologischen Veränderungen bestehen aus

– Prinzipiell den gleichen Erscheinungen wie beim Lupus erythematodes chronicus discoides.

- Zusätzlich aber findet man einen oder mehrere subcutane Knoten, über denen die Hautdecke normal imponiert.
- Das entzündliche Infiltrat der Subcutis besteht auch vorwiegend aus Lymphocyten (Beimengung von Histiocyten, Plasmazellen und Neutrophilen).
- Epidermale und folliculäre Veränderungen fehlen.

3.4 Lymphocytäre Infiltration (Lymphocytic infiltration JESSNER-KANOF)

Vielleicht gehört ein Teil der Erkrankungen an dieser Dermatose zum profunden Typ des L.E.

Die histopathologischen Merkmale sind

- Makroskopisch handelt es sich um derbe, sich peripherwärts ausdehnende rotbraune Knötchen, die vorwiegend im Gesicht auftreten, subjektiv keine Beschwerden verursachen und spontan, ohne Narbenbildung, abheilen.
- Hauptzeichen ist ein entzündliches Infiltrat, das etwa in der Mitte des Coriums angesiedelt ist, gelegentlich auch in den Papillarkörper eindringen kann.
- Epidermale Veränderungen fehlen.
- Das Infiltrat besteht ganz überwiegend aus *Lymphocyten*.
- Die nosologische Entität der lymphocytären Infiltration ist noch umstritten. Bis zur Klärung sollte man die Veränderung als ein besonderes histopathologisches Zustandsbild auffassen, als eine „groupe d'attente" im Sinne von GOUGEROT.

3.5 Schleimhautherde von Lupus erythematodes

lassen sich nur äußerst schwer oder auch gar nicht von einem Lichen ruber mucosae abgrenzen (Histologie: siehe dort!).

3.6 Dermatomyositis
Abbildung s. S. 83

Wichtig: Neben der Hautbiopsie immer eine tiefreichende Muskelbiopsie durchführen (am besten nach Bezeichnung des Herdes durch *elektromyographische Untersuchung!*).

Lupus erythematodes chronicus (discoides)

Die histopathologischen Hauptmerkmale sind

- Nicht immer sind sämtliche im folgenden aufgezählte Symptome vorhanden. Der Nachweis einiger von ihnen erlaubt aber die histologische Diagnose.
- Das Stratum corneum zeigt o-Hyperkeratose mit intrafollikulären Hornpfröpfen („Tapeziernagelphänomen"). Auch die Schweißdrüsenausführungsgänge können keratinisiert sein.
- Unter hyperkeratotischen Arealen ist das Stratum granulosum gern verbreitert. Das Stratum spinosum atrophiert, kann aber stellenweise auch Akanthose aufweisen.
- Das *wichtigste Symptom* ist die *hydropische Degeneration des Stratum basale*. Durch die Lücken im basalen Lager tropft Melanin ins obere Corium ab: *Pigmentinkontinenz!*
- Auch Haarfollikel und Talgdrüsen können mehr und mehr atrophieren.
- Sehr wichtig für die Diagnose ist auch die Quellung der PAS-reaktiven Basalmembran, die später schollig zerfallen kann und dann Lücken aufweist.
- Im Corium sind Ödem, Hyperämie, *Teleangiektasien* und herdförmige entzündliche Infiltrate vorhanden, die vorwiegend um die Gefäße und um die Hautanhangsgebilde herum angeordnet sind. Sie können anfangs neutrophile Granulocyten enthalten, bestehen aber sonst überwiegend aus *Lymphocyten*, mit Beimengung einiger Monocyten, Histiocyten und Plasmazellen.
- In der Regel stark ausgeprägt ist die basophile fibrinoide Degeneration des Kollagens. Das elastische Fasernetz wird rarefiziert, splittert auf und kann stellenweise völlig zerstört werden.
- Bei subakuten und disseminierten systemischen Lupus erythematodes-Formen treten auch Erythrocytenextravasate und basophile Hämatoxylinkörper auf. Die hyalinen Kugeln werden desto häufiger und zahlreicher angetroffen, je akuter die Dermatose ist. Sie liegen auch um die erweiterten Kapillaren herum angeordnet.
- Im Blut können beim chronischen Lupus erythematodes keine L.E.-Zellen nachgewiesen werden (L.E.-Zellphänomen: negativ), wohl aber bei systemischem Befall und Zunahme der Akuität (L.E. cum exacerbatione subacuta).
- Färbungen: Neben HE-Färbung, immer PAS und Elastica (Orcein).

Abb. 80, 81. Lupus erythematodes chronicus (discoides). Orthokeratotisch verhornte, atrophische Epidermis mit intrafollikulärer Hyperkeratose und verbreitertem Stratum granulosum bei verschmälertem Stratum spinosum und hydropischer Degeneration der Zellen des Stratum basale. Basophile Degeneration des kollagenen Gewebes, Teleangiektasien, fleckförmig angelegten, meist um Hautanhangsgebilde gruppiertes, überwiegend aus Lymphocyten bestehendes Infiltrat, in dem auch Histiocyten und Plasmazellen vorkommen können

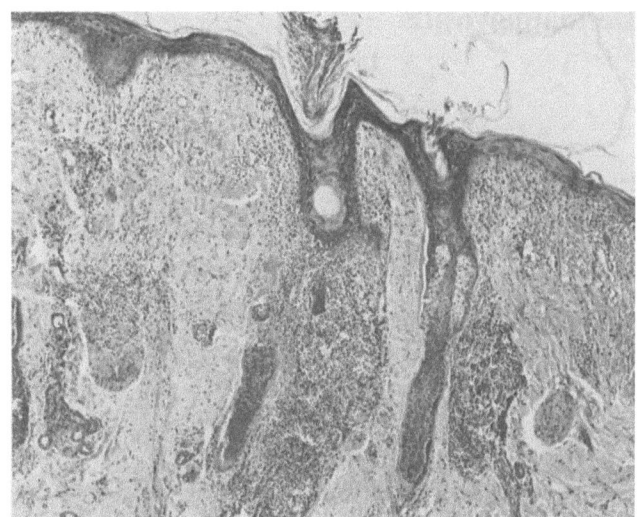

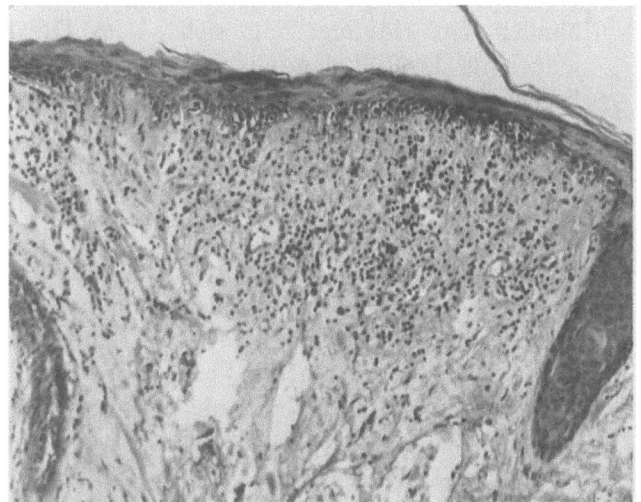

Abb. 81. Stärkere Vergrößerung

Abb. 82 *(1)* Folliculäre Hyperkeratose. *(2)* Vasodilatation und Ödem im oberen Corium. *(3)* Fleckförmiges, teils perivaskuläres, teils um Hautanhangsgebilde angeordnetes entzündliches Infiltrat. *(4)* Atrophie der Epidermis. *(5)* Hydropische Degeneration des Str. basale

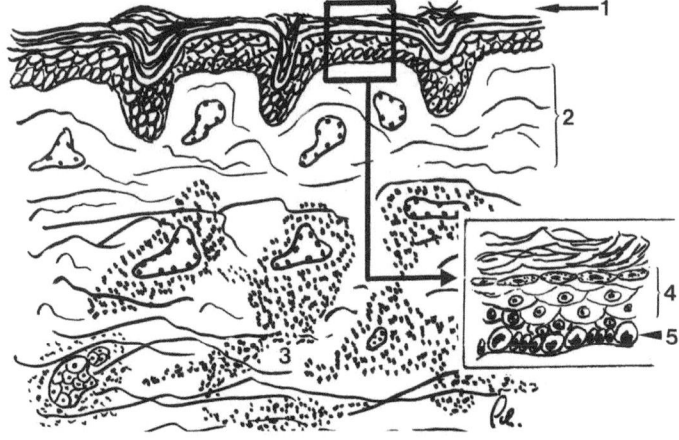

Dermatomyositis

Die histopathologischen Zeichen sind

- In der Haut können die Veränderungen denen des Lupues erythematodes (vor allem der subakuten, disseminierten Form) sehr ähnlich sein. Häufiger zeigt sich jedoch nur das Bild einer unspezifischen chronischen Dermatitis. Auch Zeichen einer Sklerose (Verdickung und Homogenisierung der Kollagenbündel) werden angetroffen. – Das subcutane Fett kann im Frühstadium mucoide Degeneration der Fettzellen und herdförmige Lymphocyteninfiltrate zeigen, in späteren Phasen dann Fibrose und Kalkeinlagerungen.
- Die sichere Diagnose beruht aber auf dem Nachweis von Degeneration und Entzündung in den Skelettmuskeln. Die Intensität des Befalles kann von Areal zu Areal sehr wechseln; (daher: Serienschnitte und evtl. wiederholte Biopsien durchführen!).
- Im Herdbereich zeigen die Muskelbündel Verlust der Querstreifung, hyaline Degeneration des Sarkoplasmas und Kernproliferate. Die Fasern können fragmentieren und vakuolig degenerieren. Des weiteren findet sich entzündliche Infiltration vorwiegend aus Lymphocyten mit Beimengung von Plasmazellen, Histiocyten und Fibroblasten. Die Muskelbündel sind oft durch Ödem voneinander getrennt. Die Blutgefäße sind erweitert, die Endothelien geschwollen.
- In späten Stadien können die Muskelbündel Atrophie und Sklerose zeigen. Fibrotisches Bindegewebe ersetzt die Muskulatur (Befund wie bei einer Sklerodermie).

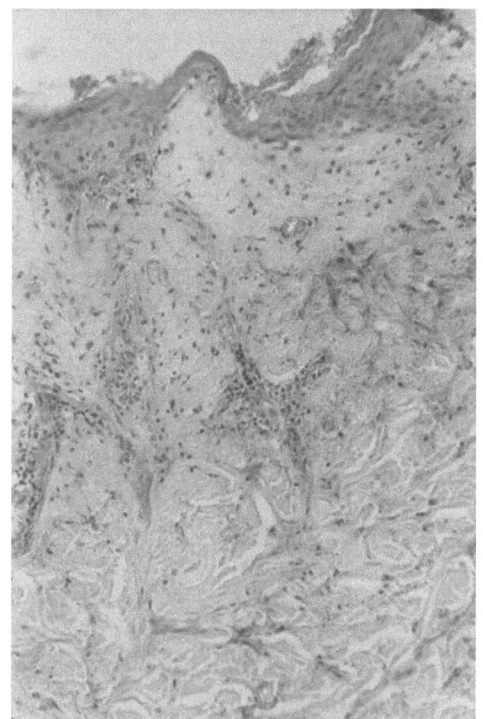

Abb. 83

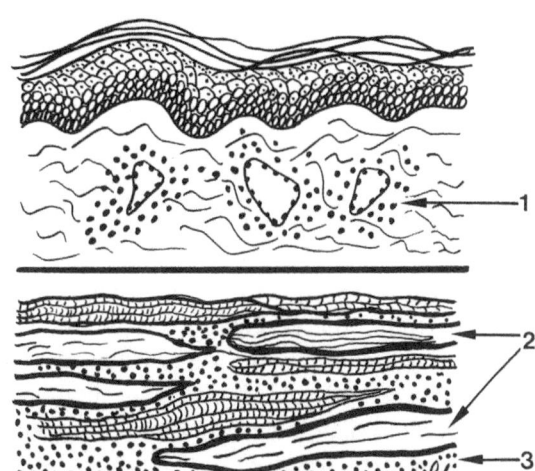

Abb. 86. (*1*) Im Frühstadium Gefäßweitstellung und perivasculäres unspezifisches Infiltrat. (*2*) „Leere Muskelschläuche" (Myofibrillen, die ihre Querstreifung verlieren und schollig degenerieren. (*3*) Interstitielles Ödem und lymphomonocytäres Infiltrat

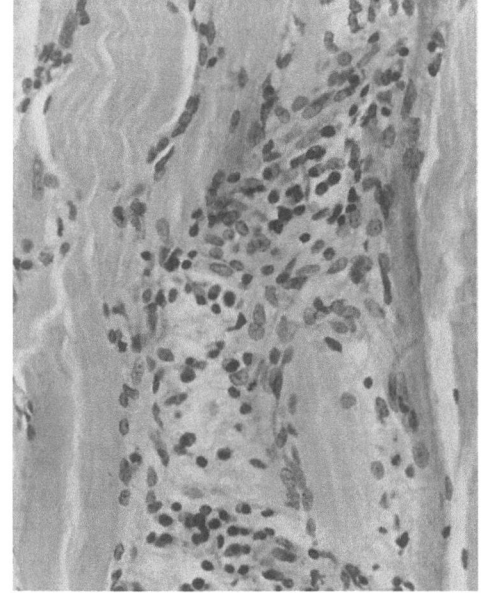

Abb. 84

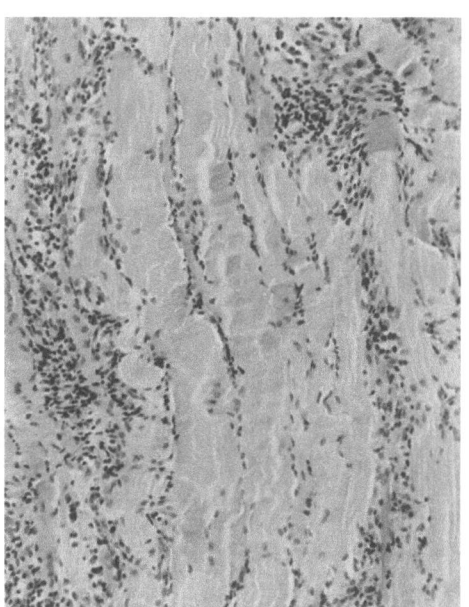

Abb. 85

Abb. 83–85. Dermatomyositis. *Haut*: Orthokeratose, unregelmäßig breites Stratum granulosum, eher atrophische Epidermis mit hydropischer Degeneration der Basalzellen, unspezifisches Infiltrat um die Gefäße des mittleren Coriums (insgesamt an einen Lupus erythematodes erinnernd). *Skelettmuskulatur*: Herdförmige Degeneration des Sarkoplasmas, Kernproliferate, Verlust der Querstreifung, fragmentierte, vakuolige Muskelfasern, entzündliches Infiltrat in fleckförmiger und streifiger Anordnung (vorwiegend Lymphocyten und einzelne Plasmazellen)

4. Erkrankungen des Bindegewebes

Auch hier sind nur die wichtigsten Vertreter dieser Gruppe abgehandelt. Die selteneren Formen werden erfahrungsgemäß nur dem eingearbeiteten Dermatohistologen zur Beurteilung zugeschickt. Andere, die häufiger vorkommen, sind klinisch gut diagnostizierbar wie z.B. die Induratio penis plastica oder die Fingerknöchelpolster und werden daher so gut wie nie Anlaß zu Biopsien geben oder ihre histopathologischen Veränderungen sind uncharakteristisch wie die der Anetodermien oder der Dupuytrenschen Kontraktur – und bedürfen daher keiner gesonderten Abhandlung.

4.1 Sklerodermie
Abbildung s. S. 86 u. 87

Nur auf der Basis histopathologischer Merkmale können die circumscripte (benigne!) und die diffuse progressive Sklerodermie nicht voneinander unterschieden werden.

4.2 Lichen sclerosus et atrophicus
Abbildung s. S. 89

4.3 Pseudoxanthoma elasticum Darier
Abbildung s. S. 90 u. 91

4.4 Chondrodermatitis chronica nodularis helicis
Abbildung s. S. 93

4.5 Röntgenoderm (Radioderm, Bestrahlungsnarbe)
Abbildung s. S. 95

Sklerodermien

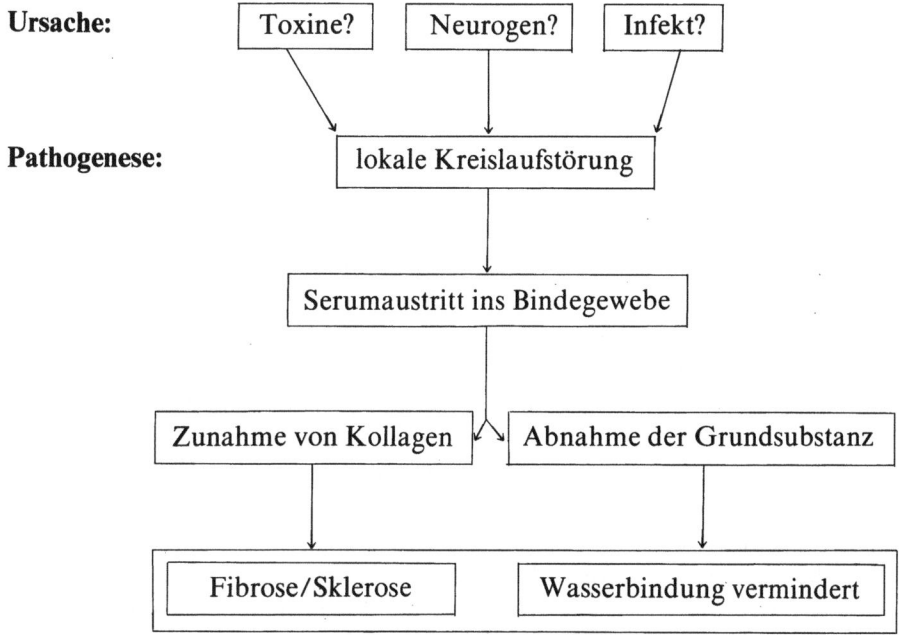

Hautsklerose. Stets 2 Phasen

I. Stadium oedematosum	**II. Stadium sclerosum**
Teigig verdickte pastöse, indolente, derb angeschwollene Haut, geringes Erythem.	Bindegewebsschrumpfung: holzartig straffe, wächserne, spiegelnde Haut; Druckatrophie/Funktionseinbuße (Gelenke!) der tiefer liegenden Gewebe. Später Teleangiektasien, Pigmentverschiebungen, akrale Ulcera.

Sklerodermie

Histologische Zeichen der Sklerodermie

- In *frühen Stadien* sind die Kollagenbündel im Corium geschwollen. Sie werden durch Ödem voneinander getrennt. Um die Gefäße herum und zwischen den kollagenen Fasern ist ein entzündliches Infiltrat vorhanden, das auch in die Subcutis eindringt. Das elastische Fasernetz ist aufgesplittert und etwas rarefiziert. Die Gefäßwände werden ödematisiert.
- In *späten Stadien* erscheint das Corium insgesamt beträchtlich verdickt. Die Kollagenbündel sind hypertrophiert, sklerotisch und dicht-an-dicht gepackt. Die Zellkerne sind vermindert.
- Das entzündliche Zellinfiltrat ist jetzt weniger stark ausgeprägt und vor allem perivasculär orientiert. Die Gefäße sind wandverdickt und besitzen enge Lumina.
- Die Schweißdrüsen wandern von der Corium-Subcutis-Grenze nach oben und liegen, von hypertrophierten Kollagenbündeln fest eingemauert, mitten im Corium.
- Nach längerem Bestand verschwinden die Haarfollikel und Talgdrüsen, die Schweißdrüsen werden vermindert. Es kann zu Kalkablagerungen sowohl im Corium als auch in der Subcutis kommen.
- Das elastische Fasernetz wird nie ganz zerstört, sondern nur mehr oder weniger stark rarefiziert.

Neben der HE-Färbung sollten immer eine van Gieson- und eine Elasticafärbung (Orcein) gemacht werden. Das Gitterfasernetz ist nicht nennenswert verändert.

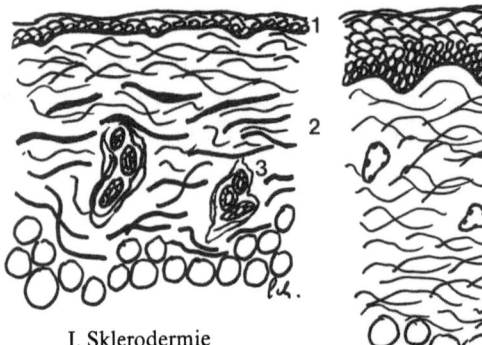

I. Sklerodermie

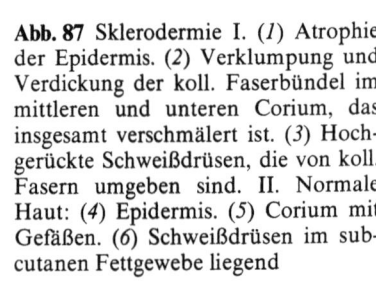

II. Normale Haut

Abb. 87 Sklerodermie I. *(1)* Atrophie der Epidermis. *(2)* Verklumpung und Verdickung der koll. Faserbündel im mittleren und unteren Corium, das insgesamt verschmälert ist. *(3)* Hochgerückte Schweißdrüsen, die von koll. Fasern umgeben sind. II. Normale Haut: *(4)* Epidermis. *(5)* Corium mit Gefäßen. *(6)* Schweißdrüsen im subcutanen Fettgewebe liegend

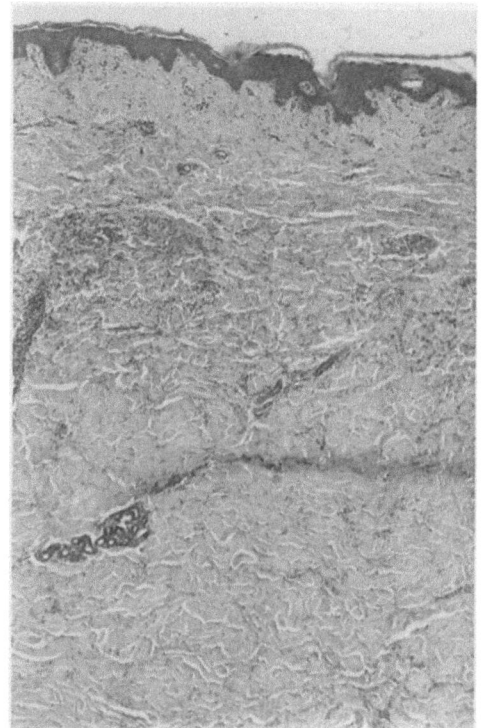
Abb. 88

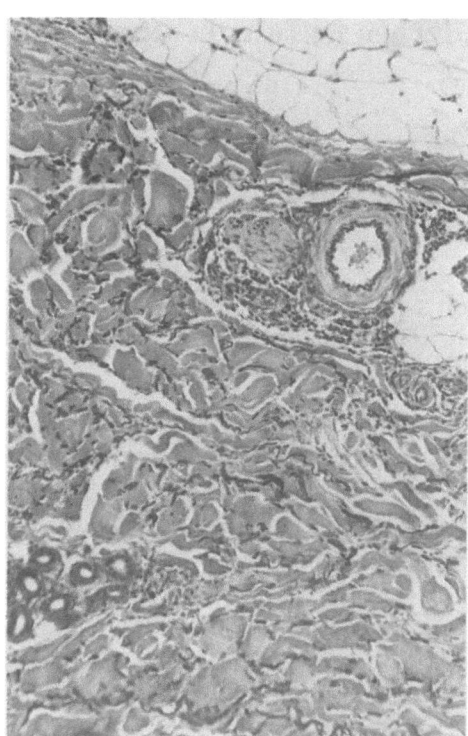
Abb. 89

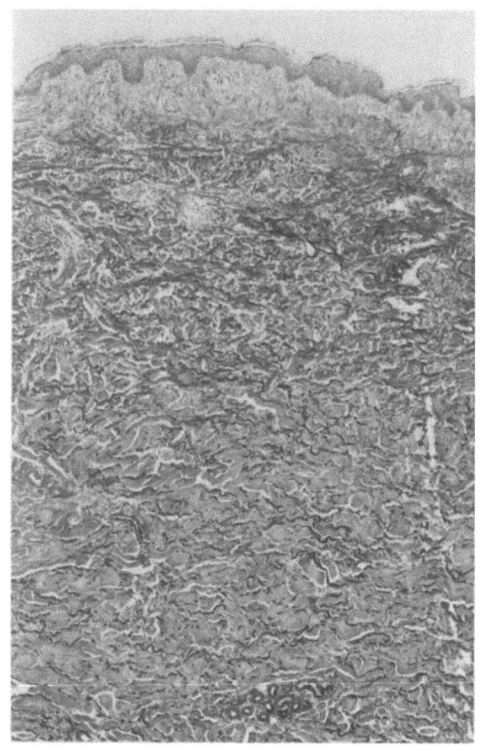
Abb. 90

Abb. 88–90. Sklerodermie. Orthokeratotisch verhornte, mehr oder weniger atrophische Epidermis, Schwellung der kollagenen Fasern im mittleren und im unteren Corium. Die Lederhaut ist durch Bindegewebsneubildung verdickt, wodurch die allseits von kollagenen Fasern umgebenen ekkrinen Schweißdrüsen hochgerückt erscheinen. In der Mitte des Coriums sieht man ein perivaskuläres unspezifisches Infiltrat. Haarfollikel und Talgdrüsen fehlen bereits, die Schweißdrüsen sind atrophisch (spätes Stadium der Sklerodermie). An der Cutis-Subcutis-Grenze erkennt man eine wandverdickte Arterie. Das elastische Fasernetz ist rarefiziert (Abb. 89)

Lichen sclerosus et atrophicus

Die histopathologischen Hauptmerkmale sind

- ortho-Hyperkeratose mit follikulärer keratotischer Pfropfenbildung. Im Bereich von Schleimhautherden (♂ + ♀) fehlen die Keratosepfröpfe.
- Atrophie des Stratum spinosum mit hydropischer Degeneration der Basalzellen (Verflüssigungsdegeneration → Nekrose).
- Starkes Ödem mit Homogenisierung des Kollagens im oberen Corium. Es bildet sich eine **öde Zone** mit nur wenigen Zellkernen. Die geschwollenen homogenisierten Kollagenbündel färben sich nur mehr schwach an.
- Aus der öden Zone heraus kann bei sehr starker Ödembildung eine *subepidermale Blase* entstehen.
- Unter der öden Zone bildet sich ein *bandförmiges entzündliches Infiltrat* im mittleren Corium aus, das vorwiegend aus Lymphocyten besteht und Beimengungen von Plasma- und Mastzellen enthalten kann. In der Ödem- und Infiltratzone wird das elastische Fasernetz rarefiziert und kann evtl. völlig verschwinden. In alten Herden nimmt die entzündliche Infiltration ab. Es besteht insgesamt ein *„Drei-Zonen-Phänomen"*:

  1. o.-Hyperkeratose und atrophierte Epidermis.
  2. Öde Zone (*Lymphödem*) im oberen Corium.
  3. Bandförmiges entzündliches Zellinfiltrat im mittleren Corium.

- Gelegentlich werden histologische Bilder gefunden, die sowohl Übergänge zum Lichen ruber planus als auch zur Sklerodermie zeigen können, ohne daß damit der Lichen sclerosus seine Bedeutung als eigenständiges Krankheitsbild verlieren würde. GOUGEROT nannte solche „Faits de passage": *Sklerolichen* bzw. „lichéno-sclérodermie".

Färbungen: H.E. und van Gieson-Elastica.

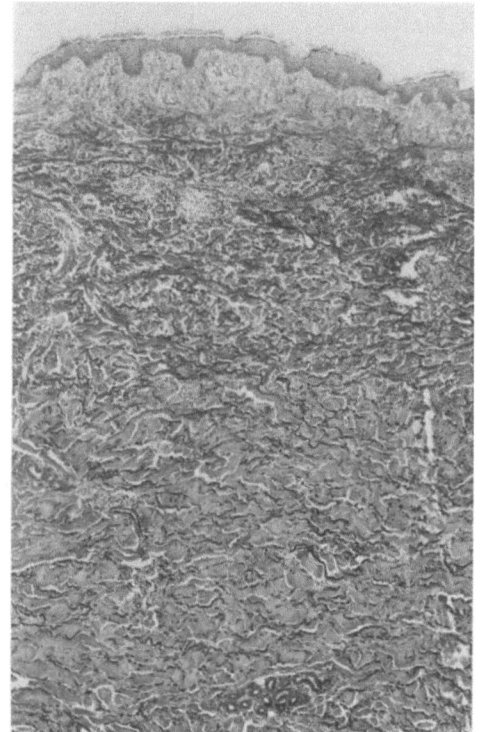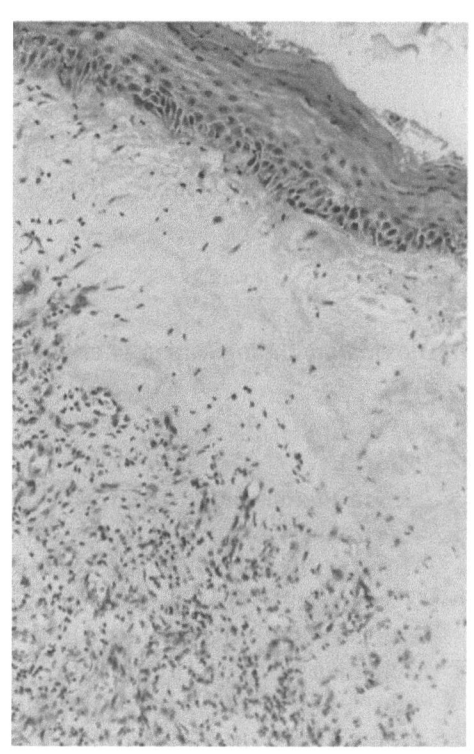

Abb. 91, 92. Lichen sclerosus et atrophicus (histopathologisches Substrat der Kraurosis vulvae und der Kraurosis penis). Typische dreizonale Schichtung mit orthokeratotischer, anfangs geringerer, später stark ausgeprägter Atrophie der Epidermis und hydropischer Degeneration der Basalzellen, homogener Zone („Lymphödem") und bandförmigem vorwiegend lymphocytärem Infiltrat

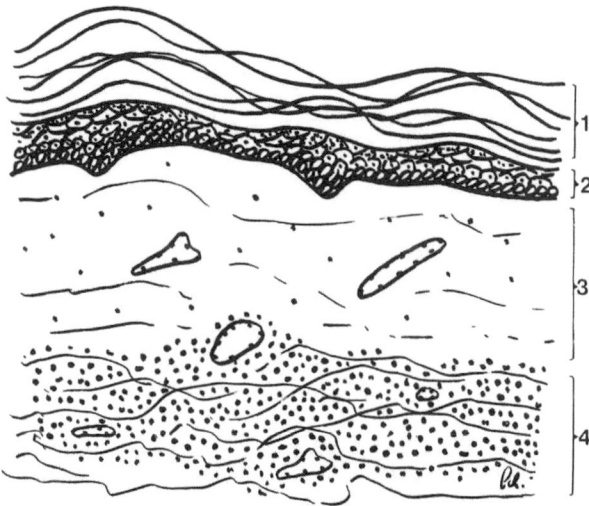

Abb. 93. (*1*) Hyperkeratose. (*2*) Atrophie des Str. Malpighii und hydropische Degeneration des Str. basale. (*3*) Kernarmes, ödematöses oberes Corium. (*4*) Bandförmiges entzündliches Infiltrat im mittleren Corium

Pseudoxanthoma elasticum Darier

Die histopathologischen Merkmale sind
- Die Epidermis bleibt unverändert.
- Im mittleren und unteren Corium finden sich kleinere und größere Herde, in denen die elastischen Fasern zusammengesintert und schwer degeneriert sind. Sie erscheinen verdickt und fragmentiert. Vor allem sind Ballungen von elastischem Material in unregelmäßigen Haufen zu sehen (imponieren wie *Mäusekot*).
- Die elastischen Fasern werden von *Kalksalzen* inkrustiert (v. Kossa-Färbung +) und färben sich dadurch *basophil* an.
- In der Umgebung der Herde kann es zum Auftreten von Aufräumreaktionen mit Fremdkörper-Riesenzellen kommen.

Färbungen: H.E., von Kossa, Elastica-van Gieson.

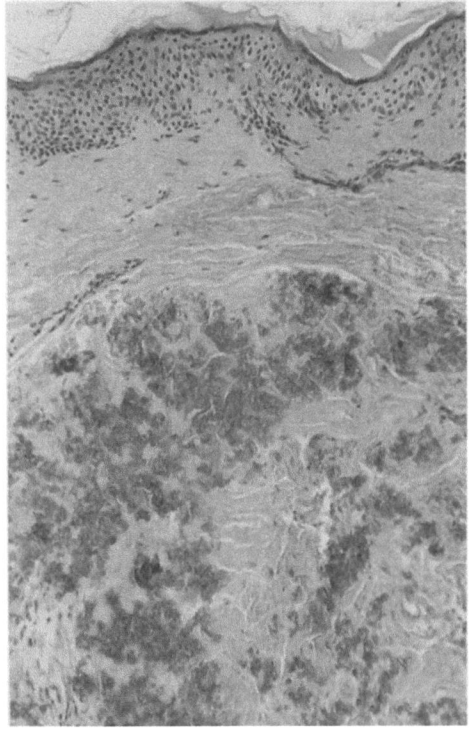

Abb. 94, 95. Pseudoxanthoma elasticum. Unauffällige Epidermis. Im mittleren und unteren Corium sind die elastischen Fasern durch Degeneration in kleine dicht zusammenliegende Aggregate zusammengesintert (Mäusekot-Muster). Sie sind von Kalksalzen inkrustiert und erscheinen dadurch im HE-Präparat (Abb. 94) auffallend basophil. Die Kalksalzinkrustierung kann mit der von v. Kossa angegebenen Methode besonders augenfällig dargestellt werden (Abb. 95)

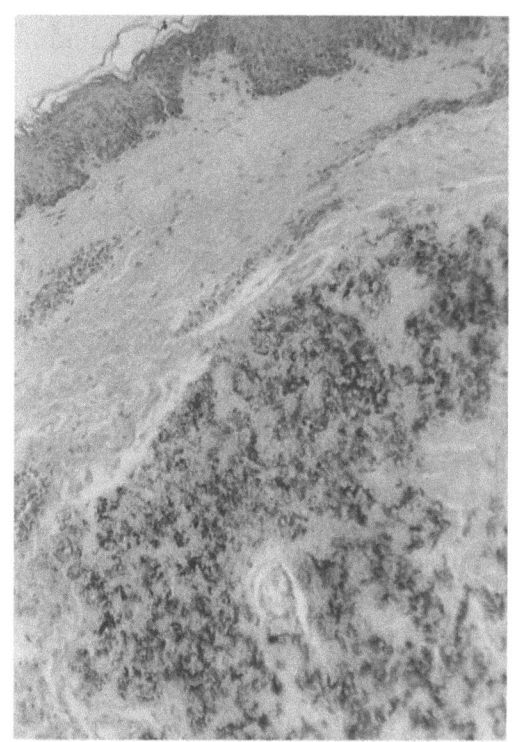

Abb. 95. v. Kossa-Färbung

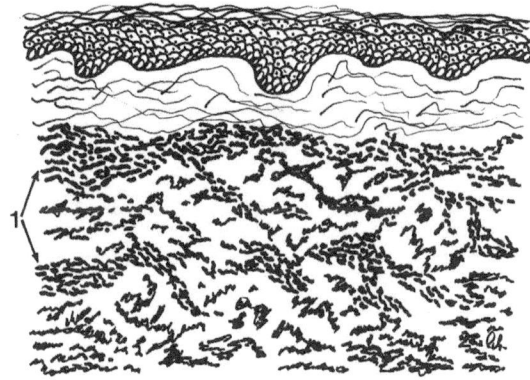

Abb. 96 (*1*) Im mittleren und unteren Corium Degeneration und Verklumpung elastischer Fasern, an denen sich Calciumkristalle ablagern

Chondrodermatitis chronica nodularis helicis

Die histopathologischen Merkmale sind

- ortho-Hyperkeratose mit Parakeratosebezirken.
- Unregelmäßige Akanthose, oft mit zentraler Ulceration der Epidermis – mitunter rißförmig. Darüber sind vielfach ein Hornpfropf oder eine Kruste aus Fibrin mit Leukocytentrümmern vorhanden.
- Im Corium und im Perichondrium entwickelt sich ein entzündliches Infiltrat (*Perichondritis*). Es ist aus Lympho- und Histiocyten, einigen Plasmazellen und Fibroblasten zusammengesetzt.
- In die Infiltratzonen sind nekrobiotische Herde mit neutrophilen Granulocyten eingestreut: sog. *perichondrale fibrinoide Nekrosen.* Um letztere herum kann die reaktive Entzündung granulomatösen Charakter annehmen mit Fremdkörper-Riesenzellen und Gefäßproliferationen. Das elastische Fasernetz wird rarefiziert.
- Der Ohrknorpel zeigt wechselnd starke Degeneration mit Untergang von Knorpelzellen: *Fokale Nekrosen*. Diese Bezirke färben sich bei H.E.-Tinktion nicht wie sonst der Knorpel: *blau,* sondern *rosa* (eosinophil!).

Abb. 97, 98. Chondrodermatitis chronica nodularis helicis Winkler. Orthohyperkeratotisch verhornte Epidermis mit fokaler Parakeratose und unregelmäßiger Akanthose. Entzündliches, unspezifisches Infiltrat im Corium und im Perichondrium (Lymphocyten, Fibroblasten, Plasmazellen, Histiocyten). Der Ohrknorpel zeigt degenerative Veränderungen mit Untergang von Knorpelzellen. Diese Partien färben sich in der HE-Tingierung azidophil an

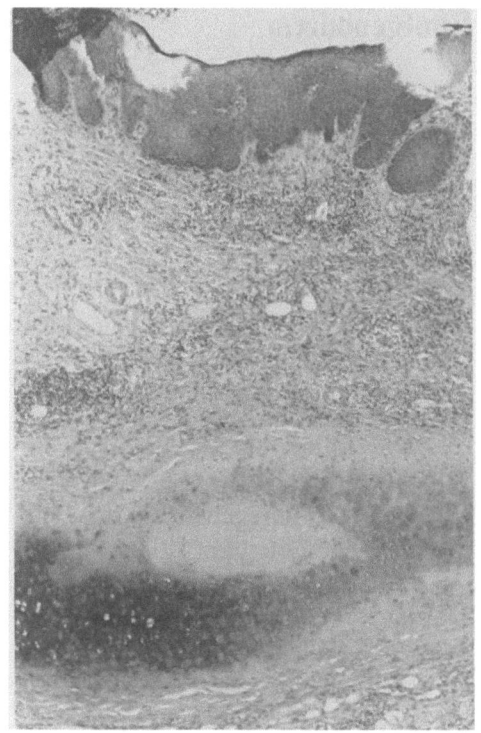

Abb. 97

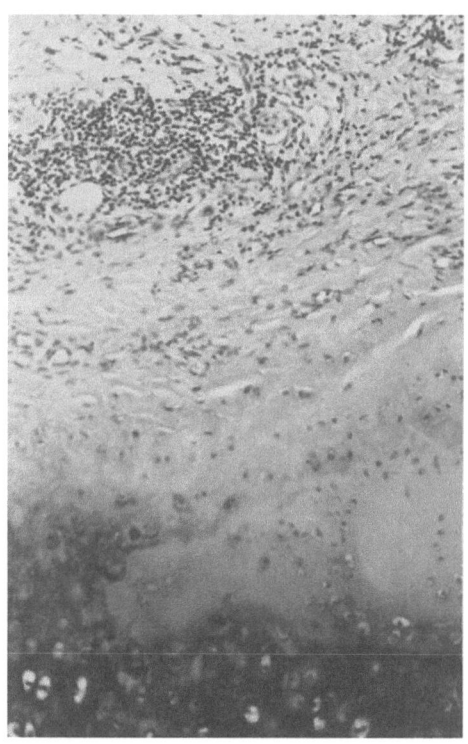

Abb. 98

Röntgenoderm

Die Histopathologie der späten Radiodermatitis (chronisches Röntgenoderm) zeigt folgende Kriterien

- Die Epidermis ist streckenweise atrophisch verstrichen. Atrophie wechselt unregelmäßig mit Partien der Oberhaut ab, die akanthotisch verbreitert sind und von Hyperkeratosen bedeckt werden. Im Basallager kann das Melanin völlig fehlen, an einigen Stellen findet es sich vermehrt (scheckige De- und Hyperpigmentierung).
- Vor allem später weisen die Retezellen Atypien auf: *Dyskeratosen* und Zunahme der Mitosen. Es kann ein *bowenoider* Eindruck entstehen. Nach langem Bestand ist Entwicklung zu Stachelzellcarcinomen möglich.
- Im Corium erscheinen die Kollagenfaserbündel geschwollen, färben sich basophil und werden sklerotisch (*Strahlensklerose*).
- Vor allem im oberen Corium sind die Lymphgefäße erweitert.
- Im tieferen Corium entwickelt sich zunehmend eine fibröse Gefäßwandverdickung (evtl. thrombotischer Verschluß).
- Die oberen corialen Gefäße sind teleangiektatisch erweitert.
- Haarfollikel und Talgdrüsen fehlen in der Strahlennarbe. Schweißdrüsen bleiben meist erhalten.

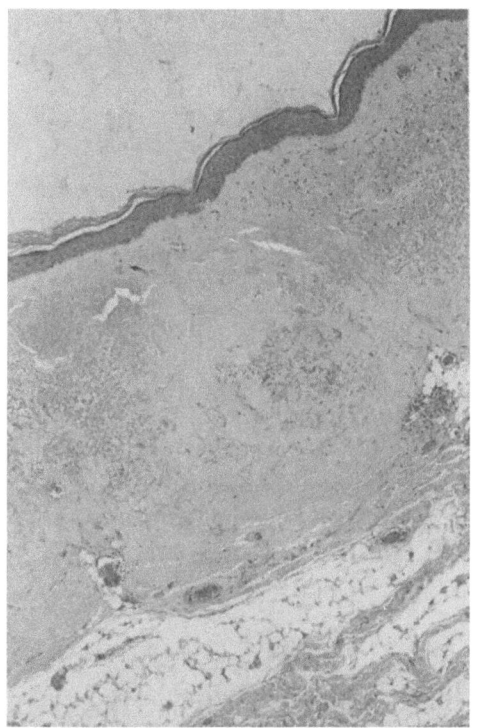 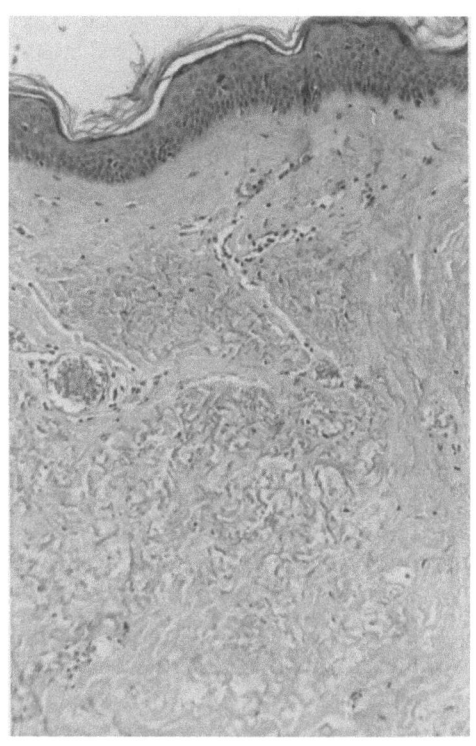

Abb. 99, 100. Chronisches Radioderm (Röntgenoderm, Bestrahlungsnarbe). Epidermale Atrophie mit nahezu völliger Aufhebung der Struktur der Reteleisten, Sklerose des Coriums, Teleangiektasien. Das kollagene Bindegewebe ist hyalinisiert und ausgesprochen arm an Zellkernen. Die Hautanhangsgebilde fehlen oder sind nur als Rudimente eben noch zu erkennen, am ehesten Reste der ekkrinen Schweißdrüsen. Gelegentlich findet sich ein wenig ausgeprägtes perivasculäres Infiltrat von unspezifischem Charakter

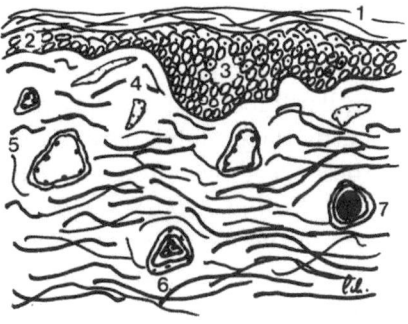

Abb. 101. (*1*) Hyperkeratose, (*2*) teils Atrophie, (*3*) teils irreguläre Akanthose, (*4*) subepidermale Lymphspalten sowie (*5*) im tieferen Corium Sklerosierung, (*6*) z.T. auch thrombotisch verschlossenen Gefäße (*7*)

5. Die Keratosen

Angeborene oder erworbene Verhornungsanomalien besitzen klinisch, epidemiologisch und histopathologisch unterschiedliche Wertigkeit. Hier sollen nur die drei in der Einlaufshistologie am häufigsten vorkommenden Keratosen berücksichtigt werden, nicht aber seltene hereditäre Krankheitsbilder oder häufige banale Veränderungen wie Schwiele oder Clavus, die kaum jemals histologisch untersucht werden.

5.1 Keratosis follicularis

Die histopathologischen Merkmale sind nicht sehr charakteristisch

- Follikuläre Hyperkeratose kann ein histologisches Symptom bei verschiedenen Dermatosen sein (z. B. beim Lupus erythematodes oder beim Lichen sclerosus et atrophicus).
- In der Pubertät treten häufiger recht hartnäckige follikuläre Keratosen (besonders bei jungen Mädchen) auf: *Keratosis simplex pilaris*. Auch bei der Pernio follicularis kann eine keratotische Komponente vorhanden sein.
- Seltene (hier daher nicht behandelte follikuläre Keratosen) sind die Pityriasis rubra pilaris (DEVERGIE) und das Ulerythema ophryogenes.

- Bei starkem Vitamin A-Mangel kann sich das sog. *Phrynoderma* (Krötenhaut) entwickeln. Hier findet sich dann neben einer allgemeinen ortho-Hyperkeratose eine Erweiterung des oberen Teils der Haarfollikel durch große Hornpfröpfe. Der untere Follikelanteil wird atrophisch (Verlust von Talgdrüsen).

5.2 Dyskeratosis follicularis (DARIER)
Abbildung s. S. 99

5.3 Acanthosis nigricans
Abbildung s. S. 100

5.4 Ichthyosen

Die Histologie der Ichthyosen ist für den Anfänger in der Dermato-Histopathologie sehr schwierig, jedoch für die genaue Typisierung der verschiedenen Formen unerläßlich. Es sei daher ausdrücklich auf den Handbuchbeitrag von U. SCHNYDER (1978: Band 7, Teil 1) verwiesen. Die wichtigsten klinischen Ichthyose-Typen gehen mit folgenden histopathologischen Veränderungen einher:

1. Retentionshyperkeratose (vor allem bei autosomal-dominanter Ichthyose)
2. Proliferationshyperkeratose (vor allem bei Ichthyosis congenita) und
3. Akanthokeratolytische (epidermolytische) Hyperkeratose, die typisch für die bullöse Form der Erythrodermia congenitalis ichthyosiformis ist.

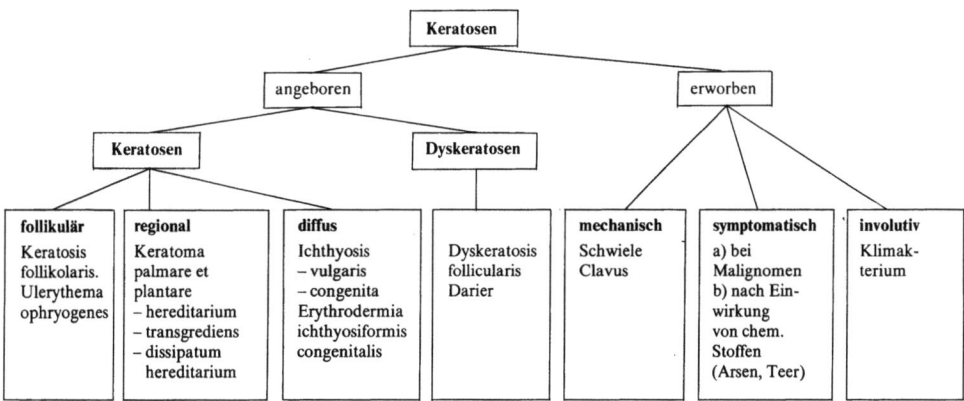

Systematik der Keratosen

Dyskeratosis follicularis (DARIER)

Die histopathologischen Merkmale sind

- o.-Hyperkeratose mit keratotischen Pfröpfen in den Follikeln, aber auch Parakeratose.
- Histopathogenetisches Prinzip ist eine *fokale akantholytische Dyskeratose* mit Ausbildung von *Corps ronds* im Stratum spinosum und Stratum granulosum sowie in den Lakunen – und von *Grains* (kornförmige kleine Zellen, ähnlich wie *große* parakeratotische Kernreste), die vor allem in den hyperkeratotischen Arealen anzutreffen sind.
- Corps ronds sind große dyskeratotisch verhornte Zellelemente, die basophile, homogene Kerne, ein schmales eosinophiles Cytoplasma und eine doppelt-konturierte Membran besitzen. *Elektronenoptisch:* Sie entstehen aus Keratinocyten. Insgesamt zeigt sich eine abnorme epidermale Differenzierung und Keratinisation.
- In der Epidermis sieht man eine supra-basale akantholytische Spaltbildung, Papillomatose und Akanthose. Es bilden sich Zotten und Lakunen.
- Die *Zottenbildung* entsteht durch unregelmäßig nach oben gerichtete Proliferation von Papillarkörpern in die Lakunen hinein. Die *Lakunen* enthalten akantholytische Epidermiszellen.
- Im Corium, vor allem im Stratum papillare, ist ein chronisch-entzündliches Zellinfiltrat vorhanden, das aus Lympho- und Granulocyten sowie aus Plasma- und Mastzellen aufgebaut ist.
- Unter voll entwickelten Läsionen kommt es oft zum Melaninschwund.

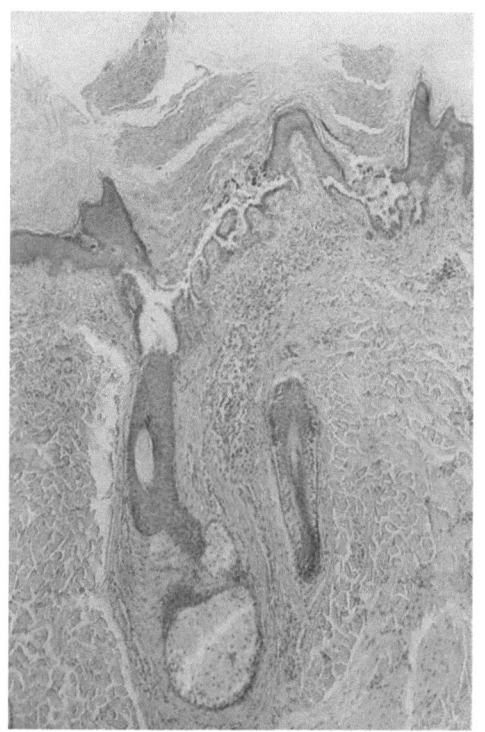 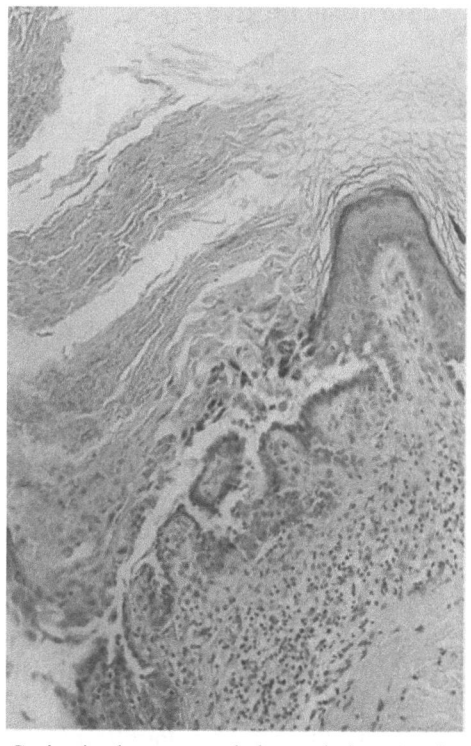

Abb. 102, 103. Dyskeratosis follicularis Darier. Orthohyperkeratotisch verhornte Epidermis mit parakeratotischem Pfropf im Follikel und fokaler akantholytischer Dyskeratose mit Ausbildung von Corps ronds im Stratum spinosum, Stratum granulosum und in den Lakunen, sowie von Grains in den superorthokeratotischen Arealen. In der Oberhaut sieht man die typische Spaltbildung, darunter die zottenförmige Papillomatose des Stratum papillare des Coriums und ein unspezifisches Infiltrat aus Lymphocyten, Granulocyten, Plasmazellen und Mastzellen

Abb. 104. (*1*) Hyperkeratose. (*2*) Grains. (*3*) Corps ronds. L=Lacunen durch suprabasale Akantholyse. In die Lacunen ragt das Stratum basale zottenartig hinein. (*4*) Im Corium ein unspezifisches Infiltrat

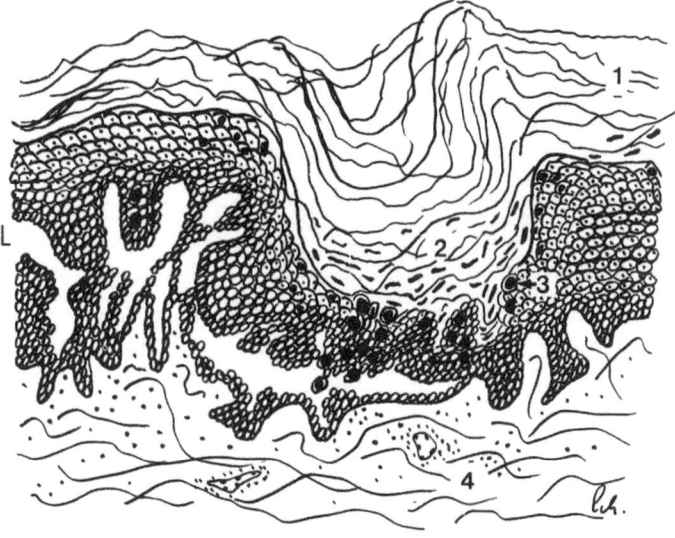

Acanthosis nigricans

Die histologischen Symptome sind

- Die unterschiedlichen Typen der Acanthosis nigricans können klinisch, jedoch nicht histopathologisch differenziert werden.
- Lamelläre ortho-Hyperkeratose ist ausgeprägt.
- Das Stratum granulosum ist verschmälert, kann auch fehlen.
- Das Stratum spinosum ist verbreitert (Akanthose), oft findet sich eine massive Papillomatose. (Die Papillarkörper ragen als fingerähnliche Vorsprünge nach oben). Die epithelialen Einsenkungen zwischen diesen Vorsprüngen sind mit Keratin ausgefüllt. Mitosen sind vermehrt.
- Das Stratum basale enthält vermehrt Melanin (Hyperpigmentierung).
- Die Papillen des Coriums (siehe oben!) sind kolbig verdickt und konisch konfiguriert. Die Elastica kann hier rarefiziert werden.

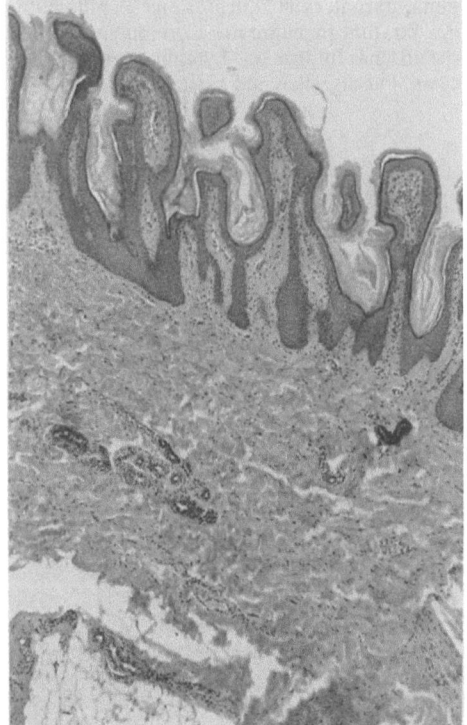

Abb. 105, 106. Acanthosis nigricans. Massive Papillomatose mit Akanthose und Orthohyperkeratose. In den epithelialen Einsenkungen zwischen den Papillen sieht man reichlich Keratin. In der Abb. 106 ist die Hyperpigmentierung durch Versilberung der Melaninkörnchen deutlicher dargestellt. Die Einzelelemente der Papillarkörper des Coriums sind kolbig aufgetrieben

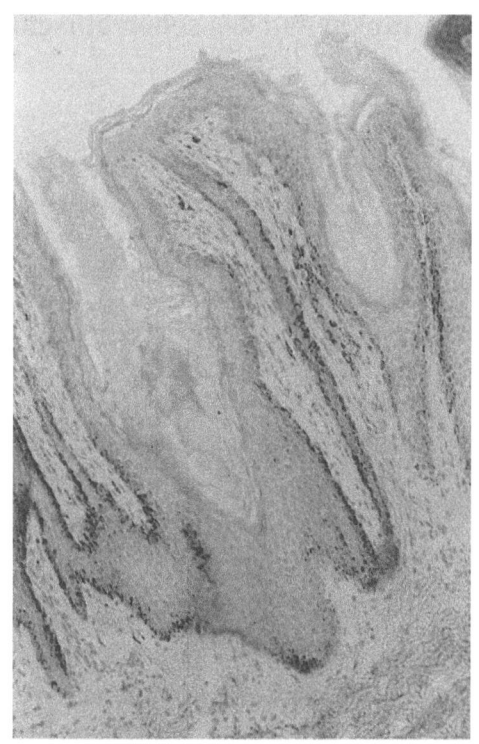

Abb. 106. Stärkere Vergrößerung

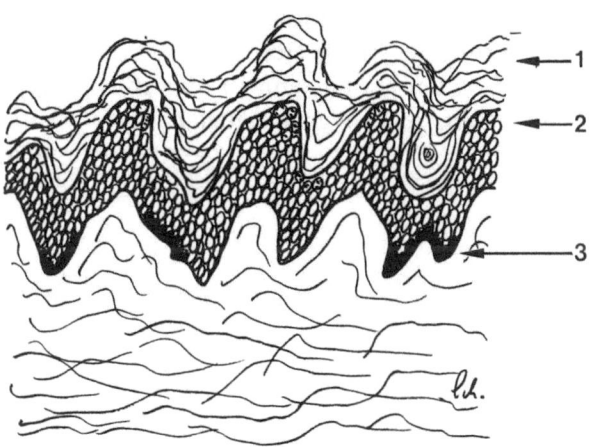

Abb. 107. (*1*) Lamelläre Hyperkeratose. (*2*) Fehlendes oder verschmälertes Stratum granulosum und Verbreiterung des Stratum spinosum. (*3*) Partielle Hyperpigmentierung des Stratum basale

6. Krankheiten des seborrhoischen Formenkreises

Aus dieser Gruppe werden die vier wichtigsten Krankheiten dargestellt:
- die Dermatitis seborrhoica
- die Akne vulgaris
- die Rosacea und
- das Rhinophym.

6.1 Dermatitis seborrhoica

Die histopathologischen Symptome sind

- Nicht charakteristisch! Sie nehmen eine Zwischenstellung ein zwischen Psoriasis vulgaris und chronischer Dermatitis.
- Es findet sich eine ortho-Hyperkeratose, seltener Parakeratose-Einlassungen, mitunter perifolliculär.
- Eine mäßig starke, unregelmäßige Akanthose ist vorhanden – mit Verlängerung der Reteleisten.
- Das Stratum granulosum ist oft verschmälert, jedoch grundsätzlich erhalten.
- Gelegentlich findet sich etwas Spongiose, häufiger: Altération cavitaire.
- Munrosche Abszesse wie bei der Psoriasis sind nicht vorhanden.
- Ein leichtes Papillarödem kann sich entwickeln. Die Kapillaren im Stratum papillare des Corium sind erweitert.
- Im oberen Corium bilden sich mäßig starke perivasculäre Infiltrate aus, die vorwiegend aus Lympho- und Histiocyten, gelegentlich aus wenigen eosinophilen Granulocyten, kaum je aus Neutrophilen zusammengesetzt sind.

6.2 Akne vulgaris

Die Akne macht diagnostisch *keine* Schwierigkeiten. Probeexcisionen werden daher fast nie – (es sei denn aus wissenschaftlichen Gründen) – durchgeführt.

Histologisch ist die Akne vulgaris durch eine um die *Comedonen* herum orientierte *Perifolliculitis* charakterisiert.
- Die Comedonen (offene und geschlossene) sind aus Talg, verhornten und parakeratotischen Zellen zusammengesetzt. Sie liegen in Haar- und Talgdrüsenfollikeln.
- Zerfall von Talgdrüsen kann stärkere entzündliche Infiltration hervorrufen (Lymphocyten, Plasmazellen, evtl. einzelne Fremdkörper-Riesenzellen)- aber *nie* eigentliche tuberkuloide Strukturen. Später kann Fibrose eintreten (Histiocyten, Fibroblasten).
- Abszeßbildung bei starker Sekundärinfektion kann auftreten – mit Follikelnekrose und späterer Aufräumreaktion.

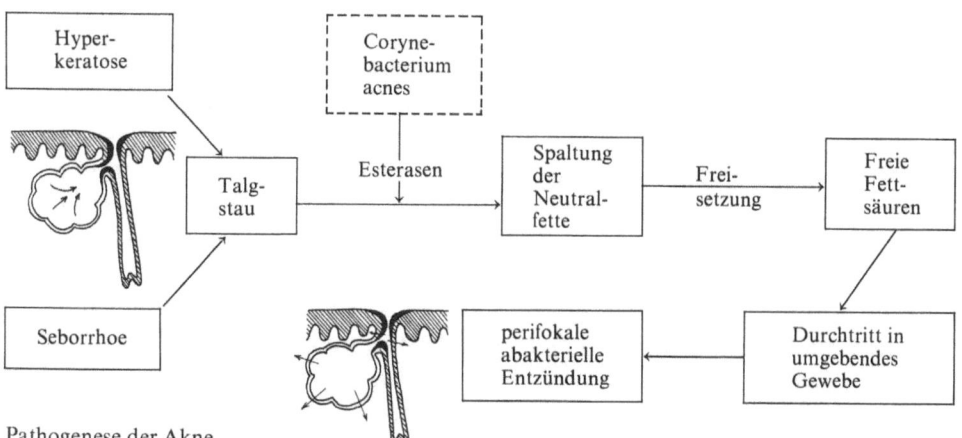

Pathogenese der Akne

6.3 Rosacea
Abbildung s. S. 104 u. 105

6.4 Rhinophym
Abbildung s. S. 106 u. 107

Rosacea

Die histopathologischen Merkmale sind

- Follikuläre Parakeratose, aber auch o.-Hyperkeratose, kann unterschiedlich stark ausgeprägt sein.
- Häufig finden sich oberflächliche und tiefe *intrafolliculäre Abszeßbildungen*.
- Im oberen Corium ist eine Ödemzone vorhanden (besonders stark bei der sog. perioralen rosacea-artigen Dermatitis).
- Die Talgdrüsen hypertrophieren und zeigen erweiterte Ausführungsgänge und Follikelmündungen.
- Die Kapillaren des oberen Corium sind oft beträchtlich erweitert, vor allem perifolliculär (*Teleangiektasien*).
- Chronisch-entzündliche Infiltrate bilden sich um die Teleangiektasien, die Haarfollikel und die Talgdrüsen. Es kommt oft zur Invasion von Infiltratzellen in das Follikelepithel (Lympho- und Histiocyten, Granulocyten und Plasmazellen).
- Bei der tuberkuloiden Form der Rosacea (sog. *lupoide Rosacea*) nimmt das Infiltrat granulomatösen Charakter an. Es finden sich regelrechte Tuberkel mit Epitheloidzellen, Fremdkörper- und Langhansschen Riesenzellen. Es entwickeln sich jedoch nie zentrale Nekrosen (Verkäsungen).
- Bei der granulär-hyperplastischen Form der Rosacea sind cum grano salis alle der genannten Veränderungen zu finden, doch sind darüber hinaus die *Talgdrüsen vermehrt und hyperplastisch*. Ihre Ausführungsgänge sind keratinisiert. Später entwickelt sich außer Hyperämie, Ödem und entzündlicher Infiltration eine Fibrose um die corialen Herde herum.

Abb. 108–110. Rosacea. Follikuläre Ortho- oder Parakeratose, oft intrafollikuläre Abszeßbildung. Talgdrüsenhyperplasie mit erweiterter Follikelmündung, perifollikulären Teleangiektasien (Abb. 109), Invasion von Infiltratzellen in die Follikelwand (Lymphocyten, Histiocyten, Granulocyten, Plasmazellen). Bei der lupoiden Rosacea Ausbildung eines granulomatösen Infiltrates mit Epitheloidzellen und Riesenzellen vom Langhans- und vom Fremdkörpertyp (Abb. 110). Keine Verkäsung

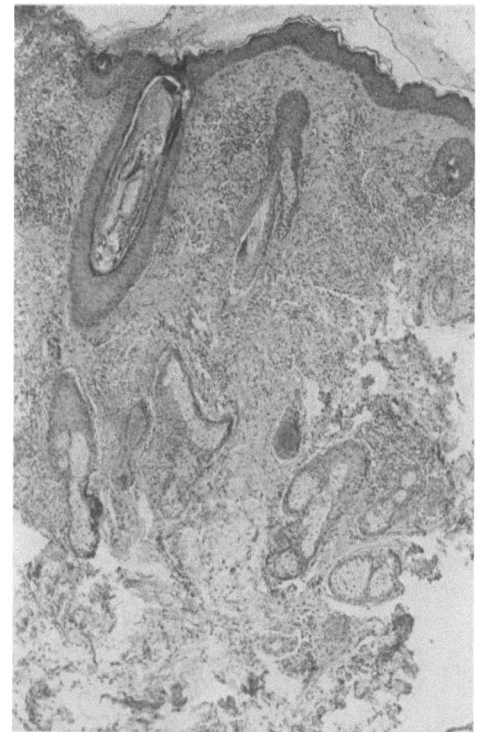

Abb. 108

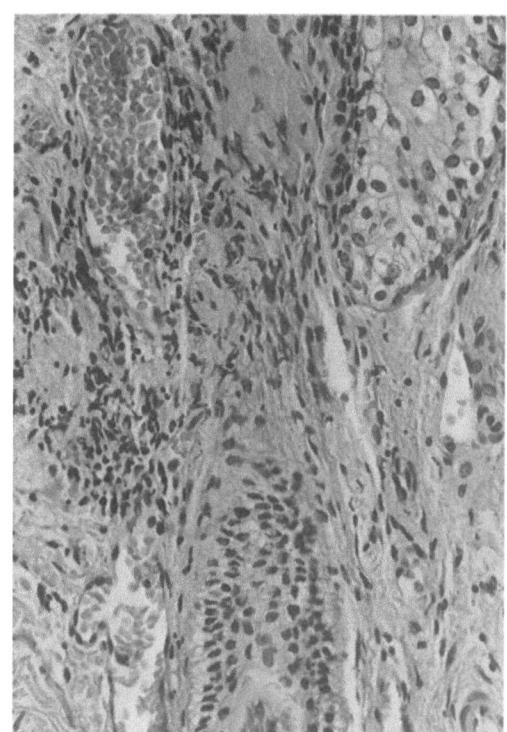

Abb. 109

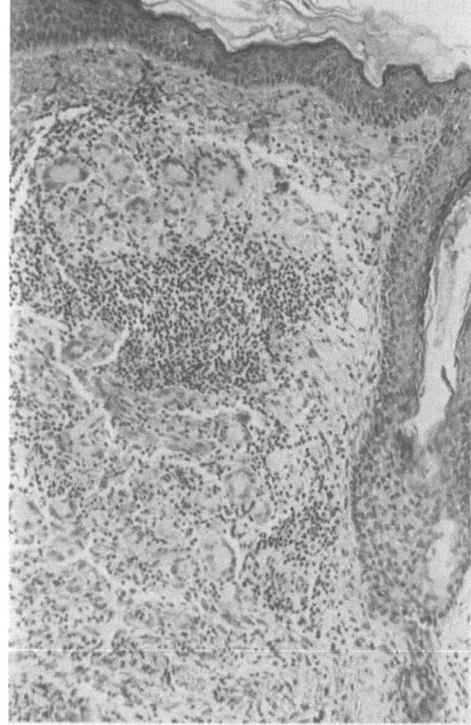

Abb. 110

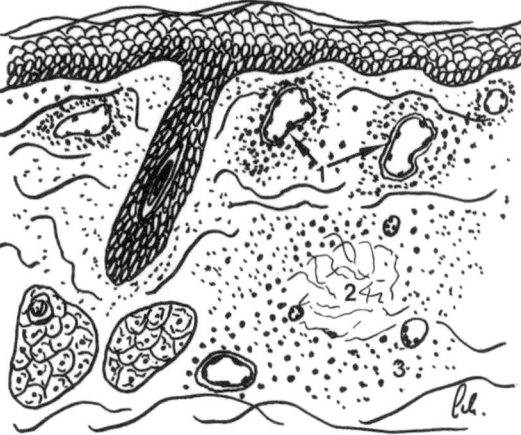

Abb. 111. (*1*) Weitgestellte Gefäße mit perivasculärem Infiltrat. (*2*) Zentrale Nekrose, umgeben von einem unspezifischen Infiltrat, das auch Riesenzellen enthält (tuberkuloide Rosacea)

Rhinophym

Das Rhinophym ist der Endzustand einer glandulär-hyperplastischen Rosacea und zeigt prinzipiell die gleichen histopathologischen Merkmale. Nur sind die Talgdrüsenkonglomerate zu excessiven Bildern gewuchert. *Massive Talgdrüsen-Hyperplasie und Hypertrophie.*

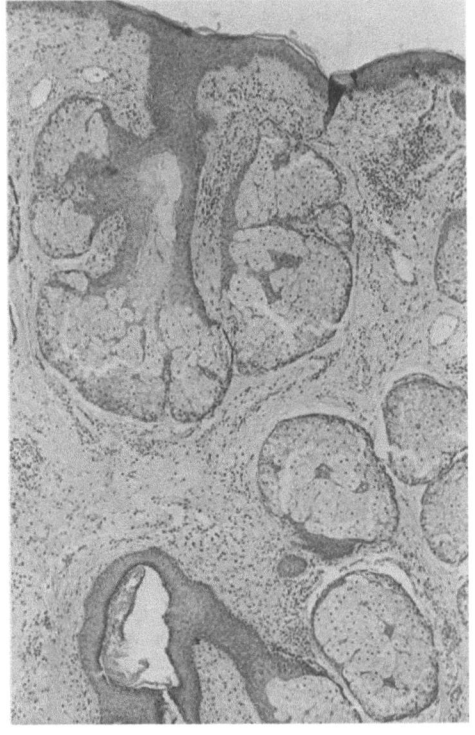

Abb. 112

Abb. 112–115. Rhinophym. Massive Talgdrüsenhyperplasie und -hypertrophie, weite mit Detritus gefüllte Haarfollikel, unspezifisches, relativ plasmazellreiches Infiltrat

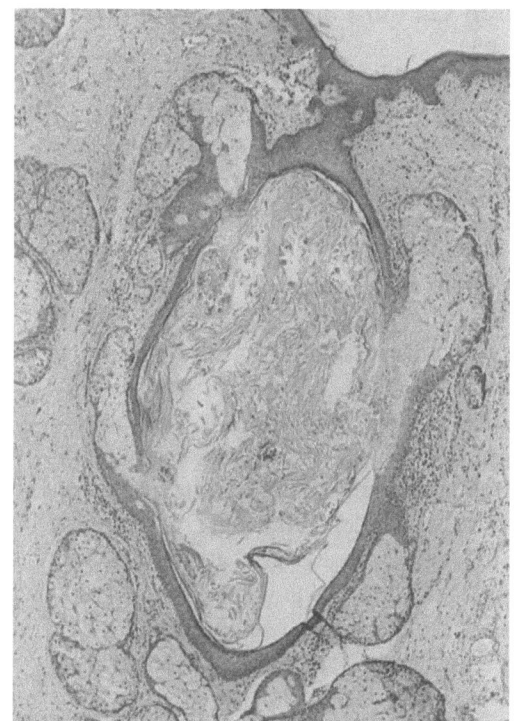

Abb. 113. Comedo

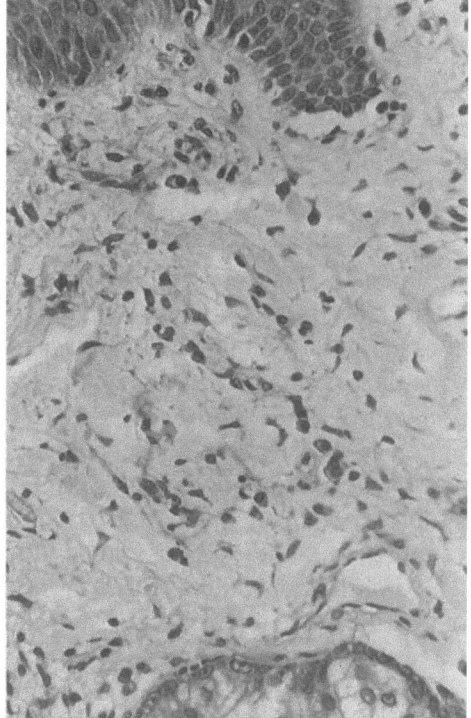

Abb. 114. Entzündliches Infiltrat

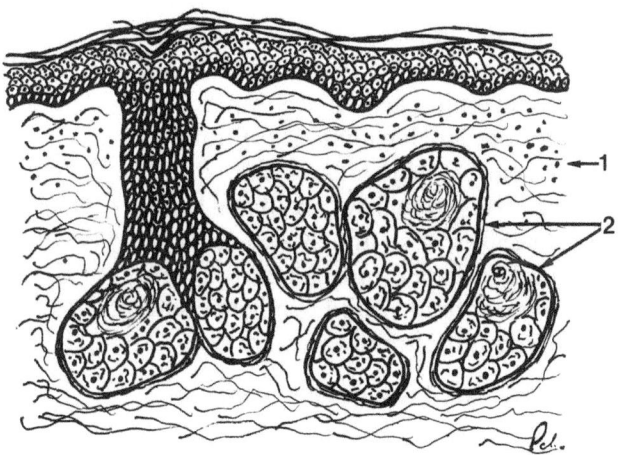

Abb. 115. (*1*) Chronisch entzündliches Infiltrat. (*2*) Talgdrüsenhyperplasie

7. Dermatosen, nach morphologischen Gesichtspunkten gruppiert

Naturgemäß kann diese Gruppe, die unter dem Gesichtspunkt morphologischer Kriterien gebildet wurde, nicht einheitlich sein. In ihr finden sich klinisch sehr wichtige und in ihrer Struktur bemerkenswert unterschiedliche Krankheiten, die den Dermato-Histopathologen häufig beschäftigen. Ihre Kenntnis ist daher wichtig, auch für den Anfänger, der hier gefordert wird und Strukturdetails differenzieren lernen muß. Es sind daher mehr als in anderen Abschnitten didaktische Hilfen notwendig.

7.1 Lichen ruber planus
Abbildung s. S. 112 u. 113

Definition. Der Lichen ruber planus stellt eine durch Morphologie und Verlauf charakterisierte Hauterkrankung dar, bei der in etwa 50% der Fälle auch die hautnahen Schleimhäute und Halbschleimhäute (Mund, Lippen, Genitale) mitbefallen sind. Die Primärefloreszenz ist eine abgeflachte Papel, deren feingeweblicher Aufbau kennzeichnend ist. Es handelt sich um eine gemischte Papel mit Akanthose der Epidermis und bandförmigem entzündlichen Infiltrat im Corium.

Varianten des Lichen ruber planus sind

Lichen ruber pemphigoides: Hier findet sich zusätzlich eine subepidermale Blase.

Lichen ruber verrucosus: Hyperkeratose und Akanthose sind hier besonders stark ausgeprägt (Akanthopapillomatose).

Lichen ruber follicularis (acuminatus): Hier windet sich um das Follikelepithel herum das breite bandförmige entzündliche Zellinfiltrat. Die Follikel sind ganz von Keratin ausgefüllt. Alle übrigen Symptome sind mit den später erwähnten identisch, siehe S. 112.

Lichen ruber atrophicus: zeigt eine evtl. stark verdünnte Epidermis. Trotz des verschmälerten Epithels sind Hypergranulose und basale Degeneration noch gut zu erkennen.

7.2 Psoriasis vulgaris
Abbildung s. S. 116

7.3 Psoriasis pustulosa
Abbildung s. S. 119

Nur aufgrund der histologischen Untersuchung sind *nicht* zu differenzieren:
– Die Psoriasis pustulosa palmarum et plantarum (Typ *Barber*)
– Die Psoriasis pustulosa generalisata (Typ *von Zumbusch*)
– Die Impetigo herpetiformis
– Die Acrodermatitis continua Hallopeau und
– Der Morbus Reiter

7.4 Parapsoriasis

Die Gruppe der parapsoriatischen, insgesamt seltenen Dermatosen ist nosologisch *nicht einheitlich* (siehe Lehrbuch von NASEMANN und SAUERBREY, 4. Aufl. 1981: S. 260–262). Auch für die Histopathologie sind drei Daten für das Verständnis dieser Hautkrankheiten von besonderer Bedeutung:

a. Vor allem zwei Parapsoriasisformen können nach unterschiedlich langem Verlauf in eine Granuloma fungoides (sog. „Mycosis" fungoides, ein T-Zellenlymphom) übergehen:
 1. Die Parapsoriasis en plaques (Morbus Brocq, fast nur die großherdige Variante) und
 2. die Parapsoriasis lichenoides (Parakeratosis variegata).

b. Zwei Formen können lange Zeit hindurch nur das Bild einer chronischen Dermatitis bilden:
 1. Die Parapsoriasis en plaques und
 2. Die Parapsoriasis guttata (der Morbus Juliusberg) – und

c. Die Parapsoriasis varioliformis (Pityriasis lichenoides et varioliformis acuta von MUCHA und HABERMANN) zeigt als histologisches Hauptmerkmal eine Vasculitis. Nach mehreren Monaten erfolgt Spontanheilung.

Bei Verdacht auf ein *Prämycosid*, d.h. einer Parapsoriasisform, die in ein T-Zellenlymphom übergehen kann, müssen in zeitlichen Abständen sog. *Verlaufsbiopsien* durchgeführt werden, um frühzeitig eine maligne Umwandlung zu erfassen = möglichst tief-reichende Excision!

7.4.1 Parapsoriasis varioliformis (Pityriasis lichenoides et varioliformis acuta Mucha-Habermann)

Die histopathologischen Symptome sind

– desto charakteristischer, je akuter die Dermatose zum Zeitpunkt der Biopsie war.
– Es kommt zu einer hydropischen Degeneration der Spinalzellen im Rete Malpighii. Diese führt zur Bildung intraepidermaler Bläschen (wie die sog. *„Virusblase"* Levers, nur ohne Kern- und Cytoplasma-Einschlüsse). Schließlich können Nekrobiose und zuletzt Ulceration der Epidermis mit Krustenbedeckung entstehen (Fibrin und Epitheltrümmer).
– Ganz im Vordergrund des Gesamtprozesses steht eine *Vasculitis* im oberen Corium. Die Gefäße sind erweitert, hyperämisch und zeigen Endothelproliferation und entzündliche Infiltration der Adventitia. Perivasculäre entzündliche Zellinfiltrate sind vorhanden und Entzündungszellen invadieren die Epidermis. Leukocytoklasie fehlt in der Regel, jedoch sieht man Erythrocytenextravasate, oft sehr ausgeprägt.

7.4.2 Parapsoriasis guttata (Pityriasis lichenoides chronica Juliusberg)

Die histologischen Merkmale sind

– Die einer *chronischen Dermatitis!*
– Im Stratum corneum finden sich unterschiedlich große Parakeratose-Inseln. Stellenweise kann hydropische

Degeneration der Zellen des Stratum basale gefunden werden.
- Meist zeigt sich eine leichte Akanthose.
- Im oberen Corium bildet sich ein banales perivasculäres Infiltrat vorwiegend aus Lymphocyten. Etwas Ödem ist meist vorhanden.
- Das histopathologische Gesamtbild ist *nicht* charakteristisch. Es kann z. B. dem einer seborrhoischen Dermatitis völlig gleichen.

7.4.3 Parapsoriasis variegata (Parapsoriasis lichenoides, Lichen variegatus)

Sehr seltene Dermatose!

Die histologischen Merkmale sind

- Zuweilen Jahrzehnte hindurch nicht charakteristisch. Übergänge in T-Zellenlymphom werden beobachtet. *Verlaufshistologie!*
- Es finden sich unterschiedlich stark ausgeprägte Parakeratose und stellenweise Atrophie der Epidermis, auch umschriebene hydropische Degeneration der Basalzellen und Pigmentinkontinenz. Stellenweise ist das Basalpigment vermehrt.
- Im oberen Corium ist ein häufig lichenoid ausgeprägtes entzündliches Zellinfiltrat vorhanden, von dem aus Leukocyten in die Epidermis eindringen können.
- Die Kapillaren des oberen Corium sind erweitert = *Teleangiektasien*.
- Noch vor der malignen Umwandlung kann ein poikilodermatischer Zustand vorliegen (Atrophie, Teleangiektasien, Erythem, Pigmentierung): **Poikilodermia atrophicans vascularis Jacobi.**

7.4.4 Parapsoriasis en plaques (Morbus Brocq, Xanthoerythrodermia perstans)

Zwei Formen:
Großherdig (häufigerer Übergang in T-Zellenlymphom),
kleinherdig (sehr seltener Übergang in T-Zellenlymphom, dann vorher Bildung großer Plaques).

Die histopathologischen Merkmale sind

- nicht charakteristisch! Sie zeigen cum grano salis das Bild einer *chronischen Dermatitis*.
- Im Stratum corneum finden sich unterschiedlich große Parakeratose-Einlassungen.
- Meist ist nur leichte Akanthose vorhanden.
- Im oberen Corium bildet sich meist etwas Ödem und im Stratum papillare auch ein entzündliches Infiltrat vorwiegend aus Lymphocyten.
- Pautriersche Mikroabszesse können das erste Zeichen einer malignen Umwandlung sein.

7.5 Die Pemphigus-Arten

Man unterscheidet den Pemphigus vulgaris mit seiner Variante, dem Pemphigus vegetans (Suprabasale Blasenbildung!) - sowie den Pemphigus foliaceus (Blasenspalt im Stratum granulosum) mit den Varianten des Pemphigus erythematosus (milder Verlauf) und Fogo selvagem (akute, brasilianische Form, die wie eine Infektionskrankheit imponiert).

7.5.1 Pemphigus vulgaris
Abbildung s. S. 121

7.5.2 Pemphigus vegetans
Abbildung s. S. 122

7.5.3 Pemphigus foliaceus
Abbildung s. S. 123

Die histologischen Veränderungen des Pemphigus foliaceus, des Pemphigus erythematosus (Morbus Senear-Usher) und des brasilianischen Pemphigus (Fogo selvagem) sind nahezu identisch. Nur klinisch bestehen Unterschiede hinsichtlich Ausdehnung, Akuität und Verlauf.

7.6 Alterspemphigoid (bullöses Pemphigoid)
Abbildung s. S. 125

Auch beim Pemphigoid ist es – wie bei allen anderen vesiculösen und bullösen Dermatosen – unbedingt notwendig, daß eine ganz frische Läsion in toto für die histologische Bearbeitung entnommen wird.

7.7 Dermatitis herpetiformis Duhring
Abbildung s. S. 126 u. 127

7.8 Erythema exsudativum multiforme
Abbildung s. S. 129

7.9 Das Pustularbakterid
(ANDREWS)
Abbildung s. S. 131

7.10 Porphyria cutanea tarda
Abbildung s. S. 132 u. 133

7.11 Alopecia areata

Die histopathologischen Merkmale sind

- Die Haarfollikel werden kleiner und kürzer. Die Zahl der Follikel nimmt nach und nach ab. Die in ihrer Größe reduzierten Haarbulbi liegen nicht mehr in der Subcutis, sondern hoch im Corium. Es entsteht eine Disproportion zwischen den relativ großen Papillen und der atrophisierenden Follikelmatrix.
- Die Follikel enthalten Material der inneren Wurzelscheide und Keratin sowie degenerierte dünne Haare, z.T. weitgehend zerstört: sog. *Pelade-Haare*.
- Um die Haarbulbi und die Talgdrüsen herum sind herdförmige entzündliche Rundzellinfiltrate vorhanden.
- In späten Phasen kann es zu erheblicher Verdünnung des Coriums kommen.
- *Haemorrhagie* ist nie zu beobachten – im Gegensatz zur *Trichotillomanie*. Bei letzterer sind außerdem die Haarfollikel von normaler Größe, Peladehaare fehlen und das entzündliche Zellinfiltrat ist meist stärker als bei der Alopecia areata ausgeprägt (Folge des Artefaktes). Die Haarfollikel lassen alle Phasen des Haarwachstums gut erkennen (Serienschnitte!).

Lichen ruber planus

Die histopathologischen Merkmale sind

– ortho-Hyperkeratose (in der Regel: keine Parakeratose).
– Das Stratum granulosum ist herdförmig verbreitert: *Hypergranulose*.
– Es findet sich eine unregelmäßige Akanthose, oft eine *sägezahnartig* nach unten verbreiterte Epidermis.
– Das Stratum basale zeigt eine Verflüssigungsdegeneration mit Einzelzellnekrosen und *Pigmentinkontinenz*. Außerdem finden sich hier die sog. *Civatte-bodies*: Hyaline Kugeln oder Kolloidkörper. Sie geben eine positive Immunfluoreszenz.
– Im oberen Corium entwickelt sich ein chronisch-entzündliches, vorwiegend lymphocytäres Infiltrat mit einigen Histiocyten untermischt, gelegentlich auch mit ein paar Neutrophilen (frühe Phase). Das Infiltrat ist *bandförmig* der Epidermis angeschmiegt und nach unten zu relativ scharf begrenzt. Vom Infiltrat her invadieren Lymphocyten die Epidermis.
– Im Stratum papillare des Corium kann das elastische Fasernetz stärker rarefiziert sein. In der Infiltratzone sind die meisten Gefäße mehr oder weniger stark erweitert.

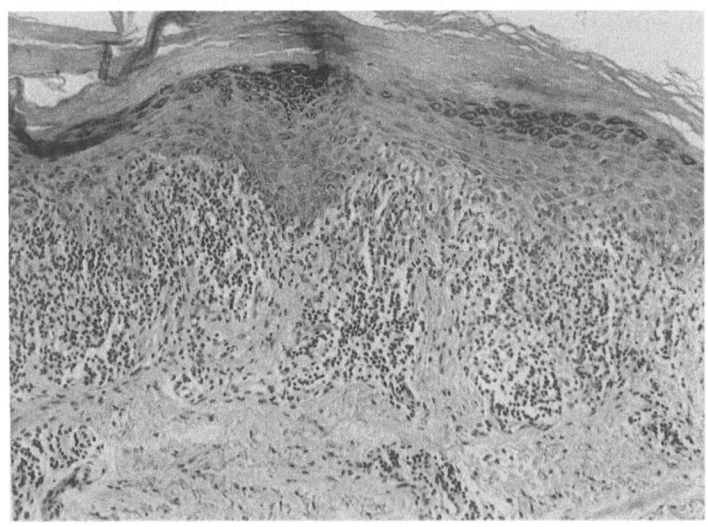

Abb. 116. Lichen ruber planus, Übersicht

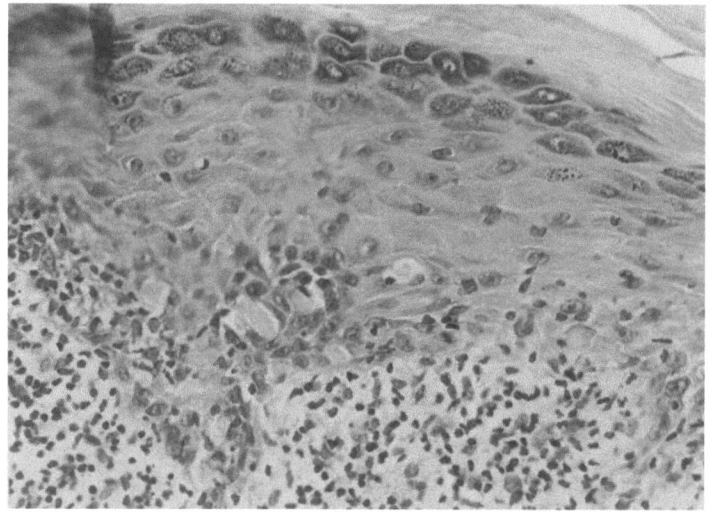

Abb. 117

Abb. 116, 117. Lichen ruber planus. Orthohyperkeratose, unregelmäßige Akanthose und Hypergranulose, sägezahnartige Form der Reteleisten, Verflüssigungsdegeneration des Stratum basale. Pigmentinkontinenz, Koloidkörperchen (Civatte-bodies), bandförmiges, vorwiegend lymphocytäres an die Epidermis angeschmiegtes Infiltrat

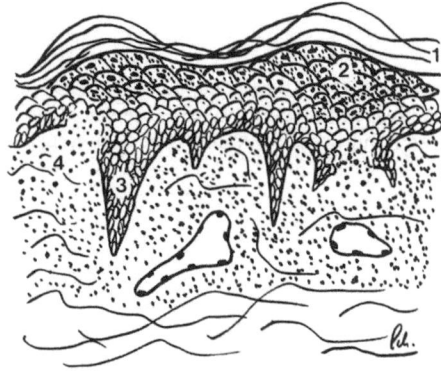

Abb. 118. (*1*) Hyperkeratose. (*2*) Verbreiterung des Stratum granulosum (= Whickhamsche Streifung). (*3*) Sägezahnartige Ausziehung der Reteleisten. (*4*) Bandförmiges, dichtes, lymphocytäres Infiltrat, das z.T. in die Epidermis eindringt

---

Diagnose des Lichen ruber planus beruht auf:

- Primärefloreszenz (Wickhamsches Phänomen)
- Gesamtuntersuchung (Lokalisationsprinzip)
- Vorhandensein von Pruritus
- Mundschleimhaut- und Nagelveränderungen
- Histologie

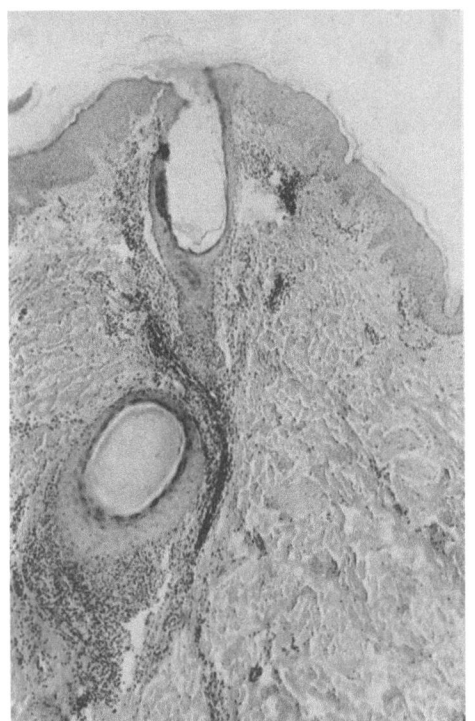

Abb. 119, 120. Lichen planopilaris. Erweiterter Follikel mit Hyperkeratose, unregelmäßige Hypergranulose in der Follikelwand, an den Basalbereich des Follikelepithels angelehntes, dichtes, vorwiegend lymphocytäres Infiltrat

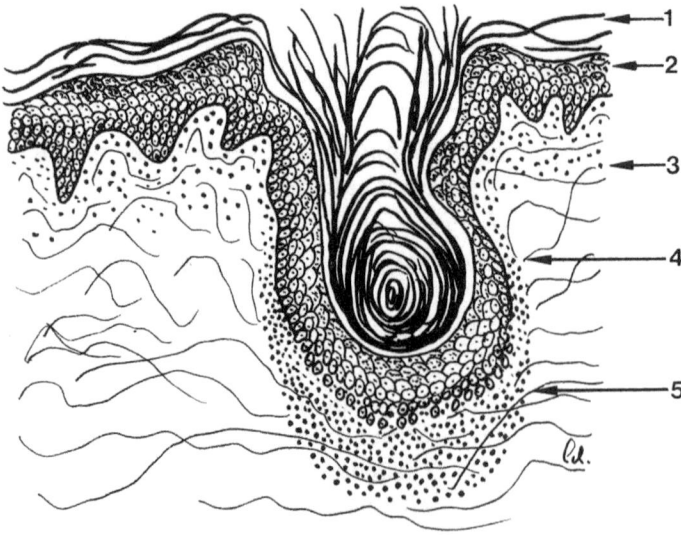

Abb. 121. Lichen planopilaris. (*1*) Follikelkeratose, (*2*) Hypergranulose, (*3*) Infiltrat, (*4*) (*5*) epidermotropes, perifolliculäres Infiltrat

Psoriasis vulgaris

Die histopathologischen Merkmale sind

– Herdförmige oder diffuse Parakeratose.
– Unter Parakeratose-Arealen fehlt das Stratum granulosum.
– Im oder unmittelbar unter dem Stratum corneum bilden sich die charakteristischen *Munroschen Mikroabszesse* aus, kleine Ansammlungen von Granulocyten. Aus dem entzündlichen Infiltrat der corialen Papillen dringen Leukocyten durch die verschmälerte Epidermis in die Hornschicht ein: *Exocytose!*
– Wichtig für die Diagnose ist die sog. *psoriatische Akanthose*. Die Reteleisten sind verlängert und birnenförmig bzw. kolbig aufgetrieben, d.h. unten dicker als oben. Über den Papillen ist die Epidermis stark verschmälert – auf eine suprapapilläre Schicht von 1 bis 3 Zellreihen. Mitosen finden sich vermehrt. Spongiose fehlt. Etwas intrazelluläres Ödem (altération cavitaire) kann vorhanden sein.
– Die Bindegewebspapillen sind schmal und hochgestellt. Es entwickelt sich ein *Papillarödem*. In den Papillen sind die Kapillaren erweitert, z.T. wandverdickt und dicht mit Erythrocyten angefüllt (Hyperämie). Es findet sich um die Kapillaren herum ein entzündliches Infiltrat; (bei frischen Herden vorwiegend aus Leukocyten, auch neutrophilen Granulocyten – bei älteren Herden sind auch Histiocyten und Plasmazellen neben Lymphocyten vorhanden, selten Eosinophile).

Die psoriatischen, klinisch auslösbaren Phänomene sind aus der geschilderten Histopathologie gut zu verstehen, siehe Seite 117.

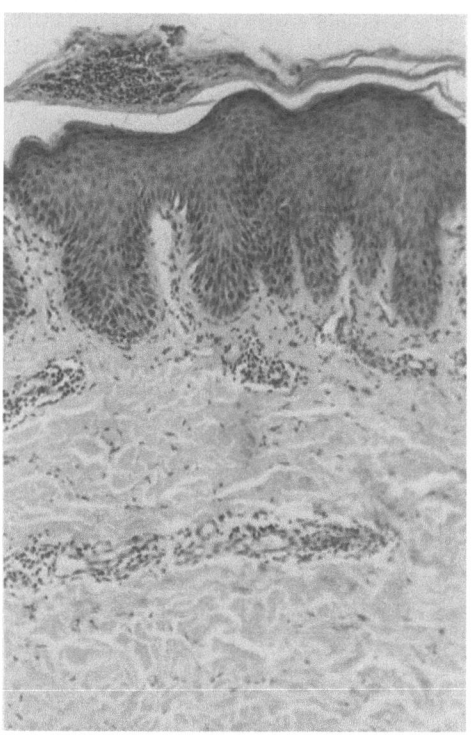

Abb. 122. Psoriasis vulgaris, Übersicht

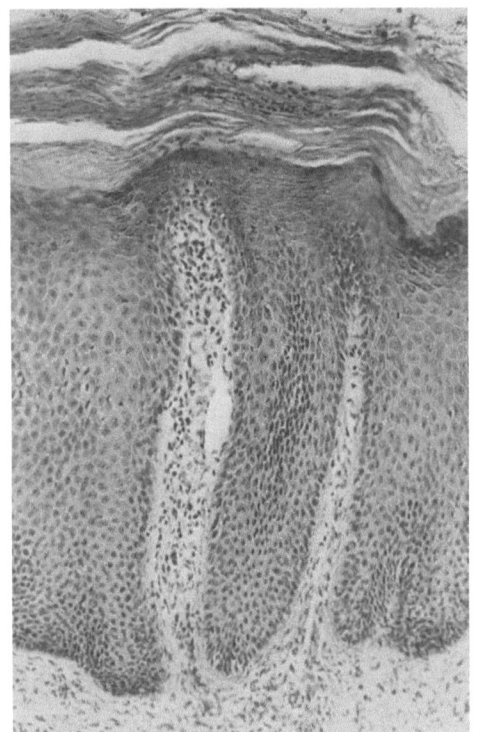 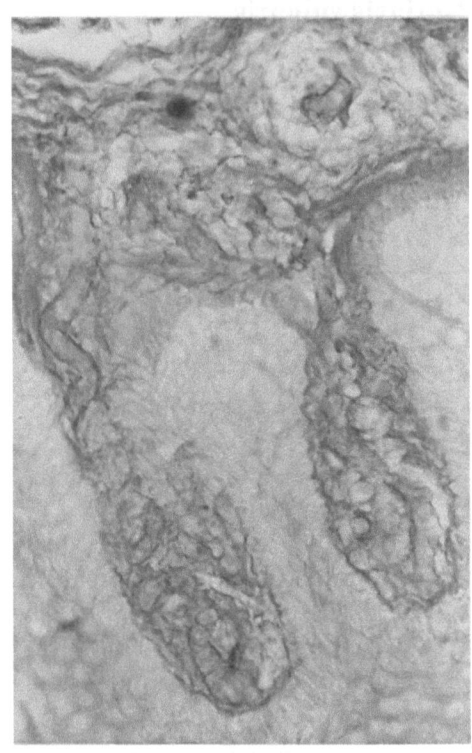

Abb. 123 Abb. 124

Abb. 122–124. Psoriasis vulgaris. Diffuse oder herdförmige Parakeratose mit jeweils fehlendem Stratum granulosum, Munrosche Mikroabszesse im Stratum corneum, verlängerte und kolbenförmig aufgetriebene Reteleisten. Über den Papillenspitzen ist die Epidermis bis auf 1–3 Zellreihen verschmälert, Mitosen vermehrt, Papillarkörperödem und erweiterte, geschlängelte, nicht selten geknäuelte Kapillaren (Hyperämie) mit perivasculärem Infiltrat aus Lymphocyten, Histiocyten, auch Plasmazellen, gelegentlich Eosinophilen (Abb. 124)

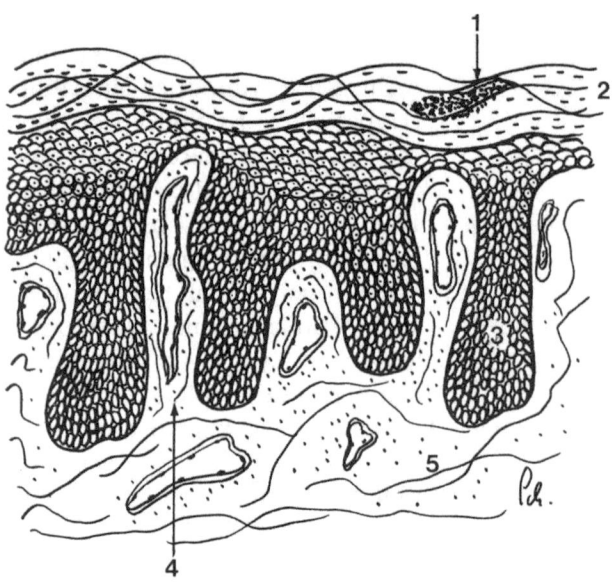

Abb. 125. (*1*) Munro-Abszeß. (*2*) Parakeratose. Str. gran. fehlt. (*3*) Akanthose mit Elongation und keulenartiger Verformung der Reteleisten. (*4*) „Korkenzieher-Gefäße" zwischen den Reteleisten. (*5*) Im Corium ein unspezifisches Infiltrat

Differentialdiagnose

Die Differentialdiagnose zwischen einer Psoriasis vulgaris und einer seborrhoischen Dermatitis kann sehr schwierig sein. Nach BRAUN-FALCO und Mitarbeitern müssen stets mehrere Kriterien gegeneinander abgewogen werden. Wichtige Kriterien für das Vorliegen einer *Psoriasis vulgaris* sind:
- mäßige kondensierte Hyperkeratose mit stellenweiser Parakeratose,
- PAS-reaktive Serumeinschlüsse und Munrosche Mikroabszesse in der Hornschicht und
- spongiforme Pusteln sowie neutrophile Leukocyten in der Epidermis.

Wichtige Kriterien für das Vorliegen einer *Dermatitis seborrhoica* sind:
- unregelmäßige Akanthose mit dünner kondensierter ortho- oder parakeratotischer Hornschicht,
- etwas Spongiose oder kleinere spongiotische Bläschen und
- Exocytose von Lymphocyten.
- Außerdem fehlen bei der seborrhoischen Dermatitis die oben genannten für die Diagnose „Psoriasis" wichtigen Kriterien.

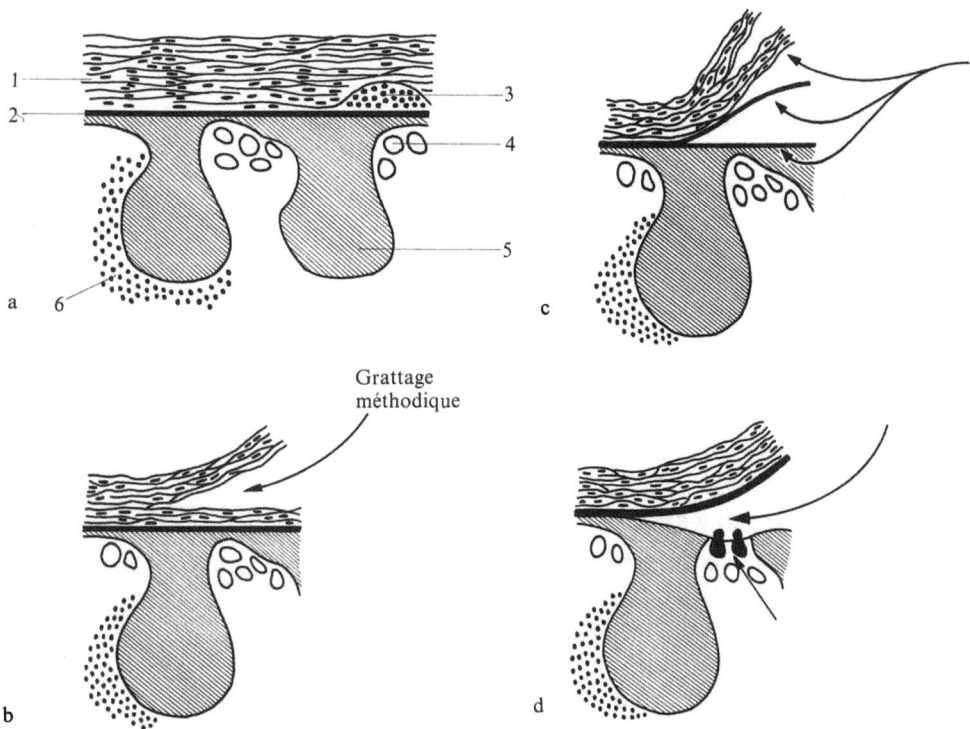

Die *Psoriasisphänomene,* erklärt anhand des histologischen *Strukturprinzips der Psoriasis.* **a** Psoriasis-Histologie; *1* Parakeratose, *2* Barriereschicht, *3* Munroscher Mikroabszeß, *4* erweiterte Kapillaren, *5* Akanthose, *6* entzündliches Infiltrat. **b** Kerzenfleckphänomen. **c** Phänomen des letzten Häutchens. **d** Phänomen des blutigen Taus

Psoriasis pustulosa

> Die pustulöse Psoriasis stellt – histologisch gesehen – eine Extremvariante der vulgären Psoriasis dar. Es kommt im oberen Rete Malpighii zur Bildung der spongiformen Pustel (nach KOGOJ). Sie entsteht durch massive Leukocytenimmigration in ödematöse Spinalzellen. Letztere zeigen Zerfall von Kern und Cytoplasma, jedoch nicht der Zellwände. Die erhaltenen Zellwände bilden ein schwammähnliches Netzwerk, in dessen Maschen sich neutrophile Granulocyten ansammeln. Die spongiformen Pusteln breiten sich lateral aus und können konfluieren.

Differentialdiagnose aller Pustulosen gegenüber pustulösem Syphilid (Serologie!) und Dermatitis herpetiformis Duhring (Histologie!).

Pustulöse psoriasiforme Dermatosen
Siehe hierzu folgende Übersicht (nach W. P. HERRMANN):

Lokalisiert:	Psoriasis palmoplantaris (BARBER)
	Acrodermatitis continua (HALLOPEAU)
	Pustulöses Bakterid (ANDREWS)
Generalisiert:	Psoriasis vulgaris cum pustulatione
	Psoriasis pustulosa (v. ZUMBUSCH)
	Reiter-Syndrom

Abb. 126. Psoriasis pustulosa. Spongiforme Pustel (Kogoj) durch Immigration von neutrophilen Granulocyten in ödematöse Spinalzellen, deren Kerne und Cytoplasma zerfallen, deren Zellwände jedoch als schwammähnliches Netzwerk bestehen bleiben. Psoriasiforme Akanthose, Parakeratose, Munrosche Mikroabszesse

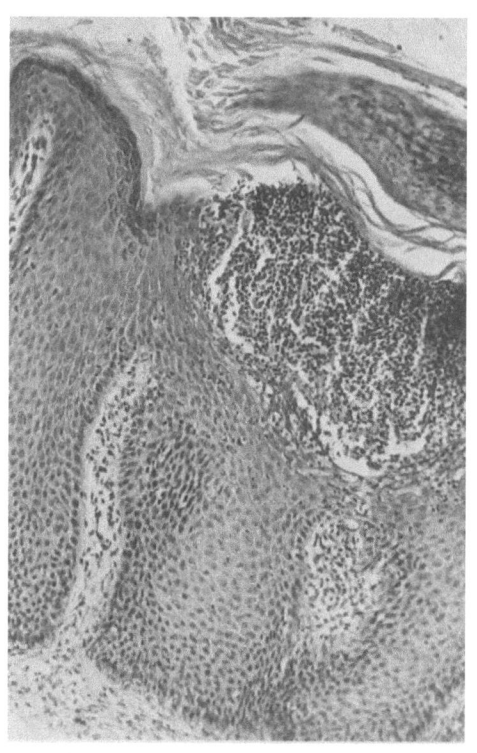

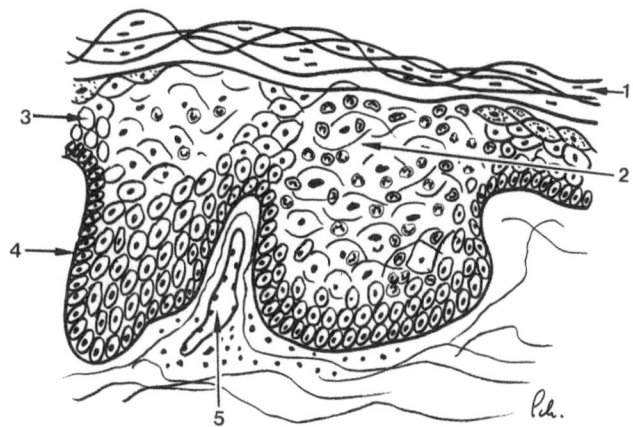

Abb. 127. (*1*) Parakeratose, (*2*) Intraepidermale Pustel (=Kogoj-P.) mit Neutrophilen, (*3*) beginnende Spongiose, (*4*) Akanthose, (*5*) entzündliches Infiltrat

Pemphigus vulgaris

Die histopathologischen Merkmale sind

- Das Stratum corneum ist in der Regel unverändert.
- Es bildet sich eine *intraepidermale Akantholyse* aus, die schließlich zu einem suprabasalen Spaltraum oder zu einer voll ausgeprägten Blase führt. Auch das Epithel der Hautanhangsgebilde kann analog verändert sein. Die Interzellularbrücken degenerieren, übrigens auch die zwischen den Zellen des Stratum basale. Hier imponieren die Zellen wie eine „Reihe von Grabsteinen" (DIRECTOR).
- Im Blasenlumen finden sich akantholytische Zellen und Zellgruppen (sog. *Tzanck-Zellen*, das sind große Zellelemente mit einer Verdichtung des peripheren Cytoplasmas, Kernhyperchromasie und einer hellen Zone um den Nucleus herum).
- Oberhalb des Basallagers finden sich so gut wie keine Mitosen.
- Im oberen Corium ist ein mäßig stark ausgeprägtes entzündliches Infiltrat vorhanden, das aus Lympho- und Histiocyten sowie einigen Eosinophilen aufgebaut ist.
- Im Papillarkörper ist meist ein Ödem zu sehen.
- Für eine zureichende histologische Diagnostik ist die vollständige Entnahme einer möglichst frischen Blase Voraussetzung.

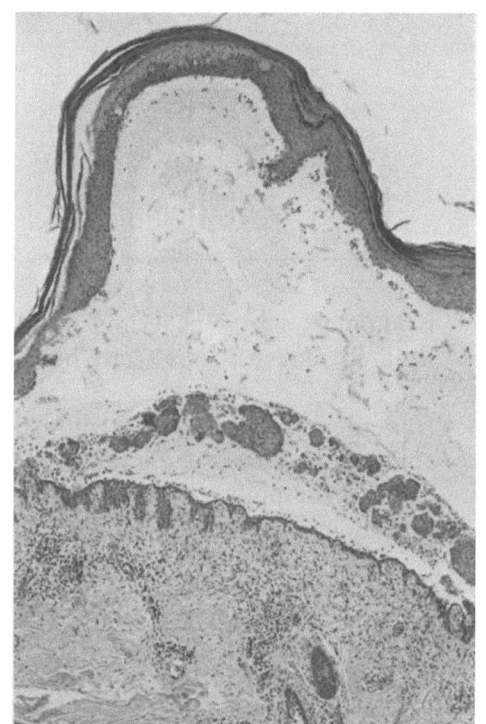
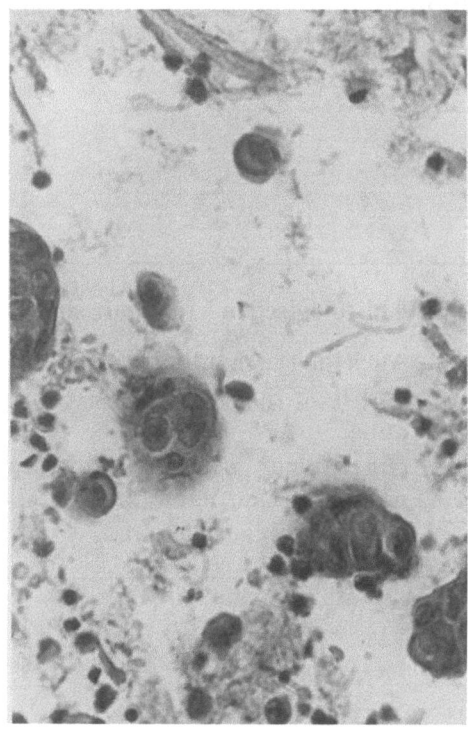

Abb. 128, 129. Pemphigus vulgaris. Intraepidermale, suprabasale, durch Akantholyse entstandene Blase mit akantholytischen Zellen und akantholytischen Zellgruppen (Tzanck-Zellen) im Blasenlumen. Akantholysezellen sind solche mit Kernhyperchromasie, Verdichtung des Cytoplasmas und einem hellen Hof um den Zellkern. Im oberen Corium liegt ein Infiltrat aus Lymphocyten, Histiocyten und einzelnen Eosinophilen

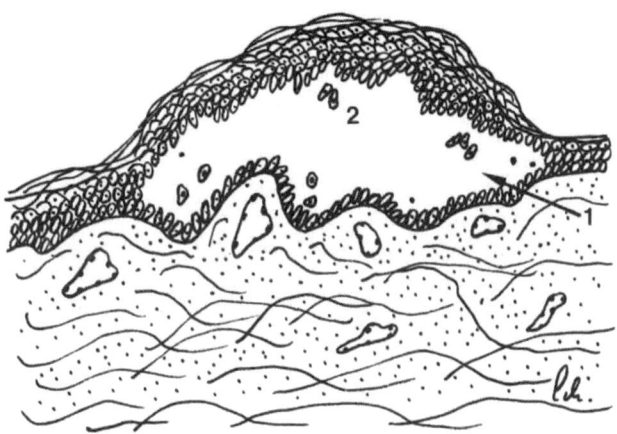

Abb. 130. (*1*) Suprabasale Blase. Im Lumen (*2*) Akantholysezellen, vereinzelt auch einige Eosinophile. Im Corium vereinzelte Eosinophile (in älteren Läsionen unspezifisches Infiltrat aus Lymphocyten und Plasmazellen

Pemphigus vegetans, P. foliaceus

Die histologischen Merkmale sind
- Auch hier: Akantholyse und suprabasale Spalt- bzw. Blasenbildung.
- Hinzutreten einer stärkeren Akanthose und Papillomatose als beim Pemphigus vulgaris.
- Es kommt zur Wucherung von Epithelsträngen in die Cutis hinein.
- Außerdem entwickeln sich intraepidermale Abszesse, die massenhaft eosinophile Granulocyten enthalten.

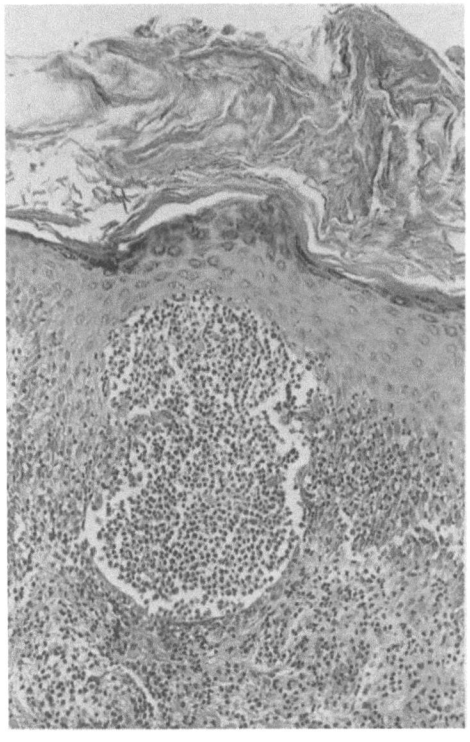
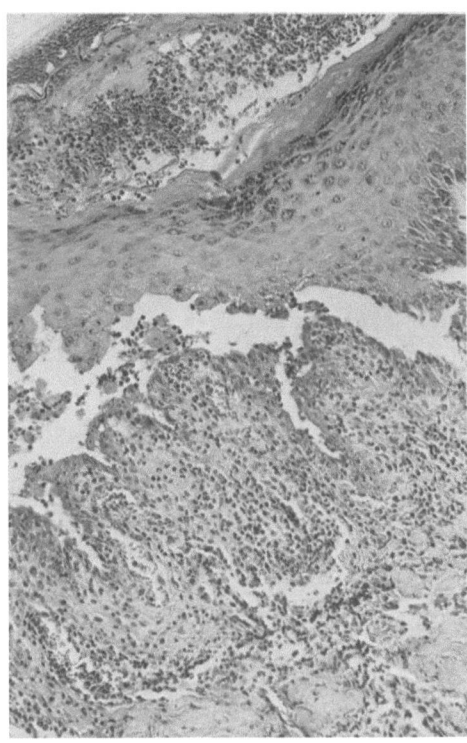

Abb. 131, 132. Pemphigus vegetans. Akantholyse und suprabasale Spaltbildung. Akanthose und Papillomatose stärker ausgeprägt als beim Pemphigus vulgaris. Ausbildung von eosinophilen intraepidermalen Abszessen (Abb. 132)

Histologische Hauptmerkmale sind

- Spalt- oder Blasenbildung im Stratum granulosum und oberen Stratum spinosum. Gelegentlich liegt das Blasenlumen sogar subcorneal.
- Akantholytische Zellveränderungen sind besonders am Boden und an der Decke der Blase ausgeprägt.
- Die Zellen des Stratum granulosum (Körnerzellen) zeigen Dyskeratose mit typischen Grains.
- Im oberen Corium sind mäßig starke, vor allem perivasculär angeordnete entzündliche Infiltrate, Ödem und Hyperämie vorhanden.

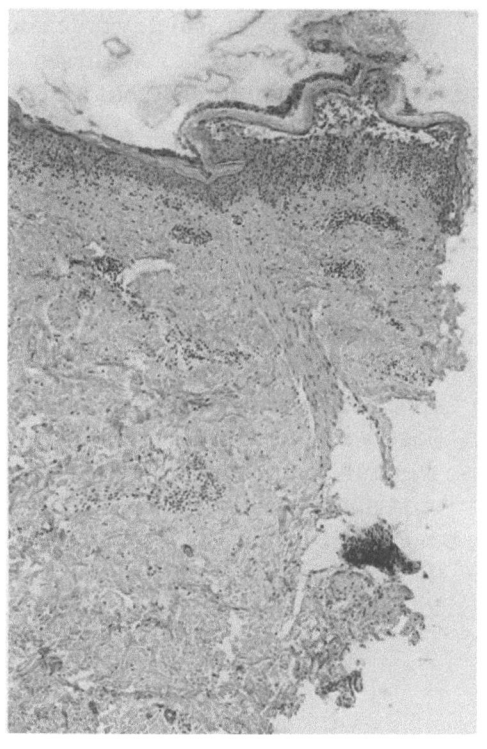

Abb. 133

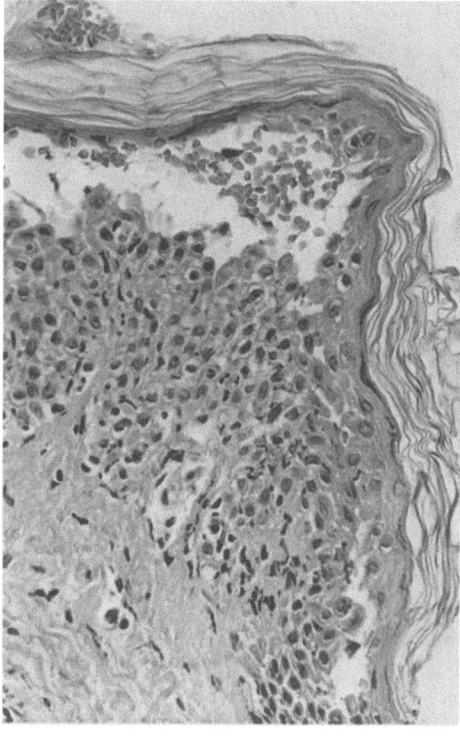

Abb. 134

Abb. 133, 134. Pemphigus foliaceus. Intraepidermale Spalt- und Blasenbildung im Stratum granulosum und/oder im oberen Stratum spinosum durch Akantholyse. Im apikalen Corium Ödem, Hyperämie und ein perivasculäres unspezifisches Infiltrat

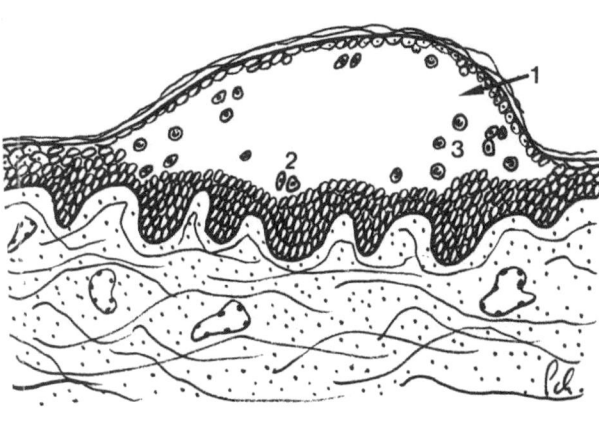

Abb. 135. (*1*) Subcorneale intraepidermale Blase im Lumen, (*2*) Akantholysezellen und einige Eosinophile. (*3*) Im Corium Infiltrat wie bei P. vulgaris

Alterspemphigoid (bullöses Pemphigoid)

Das Pemphigoid bietet folgende histologischen Symptome

- *Keine Akantholyse!*
- Es bildet sich eine *subepidermale Blase*, die unterschiedlich viel eosinophile und neutrophile Granulocyten, Lymphocyten und Fibrin enthält.
- Gelegentlich können sich in Spongioseherden der Epidermis einzelne und Gruppen von Eosinophilen ansammeln.
- Im oberen Corium findet sich ein Ödem und ein geringes entzündliches diffuses Zellinfiltrat.
- Perivasculäre chronisch-entzündliche Infiltrate aus Lymphocyten, Histiocyten, Eosinophilen sowie wenigen Neutrophilen und Plasmazellen sind im oberen und tiefen Corium vorhanden.
- *Eosinophile Papillarabszesse* (die ganz selten beobachtet wurden) sprechen mehr für das Vorliegen einer Dermatitis herpetiformis Duhring.
- Bei älteren Pemphigoidblasen kann es zur Nekrose der Blasendecke und Regeneration der Epidermis am Blasenboden kommen (scheinbarer intraepidermaler Sitz des Blasenlumens).
- Das benigne *Schleimhautpemphigoid Lever* bietet prinzipiell analoge Veränderungen. Im späteren Verlauf kann es aber zu Fibrose und dann zu Vernarbungen kommen (z. B. auch Synechien der Schleimhäute).

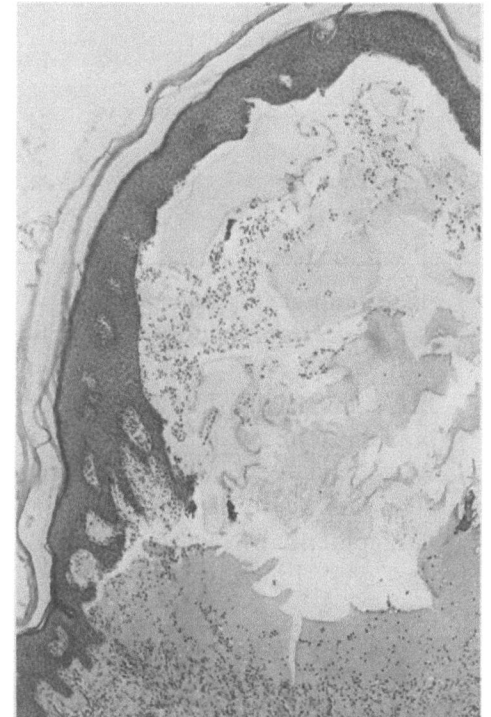

Abb. 136

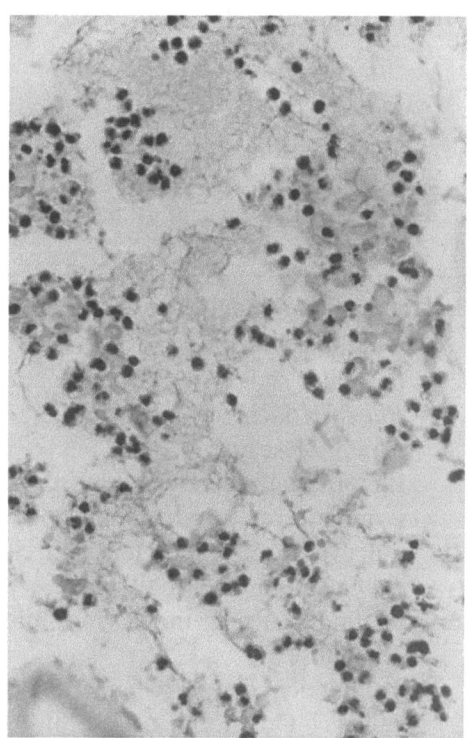

Abb. 137

Abb. 136, 137. Bullöses Pemphigoid (Alterspemphigoid). Subepidermale Blase *ohne* Akantholyse mit eosinophilen und neutrophilen Granulocyten, Lymphocyten und Fibrinfäden im Blasenlumen. Ödem und perivasculäre Infiltrate aus Lymphocyten, Histiocyten, Eosinophilen, einigen neutrophilen Granulocyten und Plasmazellen im oberen Corium

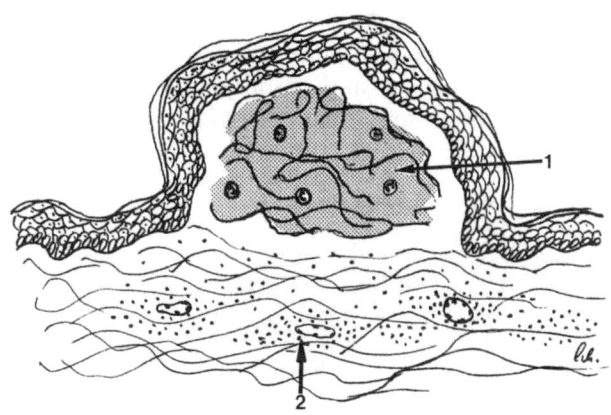

Abb. 138. Blasige Abhebung der Epidermis vom Korium (subepidermale Blase). (*1*) Darin Fibrinnetz mit einigen Eosinophilen und Neutrophilen. (*2*) Entzündliches, unterschiedlich stark ausgeprägtes, gefäßorientiertes Infiltrat

Dermatitis herpetiformis Duhring

Die histopathologischen Merkmale sind
- Es bildet sich eine *subepidermale Blase*, jedoch so gut wie keine Akantholyse aus.
- Im Blasenlumen sind Fibrin, Lymphocyten, neutrophile Granulocyten und wechselnd zahlreiche Eosinophile enthalten.
- Es findet sich keine eosinophile Spongiose.
- Im Bereich der Papillen entwickeln sich Ödem und Ansammlungen von neutro- und eosinophilen Granulocyten: *„eosinophile Papillarabszesse!"*
- Im Corium sind diffuse und perivasculäre entzündliche Zellinfiltrate neben Ödem und Hyperämie vorhanden. Sie sind zusammengesetzt aus Lympho- und Histiocyten, neutro- und eosinophilen Granulocyten. Leukocytoklasie ist häufiger zu sehen.
- Auch *elektronenoptisch* ließ sich nachweisen, daß die Duhring-Blase unterhalb der Basalmembran entsteht.
- Wie beim Pemphigoid können auch hier ältere Blasen scheinbar intraepidermal liegen (Regeneration des Epithels am Blasengrund).
- Die Histologie der Dermatitis herpetiformis ist nicht streng charakteristisch. Das bullöse Erythema exsudativum multiforme und das bullöse Pemphigoid können feingeweblich sehr ähnlich aussehen. Am ehesten erlauben noch die eosinophilen Papillarabszesse eine Differenzierung – neben der Fluoreszenztechnik (siehe Lehrbuch von NASEMANN und SAUERBREY, 4. Aufl. 1981, S. 18 und 268).

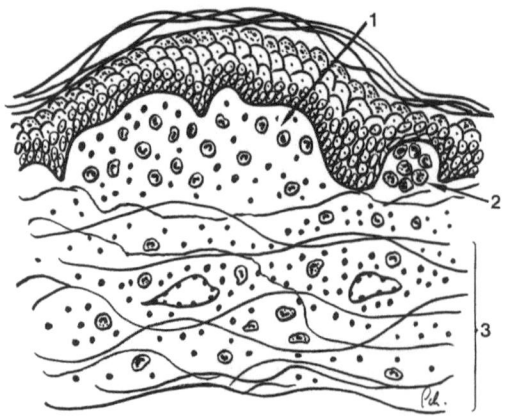

Abb. 139. (*1*) Subepidermale Blase mit vorwiegend Neutrophilen und Eosinophilen. (*2*) Eosinophiler Mikroabszeß. (*3*) Im Korium ein dichtes, entzündliches, teils gefäßorientiertes „buntes" Infiltrat

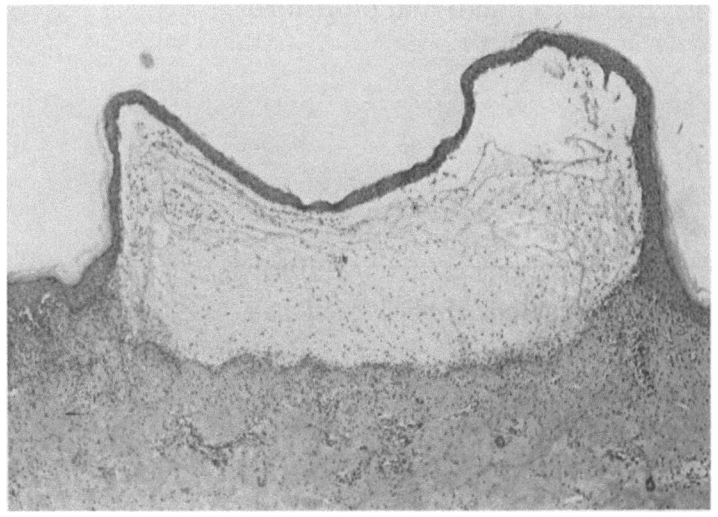

Abb. 140

Abb. 140–142. Dermatitis herpetiformis Duhring: Subepidermale Blase *ohne* Akantholyse mit Fibrin, neutrophilen und wechselnd zahlreichen eosinophilen Granulocyten sowie Lymphocyten im Lumen. Im Papillarkörper Ödembildung und Ansammlung von neutrophilen und eosinophilen Granulocyten, sogenannte eosinophile Papillarabszesse. Im Corium erkennt man ein perivasculäres oder auch diffuses Infiltrat aus Lympho-Histio-, neutrophilen und eosinophilen Granulocyten

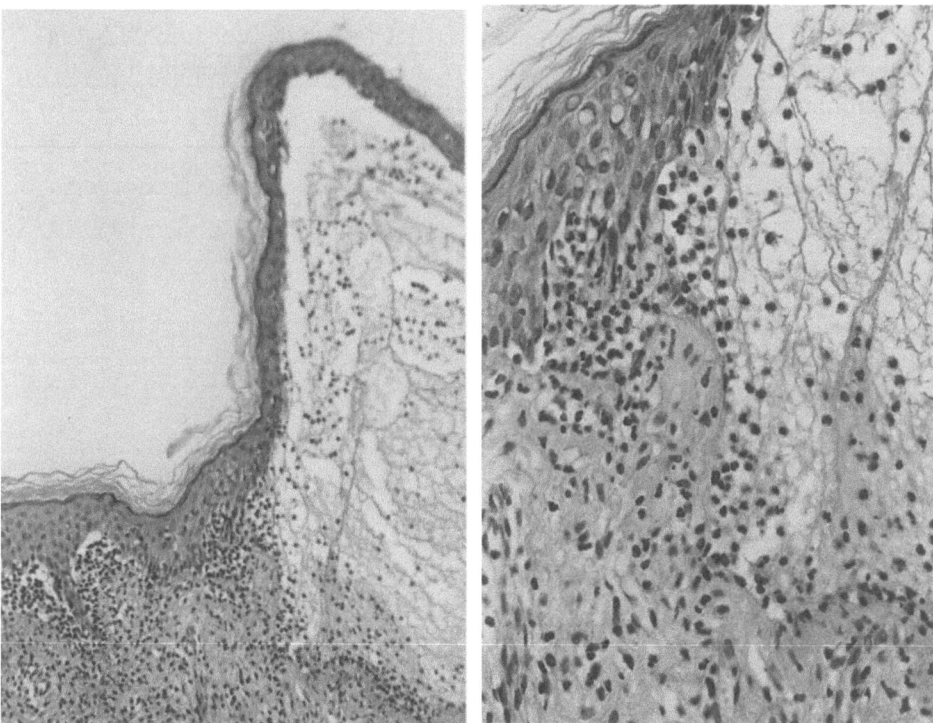

Abb. 141

Abb. 142

Erythema exsudativum multiforme

Die histopathologischen Merkmale sind

– Es entwickelt sich im oberen Corium zunächst ein umschriebenes Ödem, das sich in der Folge zu einer „Druckblase" ausweiten kann. Akantholyse ist nicht vorhanden. Im zellarmen Blaseninhalt finden sich vorwiegend Fibrin und einige Lymphocyten.
– In der Epidermis bildet sich in der Regel ein intercelluläres Ödem aus. Die epidermalen Veränderungen können sich bis zur Nekrobiose steigern. Ist dies der Fall, so können neutro-, seltener eosinophile Granulocyten im Blasenlumen auftreten.
– Eosinophile Papillarabszesse sind nicht vorhanden. Papillenödeme sind wechselnd stark ausgeprägt.
– Im oberen Corium sind diffus und perivasculär entzündliche Infiltrate entstanden, die vorwiegend aus Lympho- und Histiocyten, seltener aus Eosinophilen und Plasmazellen zusammengesetzt sind. Hyperämie ist immer, *Erythrocytendiapedese* nur bei einem Teil der Fälle zu sehen.
– Endothelschwellung der kleinen Gefäße und Leukocytoklasie ist vor allem bei solchen Fällen nachweisbar, die durch Id-Reaktionen zustande kommen.

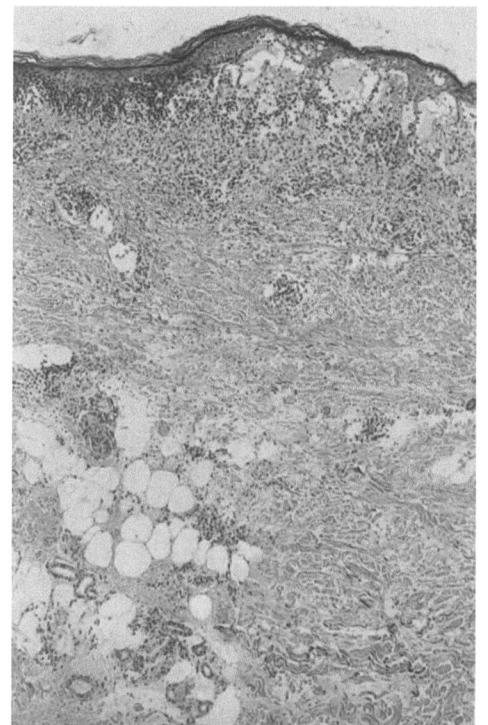 Abb. 143

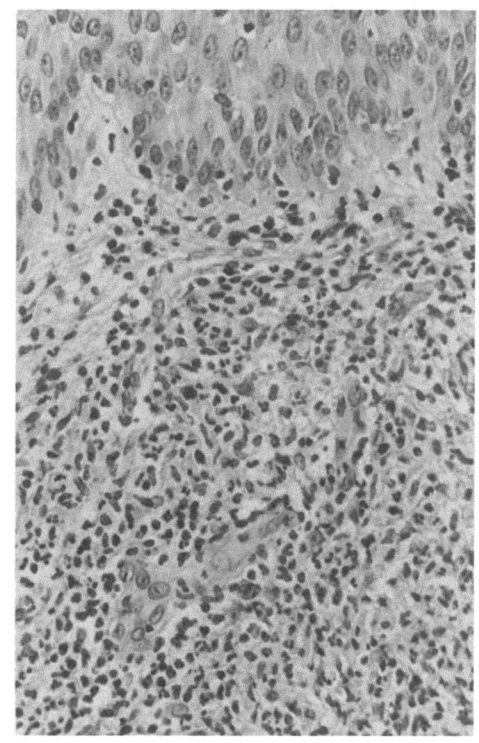 Abb. 144

Abb. 143, 144. Erythema exsudativum multiforme. Durch ein Ödem im Corium entstandene Druckblase ohne Akantholyse mit einigen Lymphocyten und Fibrin im Lumen. Im oberen Corium Ausbildung eines teils diffusen, teils perivasculären Infiltrates aus Lymphocyten, Histiocyten, selten Eosinophilen und Plasmazellen. Gelegentlich sieht man Erythrocytenextravasate, immer aber eine Endothelschwellung der kleinen Gefäße

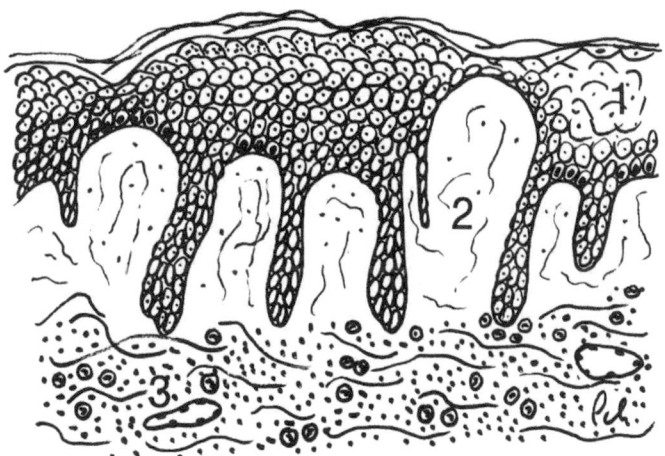

Abb. 145. (*1*) Intercelluläres epidermales Ödem. (*2*) Subepidermale Blase mit Lymphocyten und Fibrin. (*3*) Entzündliches, z.T. gefäßorientiertes Infiltrat

Das Pustularbakterid (ANDREWS)

Die histopathologischen Merkmale sind

- Die Entwicklung einer einkammerigen „unilokulären" Pustel in der unteren Epidermis – gelegentlich auch subcorneal. Die Pusteln neigen nicht zur Konfluenz. An den Schultern der Pusteln kann ganz geringe Spongiose vorhanden sein, auch im Epithel über der Pustel. Es findet sich aber niemals eine Kogojsche spongiforme Pustel wie bei der Psoriasis pustulosa (siehe dort!).
- Im Pustellumen sind vorwiegend Lymphocyten, neutrophile Granulocyten und einige degenerierte Epithelien enthalten.
- Die Epidermis ist meist akanthotisch verbreitert. Wenn überhaupt, so ist nur sehr geringe Parakeratose vorhanden. Das Stratum granulosum bleibt im wesentlichen intakt (verschmälert über der Pustel). Um die Pustel herum sind Neutrophile in die Epidermis eingedrungen.
- Im oberen Corium entsteht ein entzündliches Infiltrat aus Lympho- und Histiocyten sowie einigen Granulocyten.
- Zum Ausschluß einer Mykose sollte außer der H.E.- stets eine PAS-Färbung durchgeführt werden.

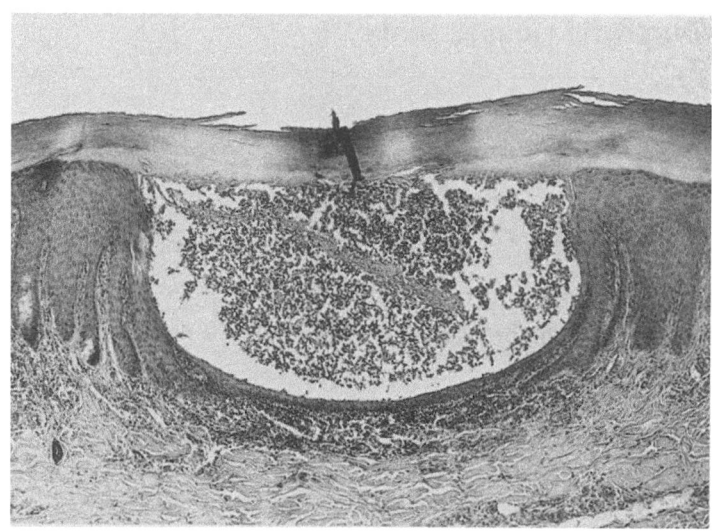

Abb. 146. Pustularbakterid (Pustulosis palmaris et plantaris. Bakterid Andrews). Einkammerige, unilokuläre Pustel in der Epidermis mit längerem horizontalen als vertikalen Durchmesser. Im Lumen liegen Lymphocyten, neutrophile Granulocyten und degenerierte Epithelzellen. Das Stratum corneum ist meist orthokeratotisch verhornt

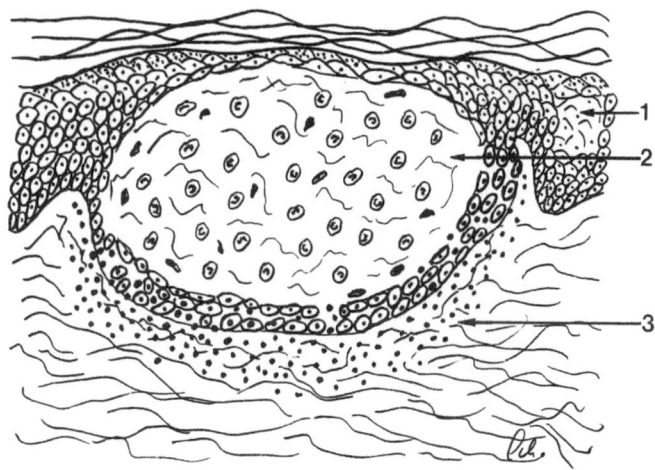

Abb. 147. (*1*) Spongiose. (*2*) Einkammerige Pustel von Epithel umgeben mit Leucocyten und degenerierten Epithelzellen im Lumen. (*3*) Unter der Pustel Infiltration von Leucocyten in die Epidermis

Porphyria cutanea tarda

Die histopathologischen Merkmale sind

– Ausbildung einer *subepidermalen Blase*. Im Blasenlumen sind neben Fibrin nur wenige celluläre Elemente vorhanden.
– Später wird der Blasenboden reepithelisiert.
– Bei der Abheilung können *Milien* gebildet werden: kleine, intracutan liegende epidermale Zysten, die mit Keratin gefüllt sind.
– Nach längerem Bestand der Porphyrie kann die Epidermis verschmälert sein (atrophisch verstrichen). Außerdem können im Corium Skleroseherde entstehen. Das elastische Fasernetz wird jedoch nicht rarefiziert. Elastische Degeneration wie bei senil-aktinischer Elastose kommt vor.

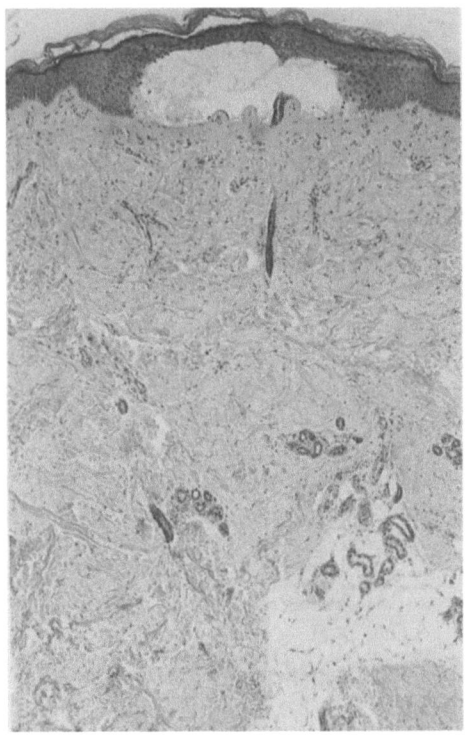

Abb. 148. Porphyria cutanea tarda. Subepidermale Blase *ohne* Akantholyse. Im Blasenlumen kaum zelluläre Elemente, lediglich Fibrinfäden. Der Papillarkörper ragt fingerförmig in das Lumen hinein

Abb. 149. Porphyria cutanea tarda. Stärkere Vergrößerung

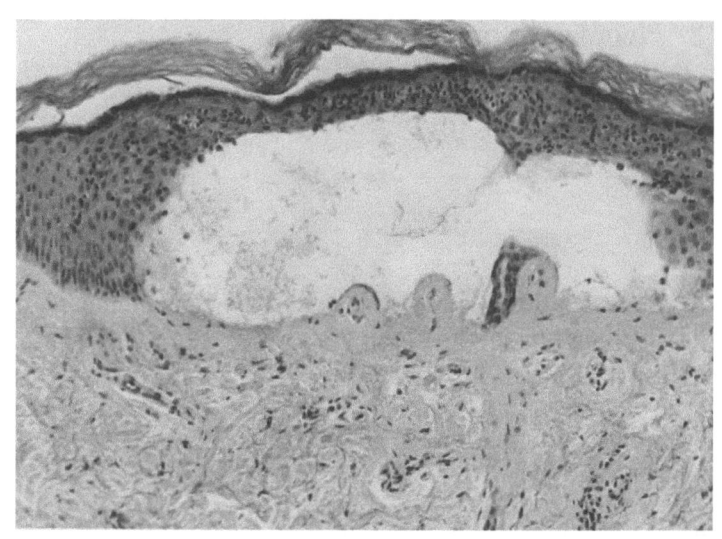

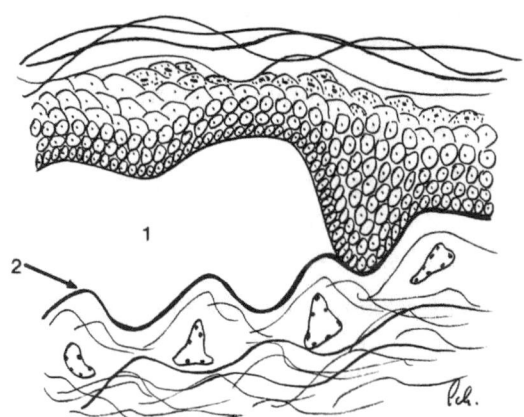

Abb. 150. (*1*) Subepidermale Blase, in deren Lumen die dermalen (*2*) Papillen zapfenförmig hereintragen

8. Neoplasien und Hamartome

In diesen großen Abschnitt gehören die histopathologisch wichtigsten Erkrankungen der Haut, und zwar die:
- *benignen* und die
- *malignen Hauttumoren*.

Hier ist die *richtige* Diagnose immer von größter Bedeutung und oft für den Patienten *lebensentscheidend!* Das Kapitel ist in mehrere Unterabschnitte gegliedert:
- Gutartige Neubildungen der Haut: Naevi, Angiome, Zysten
  benigne epitheliale Tumoren
  benigne mesenchymale Tumoren.
- Präcancerosen
- intraepidermale Malignome (in situ-Geschwülste)
- primäre Hautmalignome
- sekundäre Hautmalignome
- maligne Lymphome der Haut.
- Sarkome der Haut.

8.1 Gutartige Neubildungen der Haut

8.1.1 Naevi, Angiome, Cysten, benigne Tumoren

8.1.1.1 Lentigo benigna (simplex, Lentigo senilis)

Abbildung s. S. 136 u. 137

Die beiden Lentigo benigna-Formen:
1. Lentigo simplex juvenilis
2. Lentigo senilis

unterscheiden sich durch die stärkere Pigmentierung der jugendlichen Form (meist Melaninzunahme in allen Schichten der Epidermis) – und durch das Fehlen einer aktinischen Elastose (oder mit nur sehr geringer Ausprägung) bei der juvenilen Lentigo. Bei der senilen Form kann die Elastose ähnlich massiv sein wie bei der Lentigo maligna.

8.1.1.2 Naevuszell-Naevi

Die *Naevuszell-Naevi* unterscheiden sich vor allem hinsichtlich der befallenen Hautschichten. Man unterscheidet:
- Die *Junktionsnaevi* im Bereich der dermo-epidermalen Verbindung.
- Die *Compoundnaevi,* die aus epidermalen und corialen Naevuszell-Nestern zusammengesetzt sind – und
- Die *corialen Naevuszell-Naevi,* die nur in der Cutis liegen bzw. „*ruhen*".

Zu dieser *Naevusgruppe* gehören – quasi als Anhang dazu:
- Der *Halo-Naevus* (Leukoderma acquisitum centrifugum Sutton) und
- Das *benigne juvenile Melanom* (Allen-Spitz-Tumor).

8.1.1.2.1 Naevuszell-Naevus vom Junktionstyp und vom Compound-Typ

Abbildung s. S. 138 u. 139

8.1.1.2.2 Naevuszell-Naevus vom Compound-Typ und N. pigmentosus et pilosus

Abbildung s. S. 139, 140, 141

8.1.1.2.3 Naevuszell-Naevus vom corialen Typ

Abbildung s. S. 140

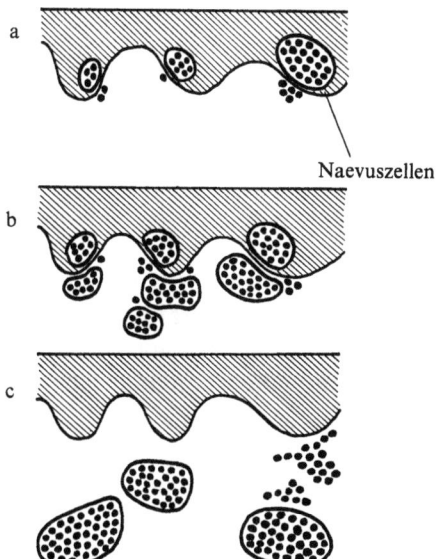

Abb. 151 a–c. Die 3 Typen der Naevuszell-Naevi. a Junktionsnaevus mit junktionaler Aktivität. Naevuszellnester in der Junktionszone, Segregation einzelner Naevuszellen in das Corium. b Kombinationsnaevus (Compound-Naevus). Naevuszellnester in der Junktionszone und im Corium. c Ruhender korialer Naevus. Naevuszellen nur im Corium, in Nestern angeordnet, aber auch diffus

8.1.1.2.4 Halo-Naevus

(Leukoderma acquisitum centrifugum Sutton)

Die histopathologischen Merkmale sind

- Die Epidermis ist so gut wie nie befallen. Im Stratum basale finden sich Melanocyten (Klarzellen von Masson oder „dendritic cells").
- Die vorhandenen Naevuszell-Nester sind mitunter schwer zu identifizieren. Im Laufe der Zeit gehen die Naevuszellen nach und nach zugrunde. Im oberen Corium findet sich ein stark ausgeprägtes entzündliches Zellinfiltrat, das von Naevuszellen durchsetzt wird. Mitosen sind nicht vorhanden.
- Die gesamte Läsion ist scharf begrenzt, die umgebende Epidermis ist in einer relativ breiten Area nicht pigmentiert (*Halo*).

8.1.1.2.5 Das benigne juvenile Melanom (ALLEN und SPITZ)

Abbildung s. S. 142

8.1.1.2.6 Naevus coeruleus (Blauer Naevus, Naevus bleu)

Abbildung s. S. 145

Die Zellelemente, welche die charakteristische Struktur des blauen Naevus ausmachen, sind dopapositive Melanocyten. Sie imponieren langgestreckt und liegen dicht-bei-dicht in relativ unregelmäßigen Bündeln im unteren und mittleren Drittel des Coriums. Selten erstrecken sie sich bis in die Subcutis oder liegen dicht unter der Epidermis. Die Melanocyten besitzen längere und verzweigte Dendriten. Ihre Längsachse stellt sich meist parallel zur Epidermis ein. Sie weisen im Cytoplasma viele kleine und kleinste Melaningranula auf. Innerhalb der Melanocytenbündel sind meist Chromatophoren (Melanophoren) vorhanden, die plump und dick erscheinen sowie größere Melaningranula enthalten. Melanophoren (= Melanophagen) sind dopanegativ.
Eine Abart des blauen Naevus ist der *blaue Zellnaevus*. Er zeigt den oben geschilderten Aufbau, weist aber auch Naevuszellen, diffus und in Nestern angeordnet, zwischen den Melanocyten und Melanophagen auf.

8.1.1.3 Epidermaler Naevus (Naevus verrucosus)

Abbildung s. S. 146

Lentigo benigna (simplex, Lentigo senilis)

Die histologischen Zeichen sind

- Die Bildung verlängerter Reteleisten – im Bereich der Läsion recht gleichmäßig und starke Vermehrung des Melaninpigmentes vor allem im Stratum basale. Insgesamt ist die Epidermis leicht akanthotisch verbreitert. Im Basallager finden sich die einzeln liegenden *Melanocyten* vermehrt, jedoch strukturell unverändert.
- Das Follikelepithel wird nicht befallen.
- Im oberen Corium ist ein leichtes perivasculäres Infiltrat aus Lympho- und Histiocyten vorhanden.
- Symptome einer spontanen Rückbildung finden sich nie.
- Kernpolymorphie – wie sie bei der malignen Lentigoform (siehe dort!) gesehen wird – fehlt.

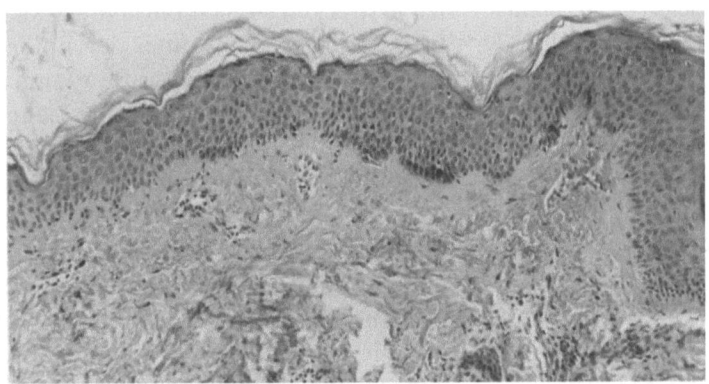

Abb. 152

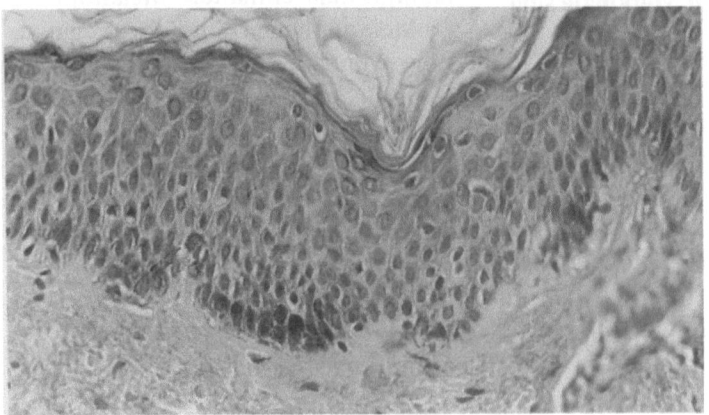

Abb. 153

Abb. 152, 153. Lentigo benigna (simplex). Orthokeratotisch verhornte, leicht akanthotisch verbreiterte Epidermis mit Betonung der Reteleisten, in denen eine starke Vermehrung des Melanins zu sehen ist. Im Basalzellbereich sind die einzeln liegenden Melanocyten vermehrt, jedoch strukturell unverändert. Im oberen Corium ist ein diskretes perivasculäres unspezifisches Infiltrat vorhanden

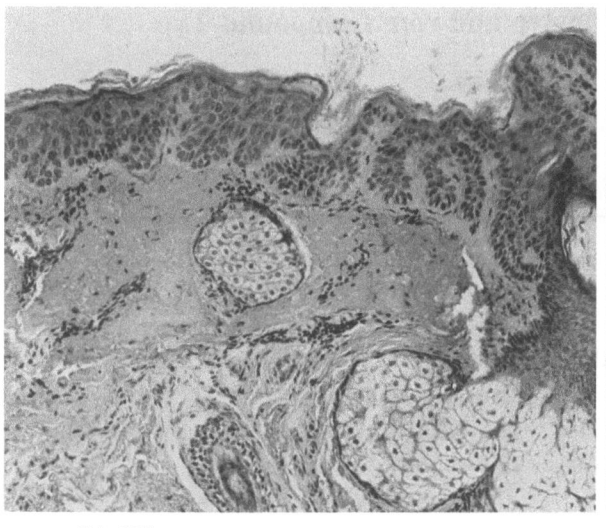
Abb. 154

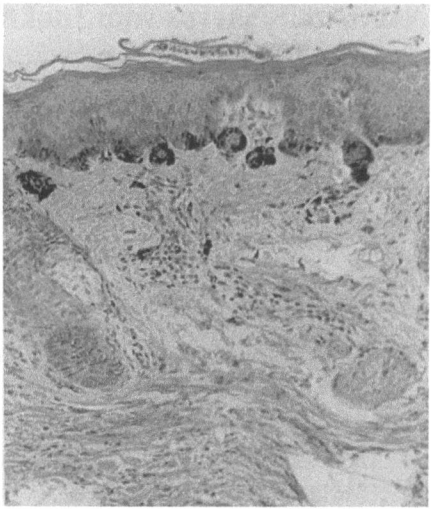
Abb. 155

Abb. 154, 155. Lentigo senilis. Relativ schmale Epidermis mit verlängerten Reteleisten, die am unteren Pol keulenartig verformt sind. In den basalen Anteilen der Epidermis ist der Melaningehalt vermehrt. Die Melaningranula können mit der Versilberungsmethode nach FONTANA-MASSON verdeutlicht werden (Abb. 155)

Lentigo simplex (juvenilis)

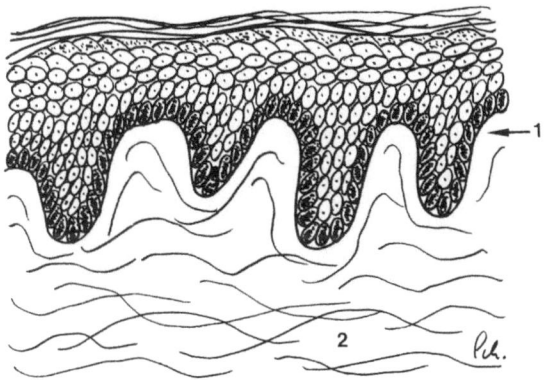

Abb. 156. (*1*) Regelmäßiges Relief der Reteleisten mit dunkler Pigmentierung der Keratinocyten. (*2*) Unauffälliges Corium

Lentigo senilis (benigna)

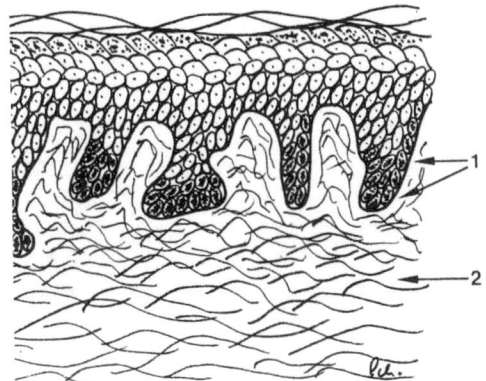

Abb. 157. (*1*) Unregelmäßiges Relief der Reteleisten. Pigmenteinlagerung nur in den unteren Enden der Retezapfen. (*2*) Im Corium verdichtetes Bindegewebe

Naevuszell-Naevus vom Junktionstyp und vom Compound-Typ

Die histopathologischen Merkmale sind

- Die Epidermis ist normal oder leicht akanthotisch verbreitert. In den Reteleisten finden sich einzelne oder kleinere Aggregate von Melanocyten.
- Entlang der Junktionszone, d.h. in der Epidermis oder dieser dicht angeschmiegt, finden sich unterschiedlich große, runde oder unregelmäßig-ovale *Nester von Naevuszellen*, auch im Bereich der äußeren Wurzelscheide der Follikel.
- Kernpleomorphie ist nicht vorhanden. Es tritt nie spontane Regression ein.
- Die Naevuszellen sind oval oder kubisch und besitzen ein homogenes Cytoplasma. Die Zellkerne sind rund bis oval und zeigen eine deutliche Kernmembran und kleine Nucleolen. Der kleingranuläre Melaningehalt ist unterschiedlich stark, und zwar von 0 bis dicht-an-dicht.
- „Abtropfung" von Naevuszellen in das Corium ist in unterschiedlicher Intensität zu beobachten: *„Junktionale Aktivität"*.
- Der gesamte Melaningehalt der Junktionsnaevi kann erheblich variieren.
- Elastose findet sich nicht.
- Im oberen Corium ist entweder kein oder nur ein schwaches perivasculäres Infiltrat aus Lympho- und Histiocyten zu sehen, evtl. auch mit Zusatz von Melanophoren.

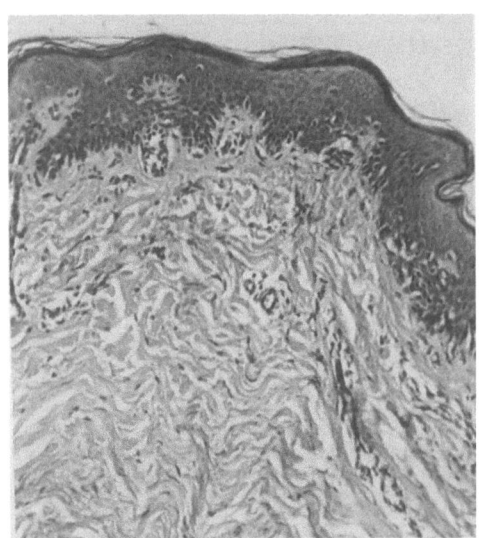

Abb. 158

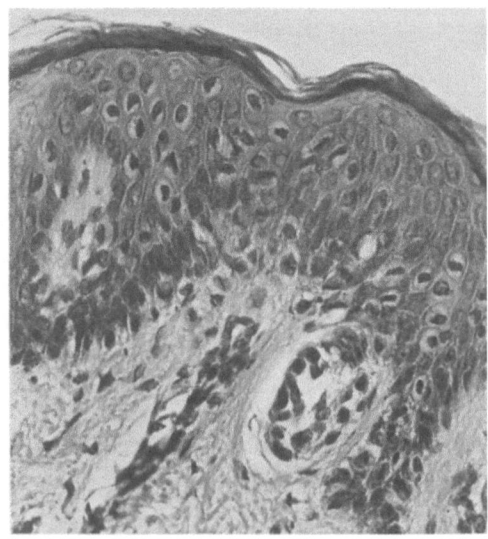

Abb. 159

Die histopathologischen Merkmale sind

- Nester von Naevuszellen finden sich sowohl im Bereich der Epidermis als auch im Corium (zusammengesetzter Typ). Junktionale Aktivität ist vorhanden. Neben Nestern können auch diffus angeordnete Naevuszellen das Bild bestimmen.
- Naevus-Riesenzellen (multinukleär) sind nicht selten anzutreffen. Sie zeigen oft charakteristische Vakuolen in den Zellkernen.
- Der Gesamt-Melaningehalt ist unterschiedlich stark ausgeprägt.
- Im übrigen ähneln die Veränderungen denen beim Junktionsnaevus.

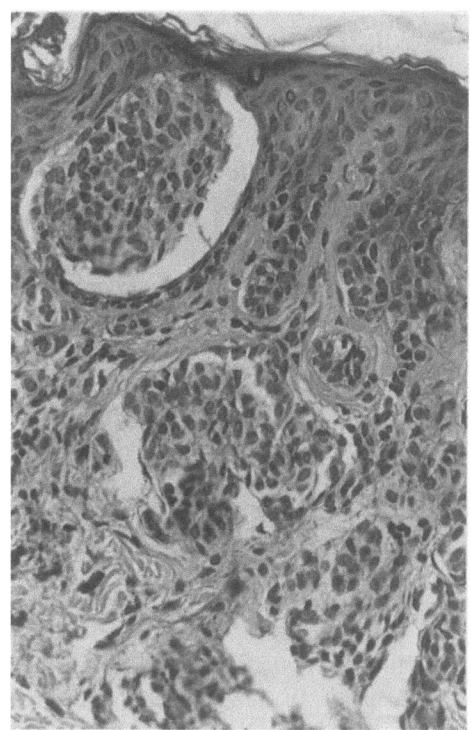

Abb. 161. Naevuszell-Naevus vom Compound-Typ. Naevuszellnester sind sowohl in der Epidermis als auch im Corium vorhanden. Der Melaningehalt ist meist recht unterschiedlich ausgeprägt

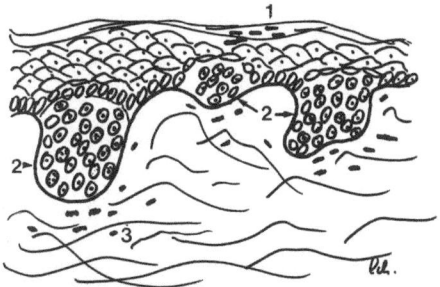

Abb. 160. Junktionsnaevus. (*1*) Transepidermale Elimination von Melanin. (*2*) In den unteren Schichten der Epidermis in Nestern liegende Naevuszellen. (*3*) Abgetropftes im Corium liegendes Melanin

◄ Abb. 158,159. Naevuszellen-Naevus vom Junktionstyp: In der leicht akanthotisch verdickten Epidermis liegen in den Reteleisten einzelne oder zu Aggregaten zusammengefaßte Melanocyten, die entlang der Junktionszone unterschiedlich große, runde oder unregelmäßig-ovale Nester von Naevuszellen bilden. Die Naevuszellen sind kubisch oder oval, die Kerne rund bis oval mit deutlicher Kernmembran und kleinen Nucleolen. Der Melaningehalt der Naevuszellen ist unterschiedlich stark und von kleingranulärer Struktur. Im oberen Corium kein, bis sehr diskretes unspezifisches Infiltrat

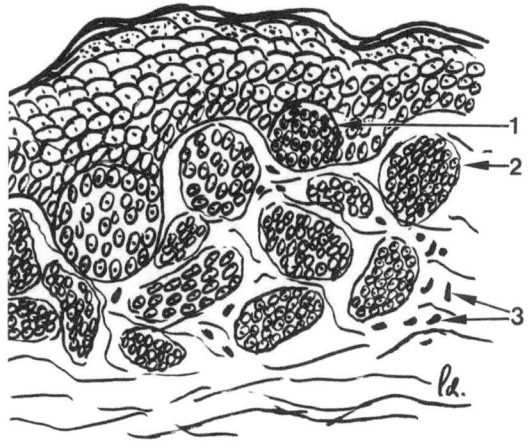

Abb. 162. (*1*) Intraepidermale und subepidermale (*2*) Naevuszellennester. (*3*) Abgetropftes Melanin

Naevuszell-Naevus vom corialen Typ und N. pigmentosus et pilosus

Die histopathologischen Merkmale

- Hier sind nur im Corium Naevuszellen vorhanden, herdförmig, diffus oder sowohl in Herden als ungeordnet verteilt. Unter der Epidermis findet sich eine nicht befallene Grenzzone aus normalem Bindegewebe.
- Naevus-Riesenzellen können vorhanden sein.
- Verrucöse Naevusformen werden häufiger beobachtet. Bei ihnen kommt es zu einer Papillomatose der Epidermis mit einem spitzentuchartig nach unten gerichteten Wuchs. In den Maschen des epidermalen Netzes liegen dann, meist dicht-an-dicht, die Naevuszellen. Hyperkeratose kann damit vergesellschaftet sein.
- Enthält der coriale Naevus zahlreiche Haarfollikel, so spricht man von einem *Naevus pigmentosus et pilosus*. Auch hier kann der Melaningehalt ganz unterschiedlich stark sein.
- Nur nach mechanischer Reizung oder bakterieller Sekundärinfektion bildet sich im Corium ein entzündliches Zellinfiltrat.
- Junktionale Aktivität findet sich nicht mehr.

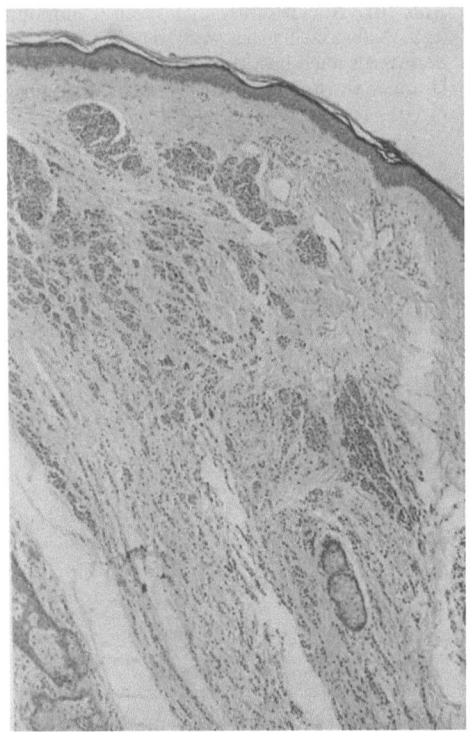 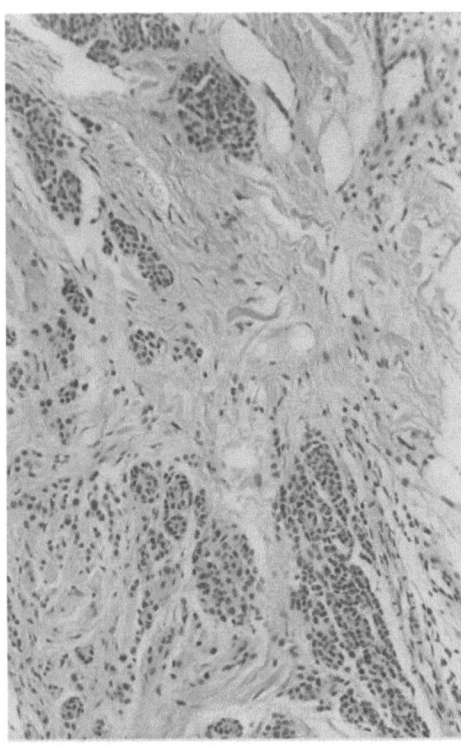

Abb. 163, 164. Naevuszell-Naevus vom corialen Typ. Naevuszell-Nester sind nur im Corium vorhanden, teils in Nestern, teils in Streifen, teils auch diffus. Kein entzündliches Infiltrat

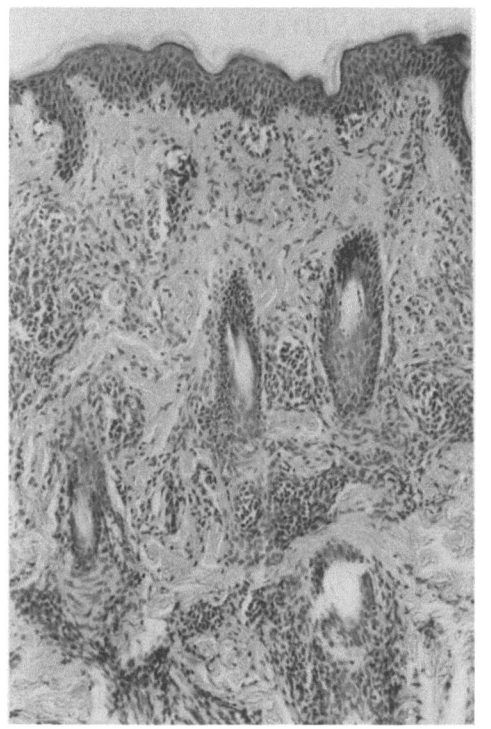

Abb. 165

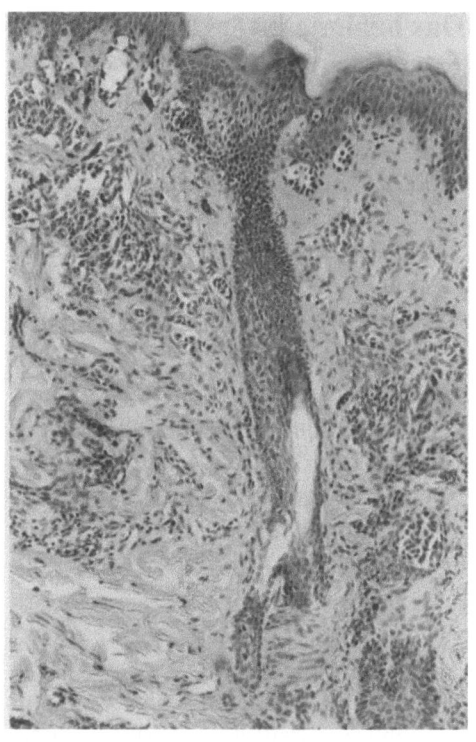

Abb. 166

Abb. 165, 166. Naevus pigmentosus et pilosus. Enthält ein corialer NZN oder ein Compound-Naevus zahlreiche Haarfollikel, so nennt man ihn Naevus pigmentosus et pilosus

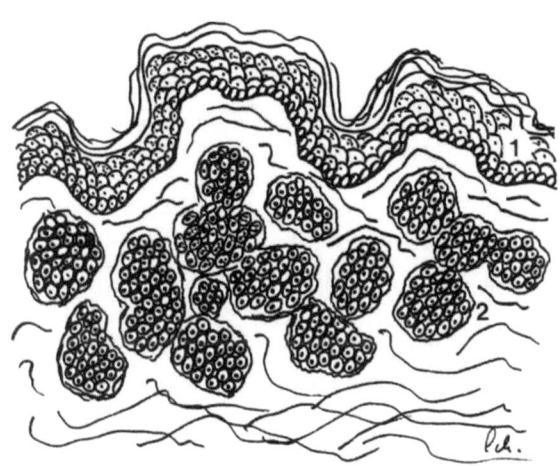

Abb. 167. Naevus pigmentosus et pilosus. (*1*) In Nestern liegende Naevuszellen, (*2*) Haarfollikel

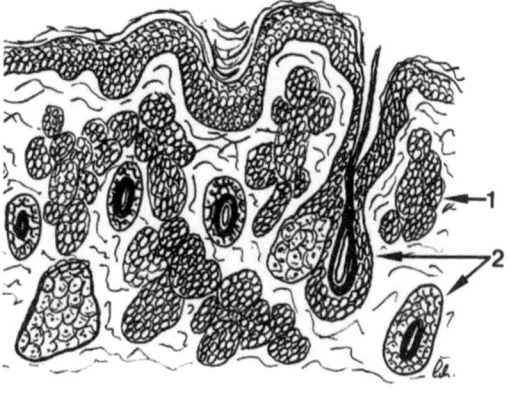

Abb. 168. Verrucöser Naevuszell-Naevus vom corialen Typ. (*1*) Hyperkeratotische und verrucöse Epidermis. (*2*) Im Corium liegende Naevuszellennester

141

Das benigne juvenile Melanom (ALLEN und SPITZ)

Die histopathologischen Merkmale sind

– Auch hier handelt es sich um eine scharf begrenzte Läsion, deren Wesen in einer massiven Hyperplasie von intraepidermalen Melanocyten liegt. Am stärksten sind die unteren Abschnitte der Epidermis befallen. Das Epithel der Hautanhangsgebilde bleibt ausgespart.

– Konfluenz der Melanocytennester kann erfolgen.

– Die Melanocyten besitzen eine charakteristische Kaulquappenform (pagetoide Melanocyten).

– Auch im Corium sind dicht-gepackte Melanocytennester zu sehen. Pleomorphie ist oft zu beobachten, vor allem Tumor-Riesenzellen, jedoch nur selten Mitosen. Alter Terminus: Spindelzell- oder Epitheloidzell-Naevus.

– Das obere Corium wird von einem entzündlichen Zellinfiltrat eingenommen. Das Stroma ist gefäßreich. Melaninpigment ist in der Regel spärlich vorhanden.

– Oft sind Fixationsartefakte entstanden. Das ganze Bild erscheint etwas zerrissen und prima vista Histiocytom-ähnlich.

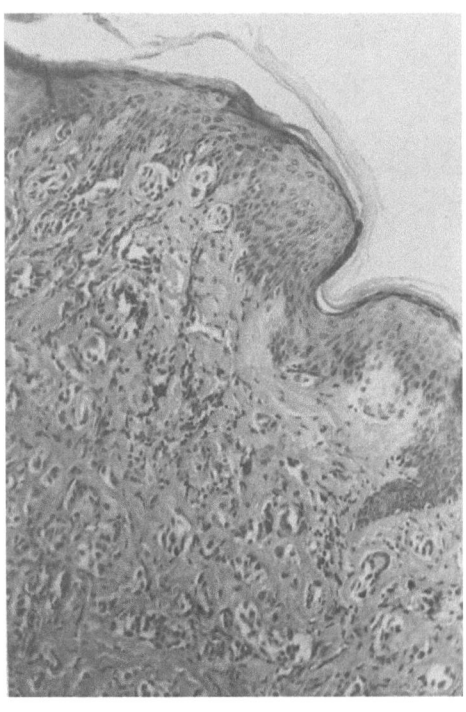

Abb. 169

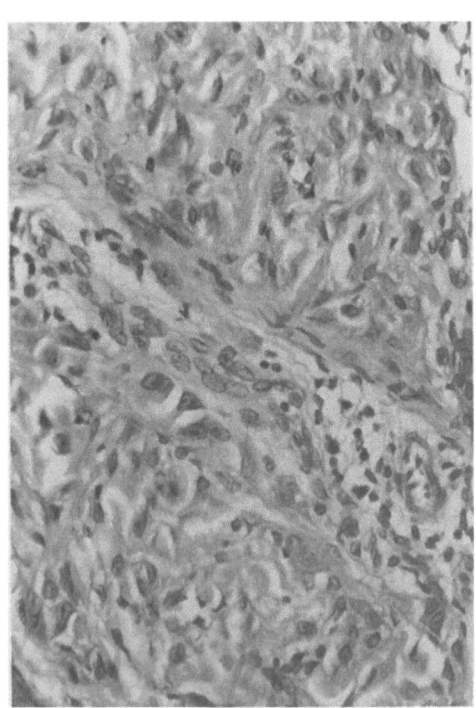

Abb. 170

Abb. 171. Ähnlicher Befund wie in Abb. 170 mit einer Mitose

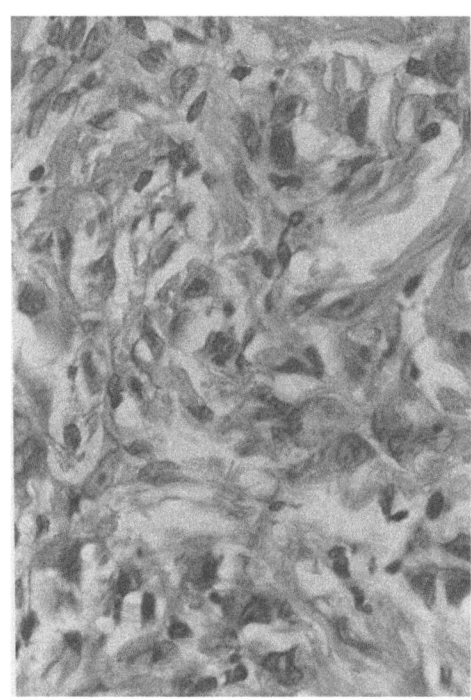

Abb. 171

◄ **Abb. 169.** Naevus Allen-Spitz = sog. juveniles Melanom = Spindelzellnaevus = Epitheloidzellnaevus. Es handelt sich um einen Compound-Naevus besonderer Art mit epidermaler Hyperplasie, fusiformen oder auch kuboiden irregulär angeordneten, nicht selten multinukleären Zellen mit Teleangiektasien, diskreter Melanombildung und unregelmäßig eingestreutem lymphozytären Infiltrat –

◄ **Abb. 170.** Ausschnittsvergrößerung. Elongierte, mitunter fusiforme oft faszikulär geordnete, irreguläre, z. T. zweikernige und auch vakuolisierte Zellen. Diskretes lymphozytäres Infiltrat

Naevus coeruleus (blauer Naevus, Naevus bleu)

Die histologischen Zeichen sind

- Dopapositive Melanocysten
- Lagerung in unregelmäßigen Bündeln im unteren und mittleren Corium
- Zwischen den Melanocytenbündeln finden sich Chromatophoren, die dopanegativ sind.

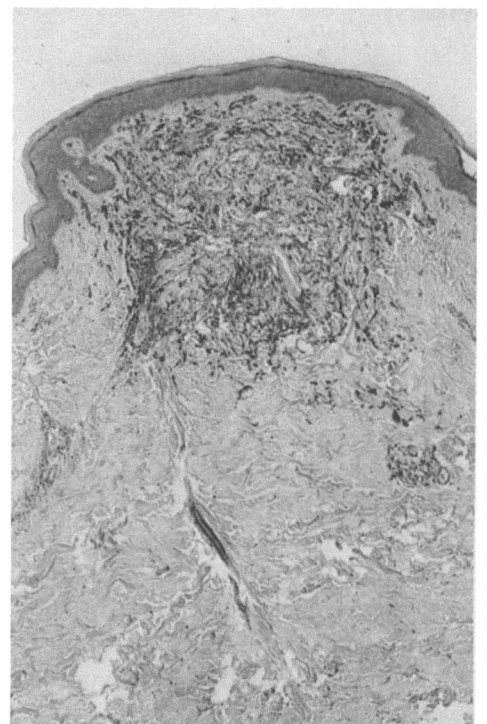 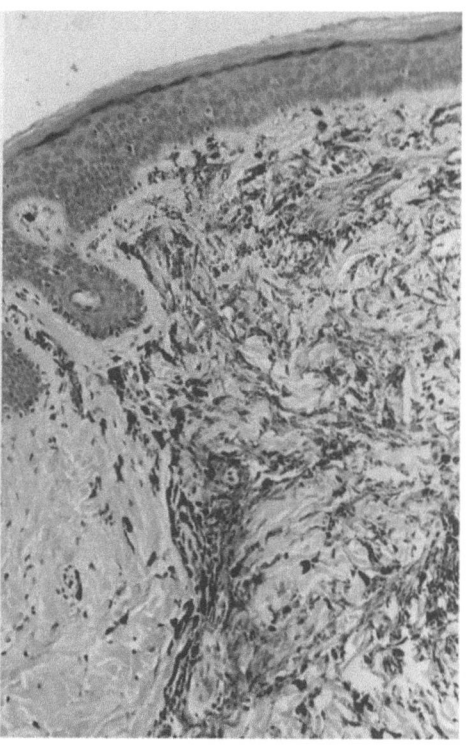

Abb. 172

Abb. 173

Abb. 172, 173. Naevus bleu (Naevus coeruleus). Im oberen und mittleren Corium (oft nur im mittleren und unteren Corium) sieht man dendritisch verzweigte Melanozyten, die in sich überkreuzenden Formationen gelagert sind. Dazwischen liegen kompaktere Melanin speichernde Zellen (Melanophagen, auch Melanophoren genannt). Kein entzündliches Infiltrat

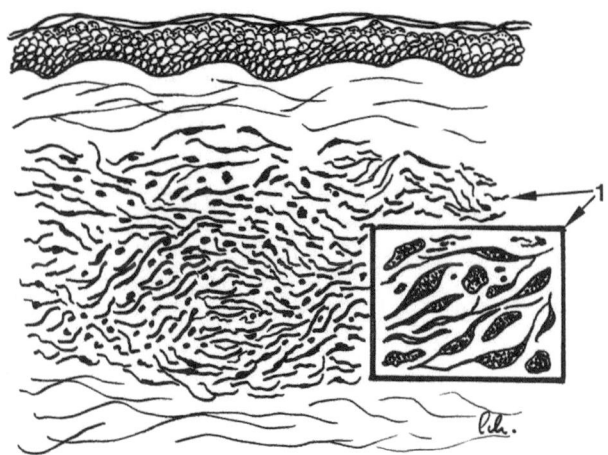

Abb. 174. (*1*) Im mittleren und unteren Corium dendritisch verzweigte Melanocyten

Epidermaler Naevus (Naevus verrucosus)

Die histopathologischen Merkmale sind

- Dem Wesen nach handelt es sich um eine naevoide *Epidermishyperplasie.* Naevuszellen finden sich nicht.
- Man sieht ortho-Hyperkeratose, Akanthose und Papillomatose mit deutlicher Verlängerung der Reteleisten. Das Stratum granulosum wechselt in seiner Dicke (teils verschmälert, teils normal, teils verbreitert). Im Stratum basale ist das Melaninpigment vermehrt.
- Das Gesamtbild ist oft nicht von dem mancher Formen der seborrhoischen Warze zu unterscheiden. Beim epidermalen Naevus ist die Gesamtheit der Veränderungen regelmäßiger. Man sieht oft eine sägeförmige Anordnung der Papillen und Reteleisten (naevoide Impression!).

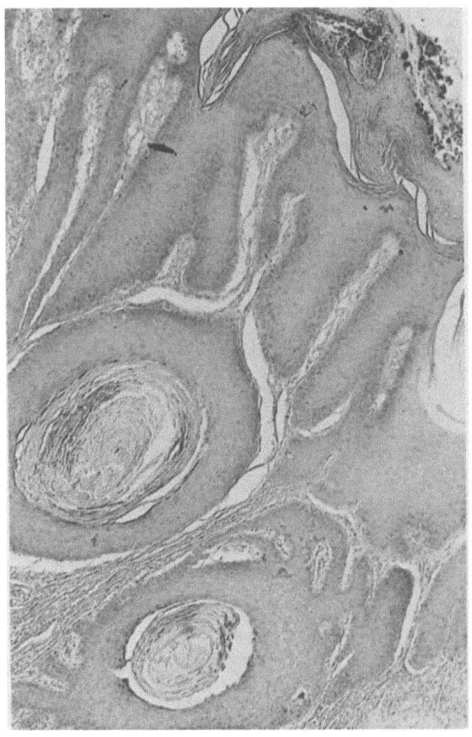

Abb. 175. Naevus verrucosus. Vorwiegend Orthohyperkeratose, Papillomatose und Akanthose, sowie unspezifisches Infiltrat im bindegewebigen Stroma von unterschiedlicher Ausprägung

Differentialdiagnose des Naevus verrucosus gegenüber

- Keratosis senilis: zeigt regellose Anordnung der Epidermiszellen und unregelmäßige, nach unten gerichtete Proliferation der Epidermis.
- Seborrhoische Warze: Proliferation von basaloiden Zellen, die histologisch keine Interzellularbrücken zeigen (elektronenoptisch sind sie da, aber vermindert).
- Verruca vulgaris: Parakeratosekegel, darunter ballonierte Zellen mit basophilen Kerneinschlüssen.
- Acanthosis nigricans: weniger Akanthose und eher Atrophie als Verlängerung der Reteleisten.

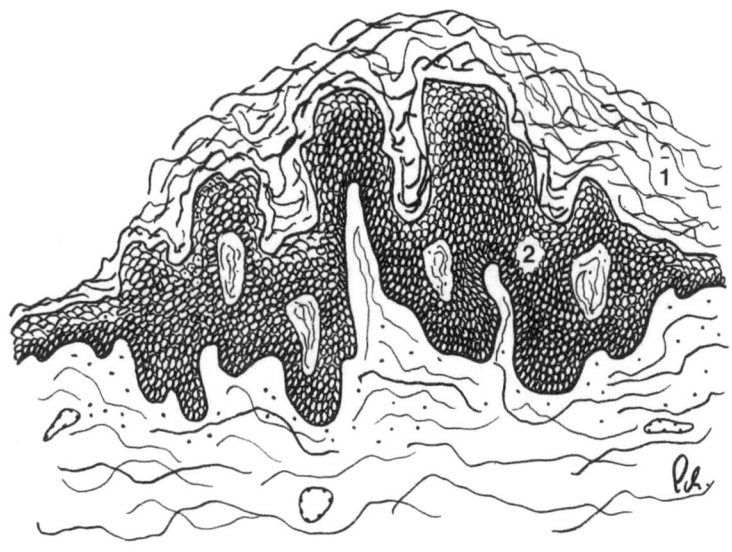

Abb. 176. Naevus verrucosus. (*1*) Hyperkeratose, (*2*) Papillomatose und Akanthose der Epidermis mit Elongation der Reteleisten

8.1.1.4 Die Talgdrüsen-Naevi

Man unterscheidet drei Formen:
- den senilen Talgdrüsen-Naevus,
- den Naevus sebaceus (Typ von JADASSOHN) und
- das sog. Adenoma sebaceum (Morbus Pringle – oder die sog. Pringle-Tumoren).

8.1.1.4.1 Der senile Talgdrüsen-Naevus
Abbildung s. S. 150

8.1.1.4.2 Naevus sebaceus (vom Typ Jadassohn)
Abbildung s. S. 151

8.1.1.4.3 Das sogenannte Adenoma sebaceum (Morbus Pringle oder Pringle-Tumoren)

Die histopathologischen Merkmale sind

- Es handelt sich sensu strictiori *nicht* um ein Adenom. Es liegt keine Talgdrüsenhyperplasie vor. Die Bezeichnung „Morbus Pringle" ist geeigneter.
- Im Corium liegen zahlreiche Talgdrüsen, doch wird das Gesamtbild mehr von einer Hyperplasie der Kapillaren (Teleangiektasien) und der Haarfollikel geprägt.
- Die Haarfollikel sind größtenteils unreif, auch degeneriert.
- Etwas Fibrose kann sich finden.

8.1.1.5 Naevus flammeus (Naevus der Blutgefäße) planes Haemangiom, Feuermal
Abbildung s. S. 152

8.1.1.6 Naevus vasculosus (Blutschwamm, plano-tuberöse und tuberöse Haemangiome)

Die histopathologischen Merkmale sind

- Hier handelt es sich um ein echtes kapilläres Haemangiom mit Zunahme (Proliferation) und Erweiterung der kleinen Gefäße.
- Die Epidermis über dem Angiom ist verschmälert, verstrichen. Bei starker Wachstumsgeschwindigkeit des Tumors kann sie ulcerieren, evtl. auch von einer Kruste bedeckt sein (Fibrin und Zelltrümmer). Dann kommt es auch zu einer sekundären entzündlichen Infiltration vorwiegend aus Leukocyten.
- Stark ausgeprägt kann die Proliferation der Endothelzellen sein. Die Kapillarlumina sind mit Erythrocyten dicht angefüllt. Neben der Kapillarneubildung finden sich auch Angioblastenwucherungen.
- Nicht ulcerierte Haemangiome zeigen kein entzündliches Infiltrat.

8.1.1.7 Cysten

Zahlreiche Tumoren der Haut können cystische Hohlräume, die mit Horn oder Sekret gefüllt sein können, enthalten. Andererseits kommen „echte" unilokuläre Cysten vor, die nicht ausschließlich als durch gesteigerten Innendruck erweiterte Lumina von Drüsen oder Haarfollikeln deutbar sind, sondern die den Charakter wirklicher Neubildungen besitzen. Sie weisen Unterschiede im Aufbau der Cystenwand und des Inhaltes auf. Morphologische Ähnlichkeiten mit der Epidermis und den Hautanhangsgebilden sind vorhanden. – Hier können nicht alle Arten von Cysten (z. B. viele seltene Formen) abgehandelt werden. Beschränkung auf wenige wichtige und häufige cystische Neubildungen ist angezeigt.

8.1.1.7.1 Atherome

Die sog. Atherome sind nicht einheitlich. Man unterscheidet zwei Hauptarten:
– Die echten Talgretentionscysten und
– die epidermalen Horncysten.

8.1.1.7.1.1 Talgretentionscysten („Atherome" sensu strictiori)
Abbildung s. S. 154, 155

8.1.1.7.1.2 Epidermale Horncysten
Abbildung s. S. 156 u. 157

Ein Teil dieser Cysten kann bei näherer Untersuchung weiter differenziert werden in:
– Epidermoidcysten,
– Trichilemmcysten und das
– Steatocystoma multiplex.
Siehe hierzu: Spezielle pathologische Anatomie, Band 7, 2. Aufl. 1979, herausgegeben von SCHNYDER: S. 163 (Teil 2).

8.1.1.7.2 Syringome
Abbildung s. S. 158, 159

8.1.1.8 Seborrhoische Warze (Verruca seborrhoica sive senilis, Papilloma basocellulare, Keratosis seborrhoica)
Abbildung s. S. 161–163

8.1.1.9 Das prämaligne Fibroepitheliom (Pinkus-Tumor)
Abbildung s. S. 164, 165

8.1.1.10 Das verkalkende Epitheliom (Malherbe, Pilomatrixom)
Abbildung s. S. 167

8.1.1.11 Cylindrom (Spiegler-Tumoren)
Abbildung s. S. 169

8.1.1.12 Fibroma molle (pendulans) (weiches Fibrom, gestieltes Fibrom, Akrochordon)
Abbildung s. S. 170, 171

8.1.1.13 Fibroma durum, Histiocytom (hartes Fibrom, Dermatofibroma lenticulare, Nodulus cutaneus)
Abbildung s. S. 172, 173

Der senile Talgdrüsen-Naevus

Die histopathologischen Merkmale sind

- Es findet sich eine senile Hypertrophie der Talgdrüsen. Es sind Konglomerate aus zahlreichen reifen oder fast reifen Talgdrüsen vorhanden.
- Unterhalb der Talgdrüsen-Aggregate fehlen apokrine Schweißdrüsen.
- Auch sieht man keine unreifen oder degenerierten Haarfollikel.
- Die Talgdrüsenausführungsgänge münden gemeinsam in eine verhornte Delle (bzw. keratinisierte Grube).
- Ein nennenswertes entzündliches Infiltrat im Corium bildet sich nicht aus.

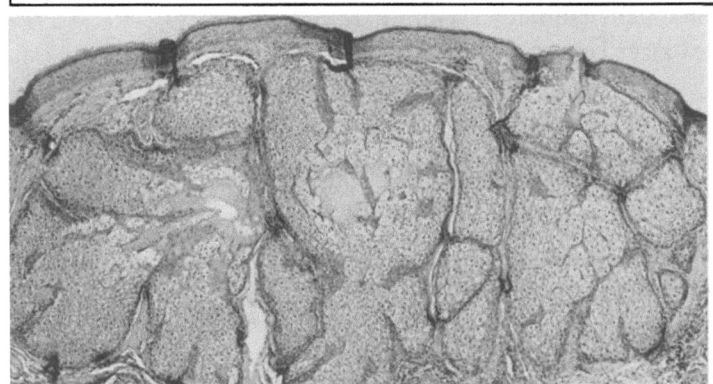

Abb. 177. Naevus sebaceus senilis. Talgdrüsenhypertrophie. Das Corium ist ausgefüllt von einem Konglomerat von reifen und fast reifen Talgdrüsen. Kein nennenswertes entzündliches Infiltrat im Corium

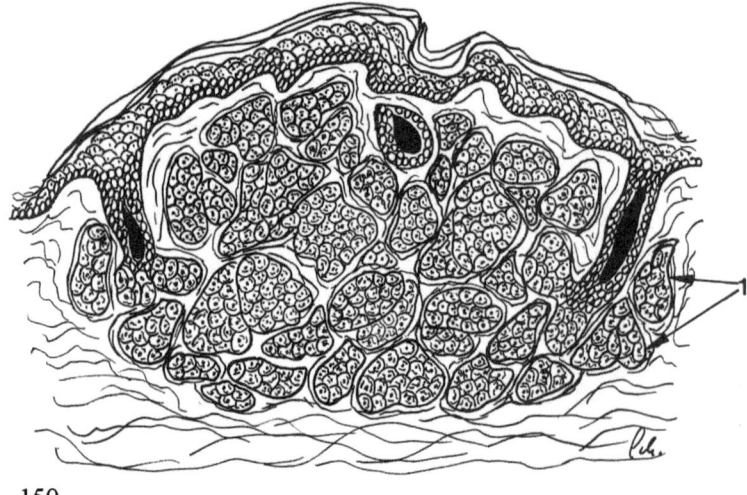

Abb. 178. (*1*) Hyperplasie einer oder einiger weniger Talgdrüsen

Naevus sebaceus (vom Typ Jadassohn)

Die histopathologischen Merkmale sind

- Es bilden sich Konglomerate aus einer großen Zahl reifer oder fast reifer Talgdrüsen. Die darüber liegende Epidermis zeigt Hyperkeratose und Papillomatose.
- Unter den Talgdrüsen-Hyperplasien finden sich tief im Corium Ansammlungen apokriner Schweißdrüsen.
- Nach längerem Bestand kann auf dem Boden eines Naevus sebaceus ein *Basaliom* entstehen.
- Der Naevus ist so gut wie nie behaart. Rudimentäre Haarwurzeln können gefunden werden.
- Im Corium ist kaum je ein nennenswertes entzündliches Zellinfiltrat vorhanden.

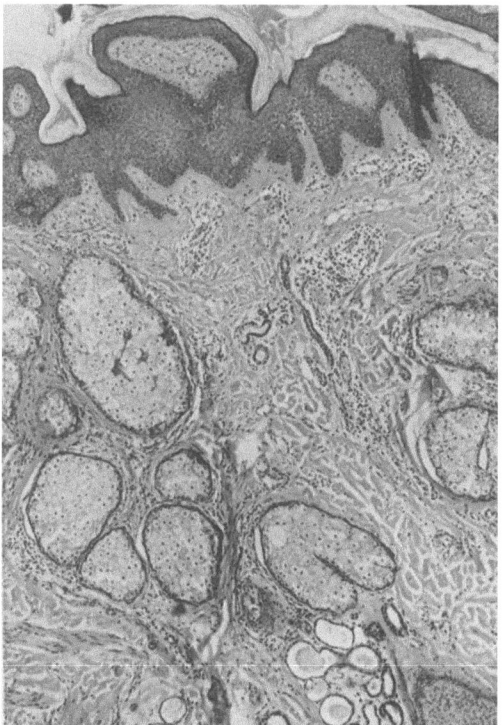

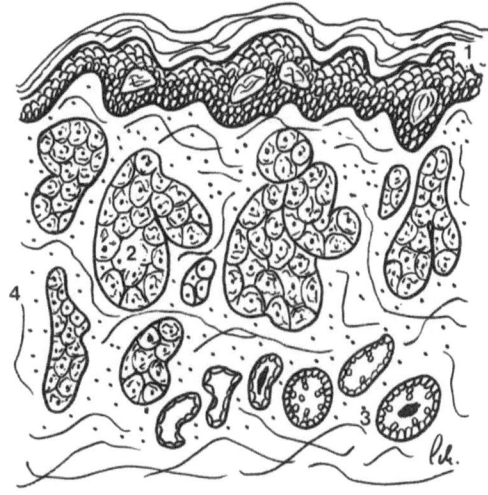

Abb. 180. (*1*) Hyperkeratotische und hyperplastische Epidermis, (*2*) zahlreiche Talgdrüsen im oberen und mittleren Corium, (*3*) apokrine Schweißdrüsen im unteren Corium, (*4*) unspezifisches Infiltrat

◄**Abb. 179.** Naevus sebaceus (vom Typ Jadassohn). Hyperkeratose und Papillomatose der Epidermis, im Corium Ansammlungen von hyperplastischen Talgdrüsen und im tiefen Corium apokrine Schweißdrüsen. Keine Haare, meist geringes entzündliches Infiltrat

Naevus flammeus (Naevus der Blutgefäße)

Die histopathologischen Merkmale sind

- Die Epidermis ist nicht nennenswert verändert.
- Im oberen Corium finden sich zahlreiche stark erweiterte Kapillaren und Venolen, die prall mit Erythrocyten angefüllt sind.
- Endothelproliferation und Angioblastenwucherungen sind nicht vorhanden.
- Im Corium entwickelt sich kein entzündliches Zellinfiltrat.

Die symmetrische Variante (Unnascher Naevus) kann im Verlauf der Zeit abheilen.
Die lateralen, unsymmetrischen Naevi flammei können fakultativ mit Mißbildungen einhergehen.

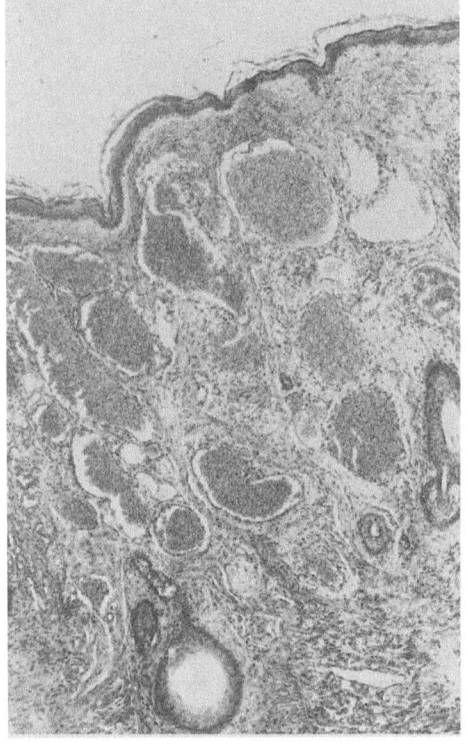

Abb. 181

Abb. 181, 182. Naevus flammeus. Epidermis hier mit sehr flachen Reteleisten, im allgemeinen jedoch kaum verändert. Im oberen Corium finden sich zahlreiche stark erweiterte Kapillaren und Venolen, die prall mit Erythrocyten gefüllt sind

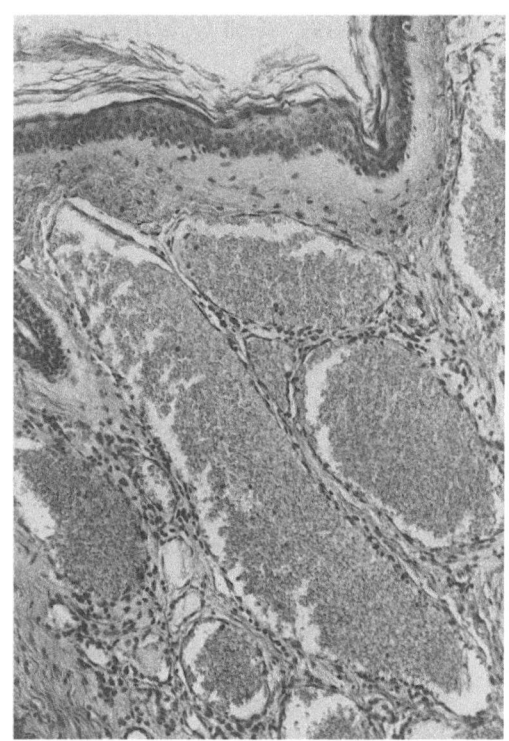

Abb. 182. Naevus flammeus. Starke Vergrößerung.

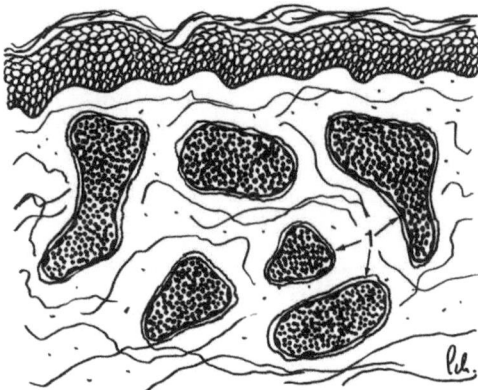

Abb. 183. (*1*) Erweiterte, mit Erythrocyten prall gefüllte Kapillarschlingen, ausgekleidet von einer einreihigen Endothelzellschicht

Talgretentionscysten („Atherome" sensu strictiori), Trichilemmcysten

Die histopathologischen Merkmale sind

- Die Wand dieser Retentionscysten besteht aus Epithelzellen, die keine Intercellularbrücken besitzen und nicht verhornen. Sie werden umgebildet zu Talgzellen und dabei stark vakuolisiert. Die periphere Zellschicht zeigt Palisadenanordnung.
- Im Cystenlumen findet sich durch den Zerfall der vertalgten Zellen gebildetes amorphes Material, das viel Cholesterin enthält.
- Es kann zu Verkalkungen, selten zu sekundärer Osteombildung kommen.
- Bei Verletzung der Cystenwand (Aufbruch) bildet sich eine Aufräumreaktion mit Makrophagen und Fremdkörper-Riesenzellen.

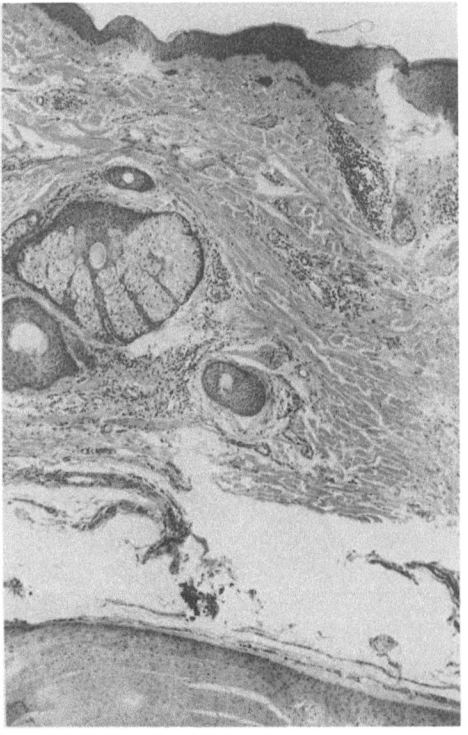

Abb. 184

Abb. 184, 185. Trichilemmcyste (infrainfundibuläre Cyste). Die Cystenwand besteht aus epithelialen Zellen ohne erkennbare Interzellulärbrükken. Im Cystenlumen liegt durch den Zerfall der Zellen gebildetes amorphes Material, in dem es regelmäßig zu Verkalkungen kommt

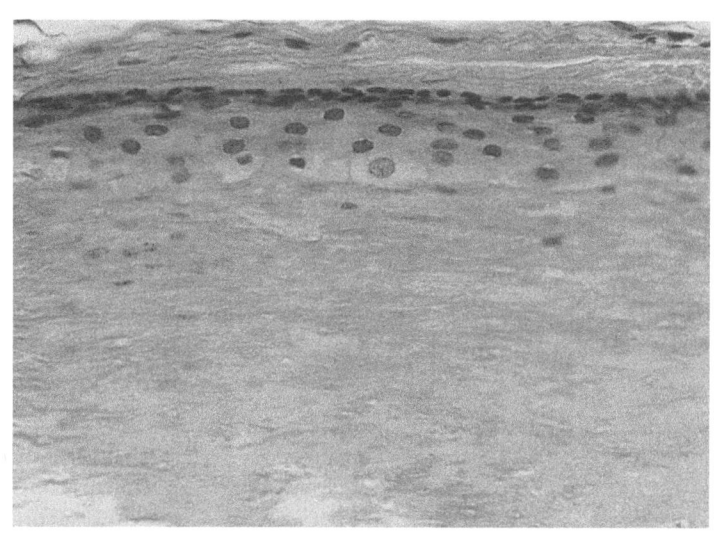

Abb. 185. Cystenwand bei stärkerer Vergrößerung

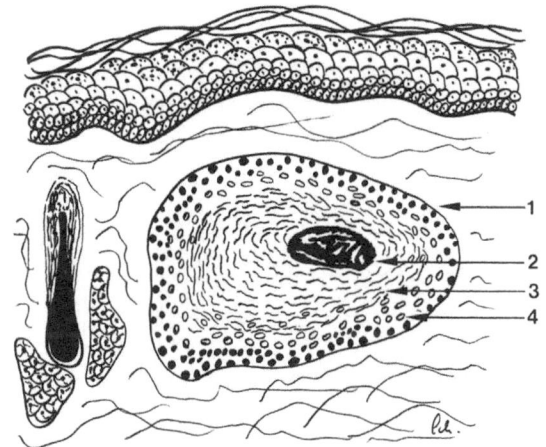

Abb. 186. (*1*) Cystenwand aus epithelialen Zellen ohne sichtbare Interzellularbrücken, (*2*) zentrale Verkalkung (häufig!), (*3*) homogenes, eosinophiles Material, (*4*) lumenwärts Zellen, mit „verdämmernden" Zellkernen

Epidermale Horncysten, Epidermoidcysten

Die histopathologischen Merkmale sind

- Die Cystenwand besteht aus echter Epidermis. Alle Schichten sind, wenn auch verdünnt, nachweisbar.
- Im Cystenlumen findet sich geschichtetes Keratin.
- Verkalkung wird selten angetroffen.
- Kommt es zum Platzen der Cystenwand, so wird eine kräftige Aufräumreaktion mit Makrophagen und multinukleären Fremdkörper-Riesenzellen gebildet.

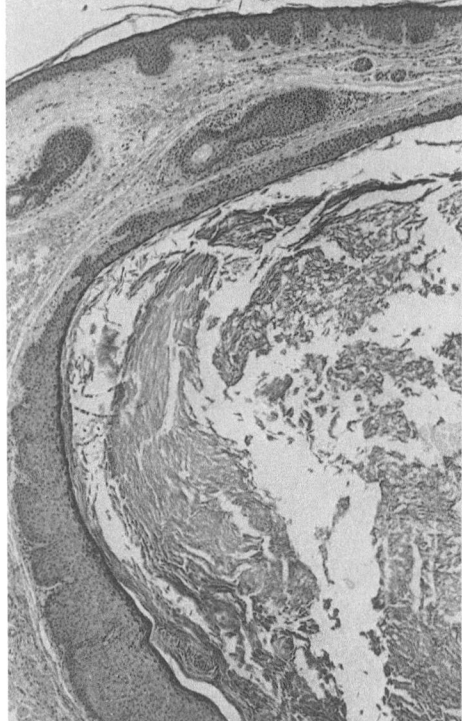

Abb. 187

Abb. 187, 188. Epidermoidcyste (infundibuläre Cyste). Die Cystenwand besteht aus echter Epidermis, alle Schichten der Oberhaut sind klar zu erkennen, im Cystenlumen liegt geschichtetes Keratin

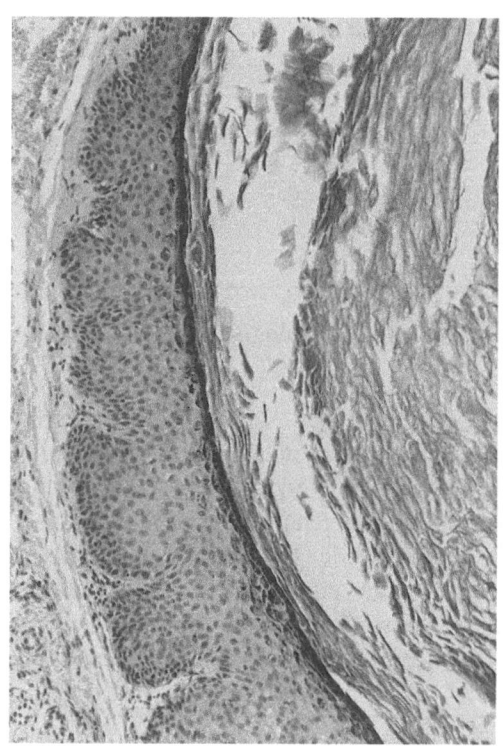

Abb. 188. Cystenwand bei stärkerer Vergrößerung

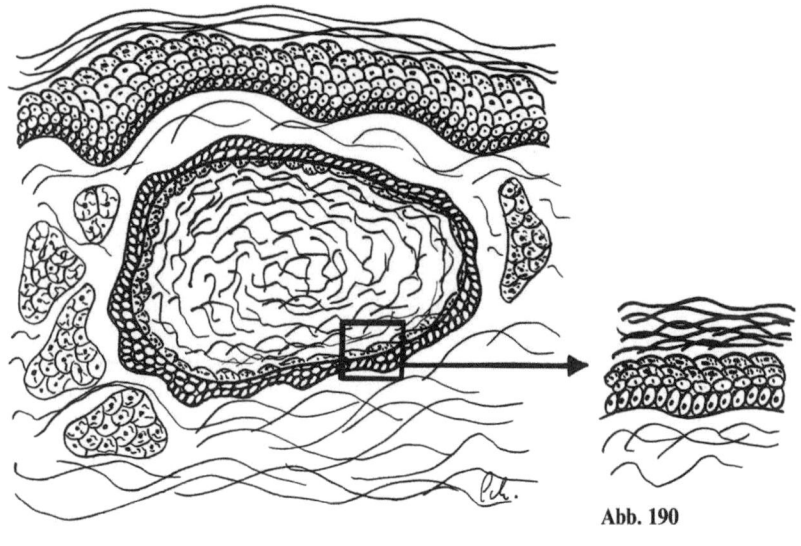

Abb. 189 Abb. 190

Abb. 189, 190. Cystenwand von epidermalem Aufbau (Ausschnitt)

Syringome

Die histopathologischen Merkmale sind

– Die kleinen Tumoren bestehen aus schmalen gebogenen, mitunter auch verzweigten basaloiden Zellsträngen im Corium, die hin und wieder Cysten bilden. Sie liegen in einem dichten Bindegewebsstroma mit teilweise verklumptem elastischen Fasernetz.
– Die Cystenwand besteht aus zwei Zellreihen. Die Zellen ähneln apokrinen Zellelementen. Sie besitzen häufiger einen konischen Schwanz aus Epithelien und nehmen dann Kaulquappenform an.
– Der Inhalt des Cystenlumens besteht aus mucoidem (kolloidalem) oder auch verhorntem Material.
– Gelegentlich werden rudimentäre Haargebilde gefunden.

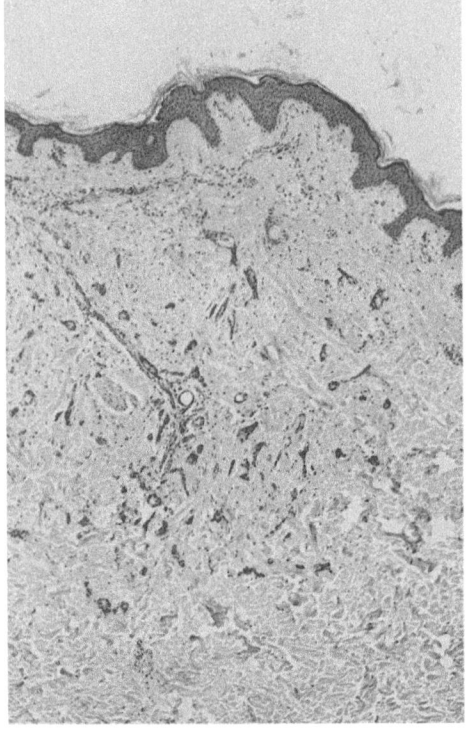

Abb. 191

Abb. 191, 192. Syringome. Basaloide schmale, gebogene, mitunter verzweigte Zellstränge, die hin und wieder Cysten bilden. Sie liegen in einem dichten Bindegewebsstroma mit teilweise verklumptem elastischem Fasernetz. Die Cystenwand besteht aus zwei Zellreihen, die apokrinen Zellelementen ähneln. Oft haben sie einen konischen Schwanz aus Epithelien und erinnern dann an die Form einer Kaulquappe

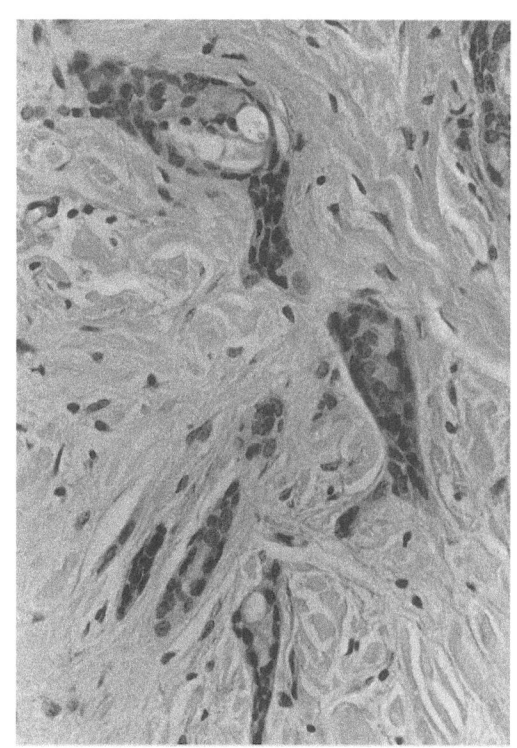

Abb. 192. Stärkere Vergrößerung

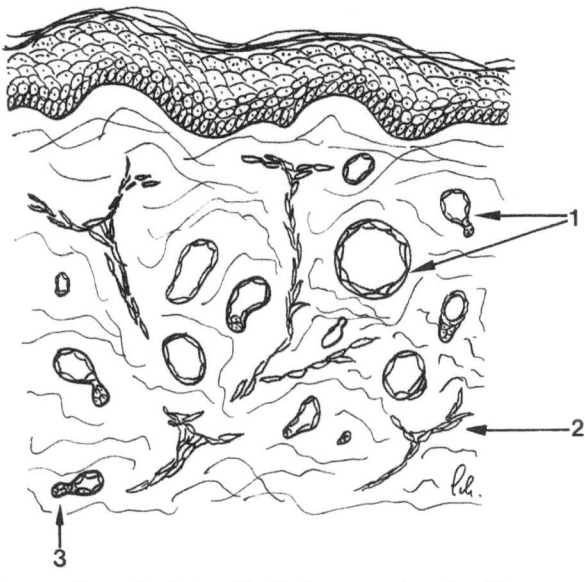

Abb. 193. (*1*) Im Corium zahlreiche Ausführungsgänge apokriner Schweißdrüsen, deren Wand mit 1–2 Reihen epithelialer Zellen ausgekleidet ist. (*2*) Solide Stränge basophiler Epithelzellen, die keine Verbindung zu den Ausführungsgängen haben. (*3*) Mehrere Lumina mit kommaähnlichem Anhang aus Epithelzellen, sog. Kaulquappenformen

Seborrhoische Warze (Verruca seborrhoica sive senilis)

Die histopathologischen Merkmale sind

- ortho-Hyperkeratose, Akanthose und Papillomatose.
- Es handelt sich um einen benignen, meist exophytischen *fibroepithelialen Tumor*, der nach unten scharf begrenzt ist, so wie mit dem Lineal gezogen. Man unterscheidet drei Typen:
    - die solide-keratotische Form,
    - den papillomatösen Typ und
    - den adenoid-netzförmigen Tumor.
- Bei allen Formen fehlen Kernpolymorphie und atypische Mitosefiguren.
- Die solid-hyperkeratotische Form besteht aus dicken verschlungenen Epithelsträngen, die aufgebaut sind aus *basaloiden Keratinocyten*. Sie umschließen Inseln aus bindegewebigem Stroma. Das Stratum corneum buchtet sich stellenweise tief in den Tumor ein. Eine wechselnd zahlreiche Menge von Horncysten ist im Tumorgewebe verstreut.
- Melanin ist ebenfalls wechselnd stark enthalten, von gar nicht bis zu massiver Sättigung.
- Bei der papillomatösen Form finden sich stark proliferierende und sich verzweigende basaloide Zellstränge und weniger zahlreiche Horncysten.
- Bei der adenoiden Form sind so gut wie keine Horncysten zu sehen, dafür aber findet sich ein dichtes Netz aus Doppelzellreihen, das drüsenähnliche Formationen bildet. In den Maschen des Epithelnetzes ist wiederum ein unterschiedlich zellreiches bindegewebiges Stroma vorhanden.
- Von einer „*aktivierten*" seborrhoischen Warze spricht man dann, wenn als Folge einer Irritation Stachelzellinseln (deutlich etwas eosinophiler, heller gefärbt) im Tumorgewebe auftreten, sog.: „squamous eddies". Auch Einzelzellverhornungen und bowenoide Veränderungen werden beobachtet. Doch nur in äußerst seltenen Fällen kann echte maligne Umwandlung in einen Stachelzellkrebs erfolgen (von vielen Autoren noch bezweifelt).

Abb. 194. Seborrhoische Warze (Verruca seborrhoica sive senilis, Keratosis seborrhoica). Dicke verschlungene Epithelstränge mit ausgeprägt orthohyperkeratotischer Hornschicht. Solid-keratotische Form der Verruca seborrhoica

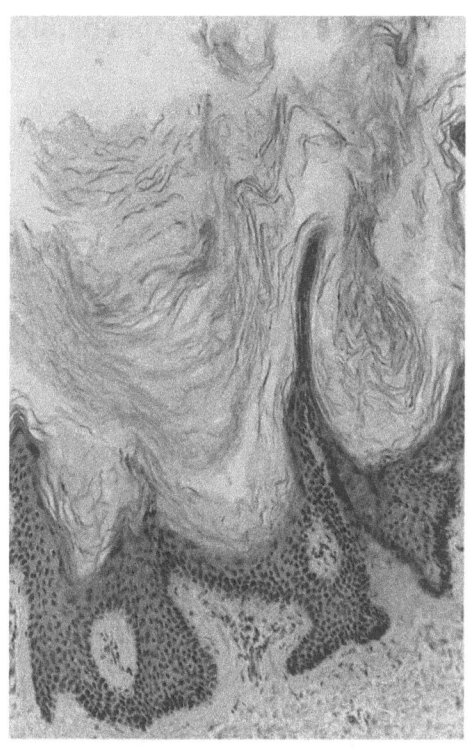

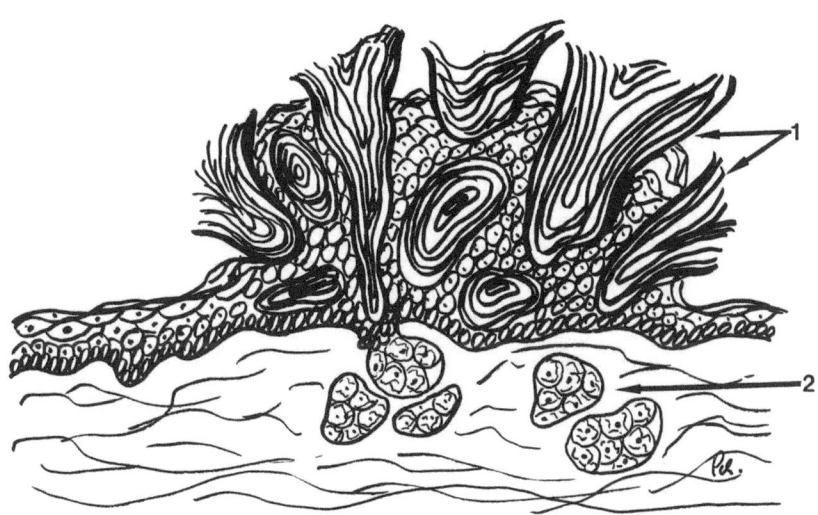

Abb. 195. Keratosis seborrhoica. *(1)* Hyperkeratose und Papillomatose (mäßige Akanthose), *(2)* Talgdrüsen. Die Keratosis seborrhoica sitzt breitbasig dem Corium auf!

Seborrhoische Warze vom papillomatösem Typ

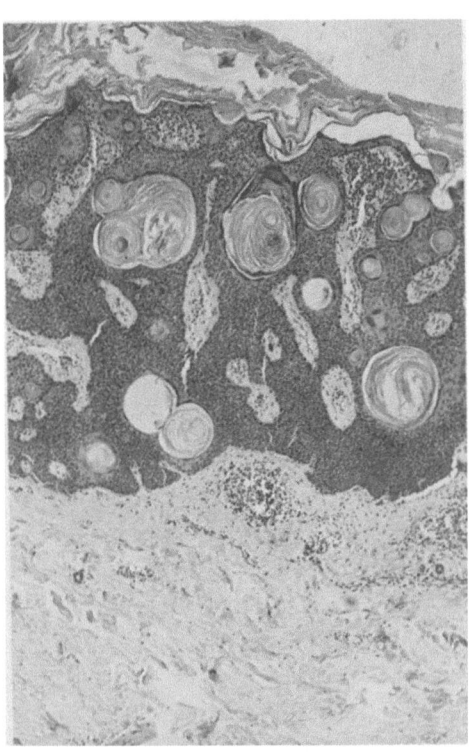

Abb. 196

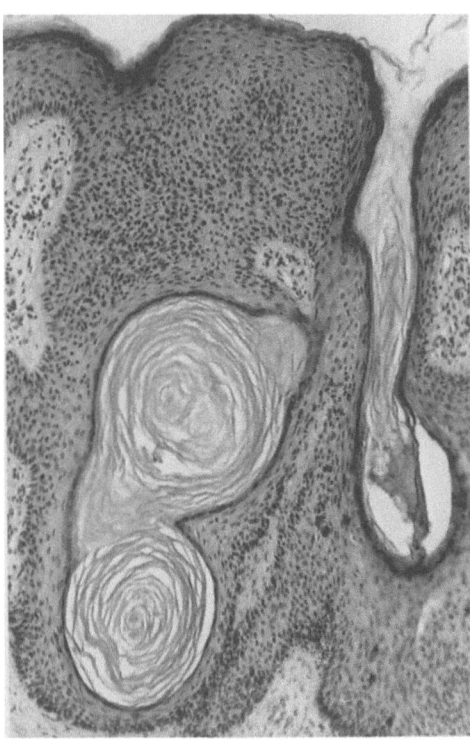

Abb. 197

Abb. 196, 197. Seborrhoische Warze (Verruca seborrhoica sive senilis, Papilloma basocellulare, Keratoma seborrhoicum). Nach unten scharf begrenzter fibroepithelialer Tumor mit stark proliferierenden und sich verzweigenden basaloiden Zellsträngen und Pseudohorncysten. Papillomatös-akanthotischer Typ der seborrhoischen Warze

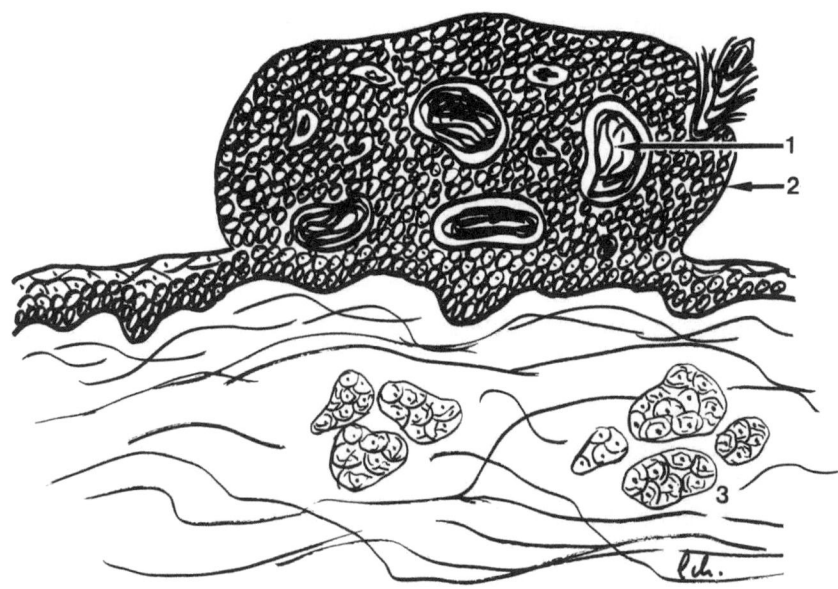

Abb. 198. Seborrhoische Warze. (*1*) Pseudohorncyste, (*2*) Akanthose, (*3*) Talgdrüse. Breitbasig der Epidermis aufsitzendes Papillom

Differentialdiagnose der seborrhoischen Warzen	– Melanomalignom – pigmentierter Morbus Bowen – Lentigo senilis
– Pigmentiertes Basaliom – pigmentierter Naevuszell-Naevus – Angiokeratom	– aktinische Keratose – Naevus verrucosus – Talgdrüsen-Naevus

Das prämaligne Fibroepitheliom (Pinkus-Tumor)

Die histopathologischen Merkmale sind

– Unter einer verschmälerten Epidermis entsteht ein schwammartiges System von epithelialen Septen, die ein gefäß- und zellreiches Stroma einschließen, ähnlich wie bei der adenoiden Form der seborrhoischen Warze. Das Bild kann spitzentuchartig imponieren.

– An den Septen finden sich kleine knötchenförmige Epithelknospen, die sich im späteren Verlauf zu regelrechten *Basaliomen* ausdifferenzieren können.

– Mitunter sind rudimentäre Haarkeime zu finden.

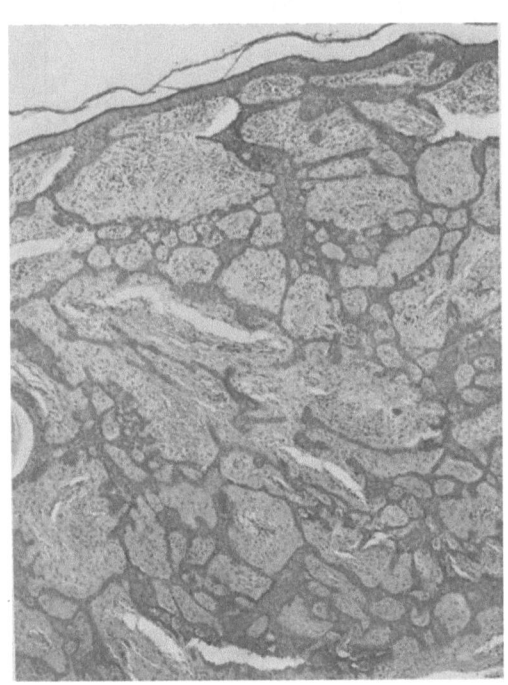

Abb. 199

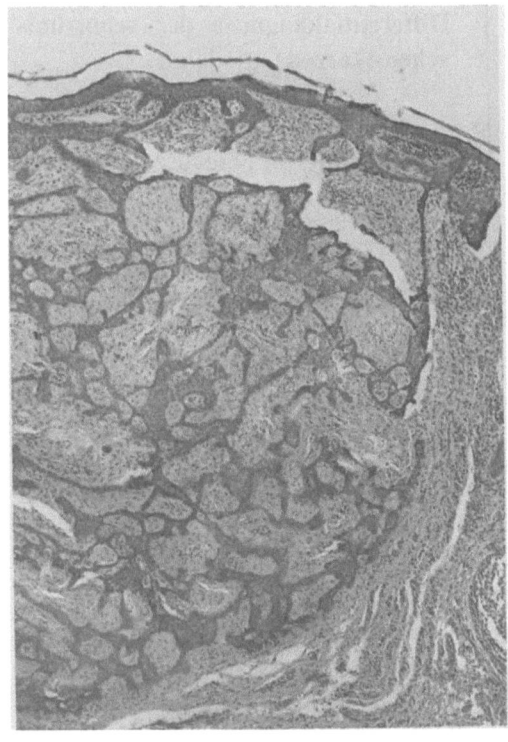

Abb. 200

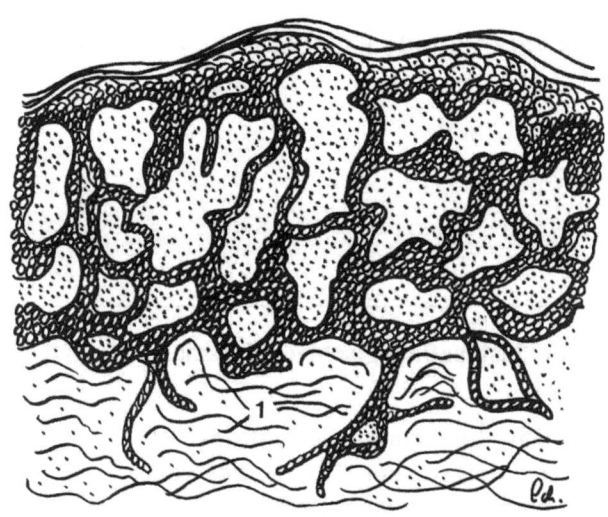

Abb. 201. (*1*) Tief ins Corium eindringende, miteinander anastomosierende Basalzellstränge in einem dichten, fibrösen Stroma

◄ **Abb. 199, 200.** Prämalignes Fibroepitheliom (Pinkus-Tumor). Von einer schmalen Epidermis sich abzweigendes schwammartiges System von epithelialen Septen, die ein gefäß- und zellreiches Stroma einschließen. Kleine Epithelknospen an den Septen, die sich zu Basaliomen ausdifferenzieren können

Das verkalkende Epitheliom (Malherbe, Pilomatrixom)

Die histopathologischen Merkmale sind

- Das Epithelioma calcificans ist ein tiefsitzender Tumor, der von normaler Haut bedeckt ist, sich derb anfühlt und in der Regel als Solitär vorkommt. Histogenetisch handelt es sich um ein *Pilomatrixom* (von „Haarmatrix").
- Die Histologie des Malherbe-Tumors ist immer absolut charakteristisch. Häufiger ist dieser regelrecht eingekapselt und liegt entweder im Corium oder in der Subcutis.
- In einem gefäßreichen Bindegewebsstroma sind unregelmäßig durcheinander liegende Inseln und Großverbände von Epithelien eingelagert. Diese bestehen aus zwei Zellarten: kleinen basaloiden Zellen mit tief basophilen Nuclei und den sog. *Schattenzellen*. Bei der H.E.-Färbung tingieren sich letztere blaßrosa und geben keine Kernfärbung. In der Mitte der Schattenzellen liegt anstatt des Kernes ein ungefärbter Schatten.
- Die basaloiden Zellen gehen nach und nach in Schattenzellen über. In älteren Tumoren können sich daher evtl. nur Schattenzellen finden.
- In der Nähe der Schattenzell-Aggregate ist sehr häufig eine makrophagenhaltige Aufräumreaktion mit multinukleären Fremdkörper-Riesenzellen vorhanden.
- Mitunter ist Melanin im Tumorgewebe zu beobachten.
- Im späteren Verlauf bildet sich vor allem in den Schattenzell-Formationen Kalk, öfter sehr reichlich. Aus diesen Kalkeinlagerungen können *sekundäre Osteome* hervorgehen (Epithelioma ossificans).
- Eine echte metastasierende Geschwulst ist nie Folge eines verkalkenden Epithelioms.

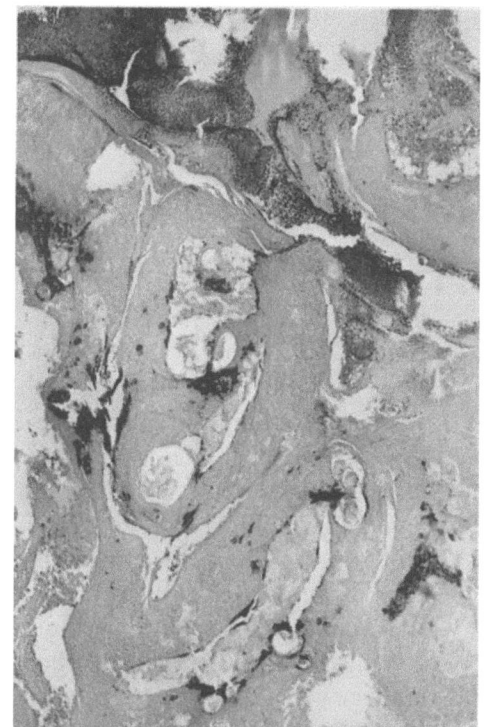 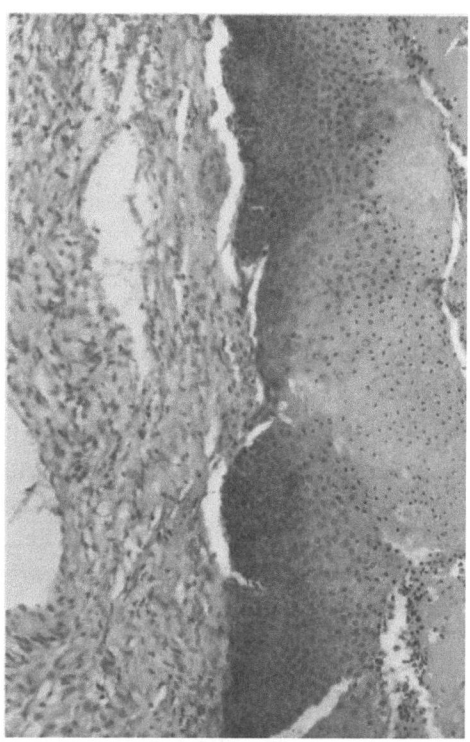

Abb. 202, 203. Verkalkendes Epitheliom Malherbe (Pilomatrixom). Unregelmäßig durcheinander liegende Inseln und Großverbände von Epithelien eingebettet in ein gefäßreiches bindegewebiges Stroma. Die Epithelstränge bestehen aus kleinen basaloiden Zellen mit tief basophilen Kernen und aus den sogenannten Schattenzellen (in der HE-Färbung blaßrosa gefärbt mit gerade noch erkennbaren Zellgrenzen und einem ungefärbten Schatten an der Stelle des Kernes. Im Bereich der Schattenzellen ist es zur Kalkablagerung gekommen (Abb. 202)

Cylindrom (Spiegler-Tumoren)

Die histopathologischen Merkmale sind

- Bildung zahlreicher unterschiedlich großer Läppchen und Inseln aus basaloiden Epithelien, die von einer Glashaut-ähnlichen, hyalinen, *PAS-positiven Basalmembran* eingescheidet werden.
- Der Tumor wird von *zwei Zellarten* aufgebaut: In der Mitte der Läppchen liegen Zellen mit großen, ovalen, nur schwach angefärbten Nuclei. Peripher und zwischen den letzteren sind Zellen vorhanden, die außen palisadenförmig angeordnet sind und kleine runde, dunkle Kerne besitzen. Einige Zellen enthalten PAS-positive hyaline Tropfen (Granula).
- Auch Drüsenlumina werden gefunden, die von zwei Zellreihen umgeben sind, von denen die innere apokrine Sekretion zeigt. Sie sehen z.T. wie Schweißdrüsen-Ausführungsgänge aus.
- Wie bei allen Tumoren der Hautanhangsgebilde ist ein reichliches bindegewebiges Stroma zu sehen.
- Nur *sehr selten* kommt es zu echter maligner Entartung.
- Neben der H.E.- sollte immer eine PAS-Färbung gemacht werden.

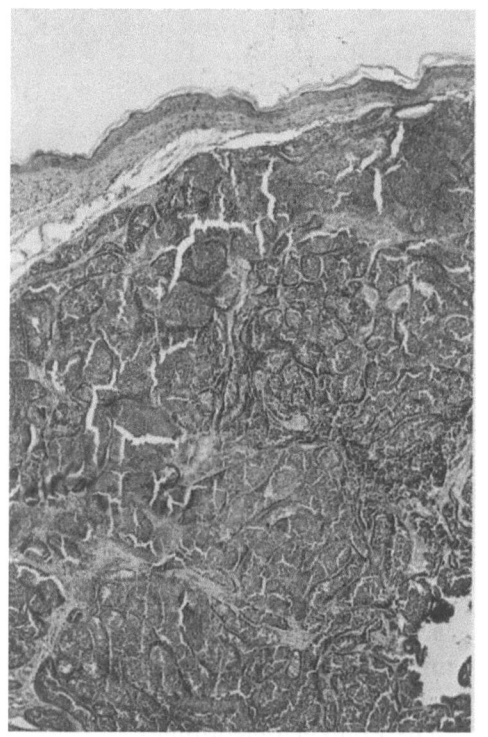
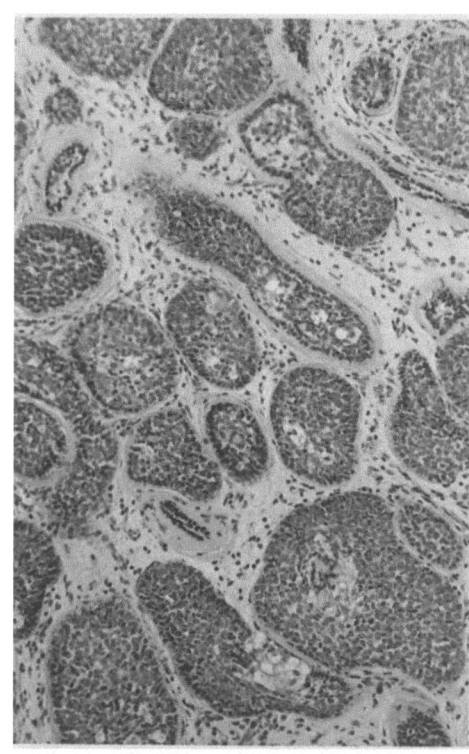

Abb. 204, 205. Cylindrom (Spiegler-Tumoren). Im Corium liegen zahlreiche unterschiedlich große Läppchen und Inseln aus basaloiden Epithelien, die von einer Glashaut-ähnlichen, hyalinen, PAS-positiven Basalmembran eingescheidet sind. In der Mitte der Läppchen liegen Zellen mit großen, ovalen, chromatinarmen Kernen, peripher außen in palisadenförmiger Anordnung Zellen mit kleinen runden chromatindichten Kernen. In der Geschwulst kommen darüber hinaus von zwei Zellreihen begrenzte Drüsenlumina vor, von denen die innere Zellreihe apokrine Sekretion zeigt. Reichliches bindegewebiges Stroma

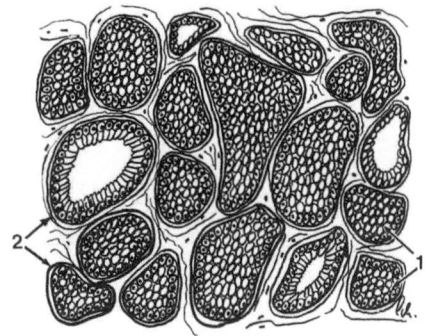

Abb. 206. (*1*) Im Corium liegende Epithelzellinseln, (*2*) umgeben von einer hyalinen Membran. Zwei Zelltypen: mit dunklem Nukleus und schmalem Cytoplasma sowie große helle Zellen, mit großem Cytoplasma

Fibroma molle (pendulans)

Die histopathologischen Merkmale sind

– Es handelt sich um meist kleine, gestielt der Haut aufsitzende, flache Papillome mit einer relativ dünnen Epidermis und einem lockeren Bindegewebsstroma. Letzteres enthält feine elastische Fasern und dünnwandige Gefäße, jedoch keine Haarfollikel und Schweißdrüsen.
– Größere weiche Fibrome stellen Ausstülpungen aller Hautschichten dar (Hauthernien). Sie weisen häufiger eine stärkere ortho-Hyperkeratose auf.
– Zwei Sonderformen kommen vor: Die *fibrösen Papeln der Nase* mit narbenähnlichem kollagenen Gewebe und mit meist reichlich vorhandenen Gefäßen – und die sog. *peri*-folliculären Fibrome mit meist relativ dicken kollagenen Faserbündeln um leicht atrophische Follikel angeordnet.

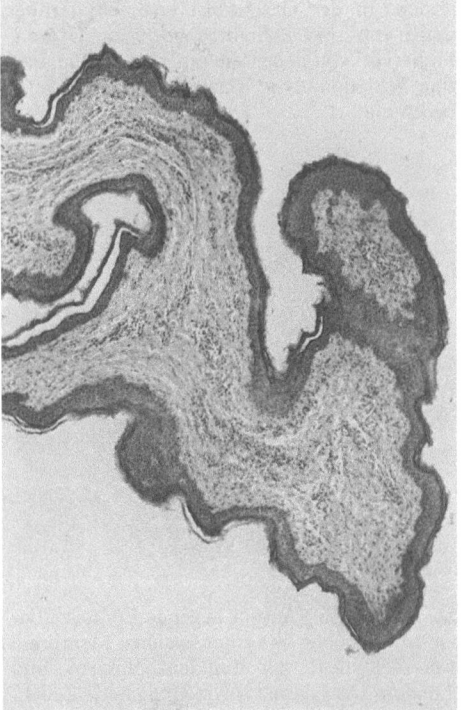

Abb. 207

Abb. 207, 208. Fibroma molle (Fibroma pendulans, gestieltes Fibrom, weiches Fibrom, Akrochordon). Meist relativ dünne Epidermis und lockeres Bindegewebsstroma mit dünnwandigen, weitgestellten Gefäßen und sehr feinen elastischen Fasern

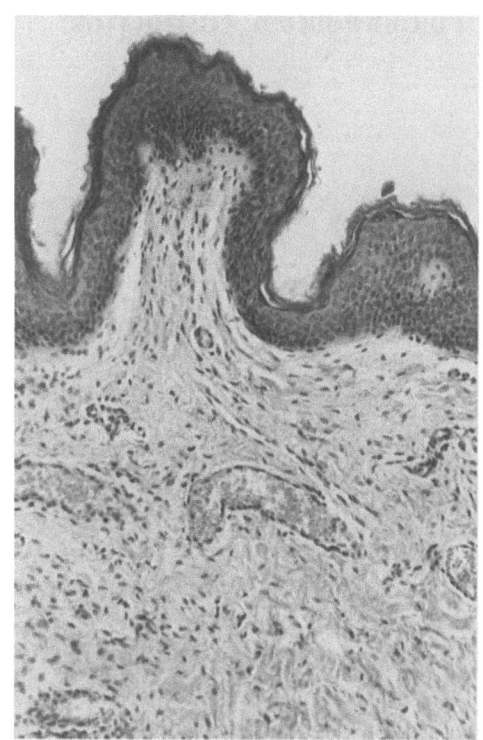

Abb. 208. Stärkere Vergrößerung

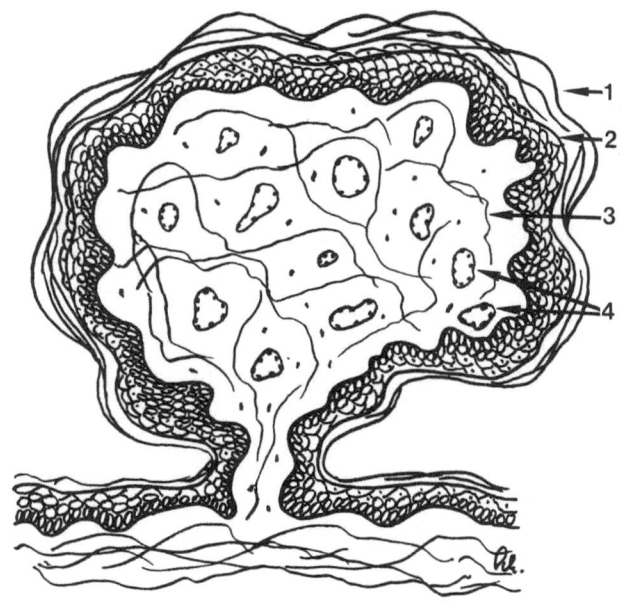

Abb. 209. (*1*) Hyperkeratotische und (*2*) hyperplastische Epidermis, (*3*) lockeres Geflecht kollagener Fasern, (*4*) zahlreiche Kapillaren

Fibroma durum, Histiocytom

Die histopathologischen Merkmale sind

- Es gibt mehr faserreiche Formen *(Fibroma durum sensu strictiori)* und zellreichere Arten *(Histiocytome)*, jedoch zahlreiche Übergangsformen dieser beiden Typen. Oft ist keine Trennung in zwei Arten möglich.
- Es ist eine unregelmäßige Proliferation von Fibroblasten vorhanden, die junges Kollagen bilden, das in verschlungenen Bändern oder netzförmig angeordnet ist. Dazwischen finden sich Inseln von Zellen, die Lipide, Hämosiderin und auch Melanin enthalten. Regelrecht „*hämosiderierte*" Formen kommen vor (positive Eisenfärbung), aber auch solche mit *Schaumzellen* (positive Fettfärbung: *xanthomatisierte Histiocytome*).
- Die Geschwülste weisen keine Kapseln auf, wohl aber am Rand kleinere oder größere Lymphocyten-Aggregate (z. T. perivasculär orientiert, sog. lymphocytäre Abszesse).
- Die Epidermis über den Tumoren kann verdünnt sein. Meist ist sie akanthotisch verbreitert oder zeigt *pseudobasaliomatöse Hyperplasie* mit zumeist stärkerer Pigmentierung im Bereich des Stratum basale. Zwischen der Epidermis und der eigentlichen Geschwulst befindet sich ein schmaler Streifen unveränderten Bindegewebes.
- Gelegentlich können geringgradige Pleomorphie der Zellkerne gefunden werden und einzelne Mitosen.
- Kapillaren mit großen Endothelzellen sind meist reichlich vertreten.
- Die Subcutis wird in der Regel nicht befallen.
- Neben der H.E.-Färbung können Fett-, Eisen- und van Gieson-, evtl. auch Gitterfaserfärbungen nützlich sein.

Abb. 210–212. Histiocytom (Fibroma durum, Dermatofibroma lenticulare, Nodulus cutaneus). Zellreicher Tumor, hier mit geringerer Faserbildung (eigentliches Histiocytom) entstanden durch unregelmäßige Proliferation von Fibroblasten. Dazwischen liegen Zellen (Histiocyten), die Hämosiderin (Abb. 211) oder Lipide (Abb. 212) speichern. Bei der letzteren Form findet man auch Schaumzellen und Toutonsche Riesenzellen

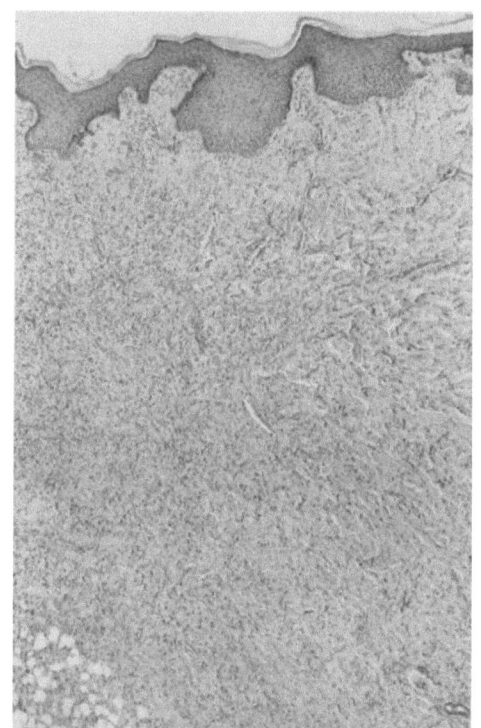

Abb. 210

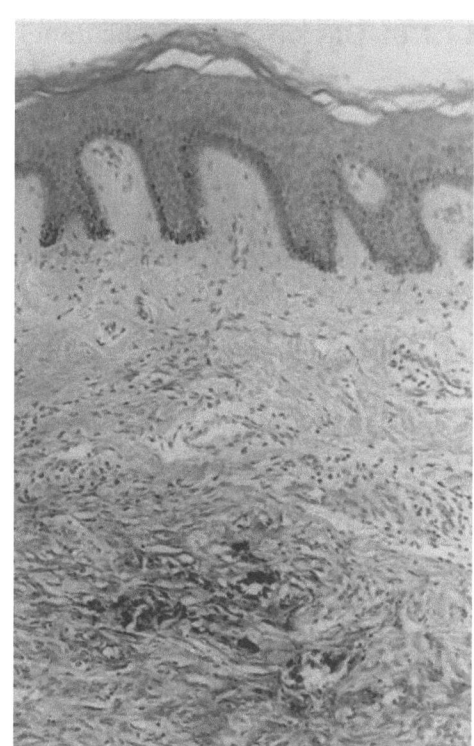

Abb. 211

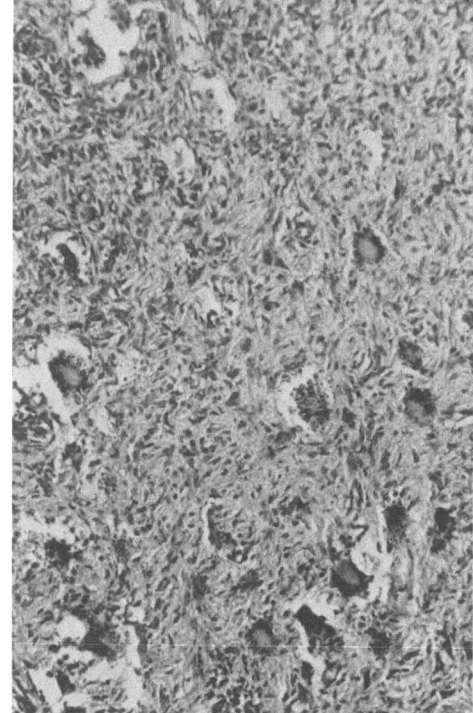

Abb. 212

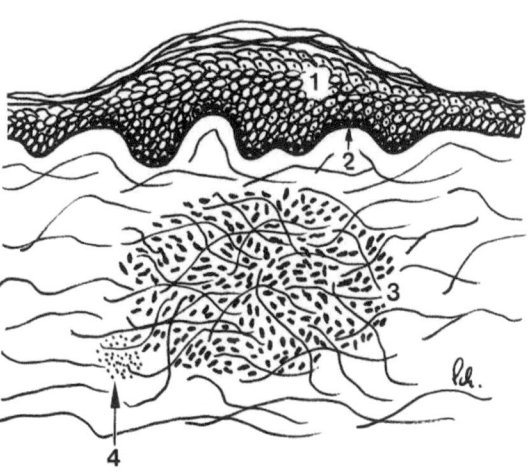

Abb. 213. (*1*) Akanthose, (*2*) Hyperpigmentierung im Stratum basale. (*3*) Im Corium Ansammlung von Histiocyten, (*4*) lymphocytärer Mikroabszeß – nicht obligat

8.1.1.14 Das kavernöse (subcutane) Haemangiom

Die histopathologischen Merkmale sind

- Im unteren Corium und in der Subcutis finden sich große, unregelmäßig begrenzte Hohlräume, die prall mit Blut (Erythrocyten) gefüllt sind. Sie sind von einer einfachen Schicht aus Endothelien ausgekleidet.
- Die Wände der kavernösen Lumina bestehen aus eben diesem Epithel und einer fibrösen äußeren Hülle aus gewucherten Adventitiazellen.
- Die kavernösen Haemangiome werden von normaler Epidermis bedeckt.

Eng verwandt mit den kavernösen Haemangiomen sind zwei weitere Sonderformen:
- Die senilen Angiome, die ungemein häufig vorkommen, und
- Das gewöhnliche, umschriebene Angiokeratom, das seltener vorkommt.

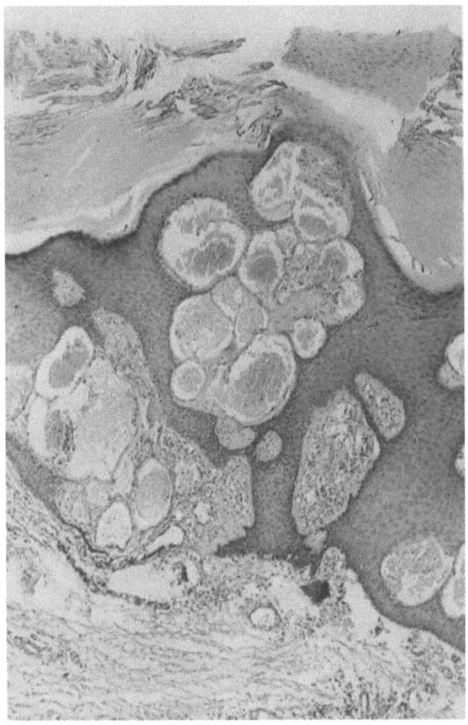

Abb. 214. Papulöses Angiokeratom. Dilatierte Kapillaren im oberen Corium, partiell von elongierten Reteleisten umschlossen. Hier handelt es sich um eine ältere Läsion mit starker Verhornung (Orthohyperkeratose mit parakeratotischen Anteilen) und völliger Umscheidung einiger dilatierter Kapillaren durch Reteleisten der Epidermis

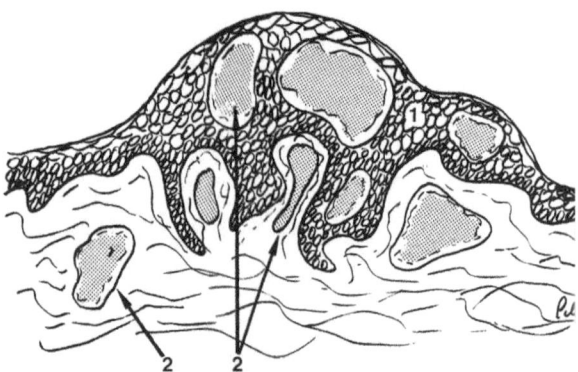

Abb. 215. Angiokeratom. (*1*) Akanthose der Epidermis. (*2*) Erweiterte Gefäße, die bis in die obersten Epidermisschichten vordringen und prall mit Erythrocyten gefüllt sind

Das senile Angiom stellt eine umschriebene Ansammlung eng beieinander liegender, zum Teil gewundener, weitgestellter Kapillaren dar, die prall mit Erythrocyten angefüllt sind. Oft findet sich eine aktive Proliferation der Endothelzellen. In alten Läsionen können die Gefäßwände verdünnt sein, evtl. nur aus Endothel bestehen. Dafür sind dann die Lumina besonders weit. Die

Epidermis kann dann Abflachung der Reteleisten aufweisen.

Das umschriebene *Angiokeratom* zeigt ortho-Hyperkeratose, Akanthose und Papillomatose der Epidermis mit Proliferation der Reteleisten. Stark erweiterte Kapillaren liegen im oberen Corium, z.T. in der Epidermis: die sog. *intraepidermalen Blutseen*. Über den Blutcysten kann die Epidermis verdünnt sein.

8.1.1.15 Das Lymphangiom

Es kommt in zwei Typen vor:
- Das *Lymphangioma cutis circumscriptum* ist die oberflächliche Variante und
- Das *Lymphangioma cavernosum* ist die tiefe Verlaufsform.

Lymphangiome werden insgesamt seltener als Haemangiome beobachtet.

8.1.1.15.1 Das Lymphangioma cutis circumscriptum:

Die histopathologischen Merkmale sind

- Im oberen Corium finden sich cystisch erweiterte Lymphgefäße mit einfacher Endothelauskleidung. Die Lumina enthalten Lymphe und etliche Lymphocyten.
- Der Gesamtaufbau ähnelt stark dem des Angiokeratoms, nur daß hier in den cystischen Hohlräumen keine Erythrocyten liegen. Die nach unten proliferierenden Epidermisleisten umschließen zum Teil die Lymphgefäße (*intraepidermale Lymphseen*).
- Die bedeckende Epidermis kann ortho-Hyperkeratose aufweisen.

8.1.1.15.2 Das Lymphangioma cavernosum

Histopathologisch finden sich hier

- im mittleren und tieferen Corium große, unterschiedlich geformte, mit Lymphe gefüllte kavernöse Hohlräume mit einfacher Endothelschicht.
- Die bedeckende Epidermis kann normal oder leicht atrophisch verstrichen sein.

Seltener kommen gemischte kapilläre *Haemo-Lymphangiome* vor. Hier sind in vielen Lumina Erythrocyten vorhanden. Thromben können sich bilden.

8.1.1.16 Die Leiomyome
Abbildung s. S. 177, 178

Sie kommen in 3 Formen vor:
- *Multiple Hautleiomyome*, denen eine Hyperplasie der glatten Muskelfasern des Haarfollikels (Mm. arrectores pilorum) zugrunde liegen,
- *solitäre Angioleiomyome*, die sich meist von der Muscularis venöser Gefäße herleiten – und
- *solitäre Genitoleiomyome*, z. B. im Bereich von Scrotum, Vulva oder Warzenvorhof, die von Hautmuskeln (Tunica dartos) ihren Ausgang nehmen (Muscularis sexualis).

8.1.1.17 Urticaria pigmentosa (Mastocytom, Mastocytose)
Abbildung s. S. 179 u. 180

8.1.1.18 Das Lipom

Die histopathologischen Merkmale sind
- Aufbau aus reifem Fettgewebe in der Subcutis.
- Lipome bestehen aus Läppchen (kleinere und größere Knollen) mit z. T. vergrößerten, z. T. normal-großen Fettzellen.
- Sie können, aber müssen nicht, eine dünne Kapsel aus Bindegewebe haben.
- Ist zwischen den Fettläppchen sehr reichlich Bindegewebe vorhanden, spricht man von *Lipofibromen*.
- Beim *Angiolipom* sind außerdem sehr reichlich Kapillaren – z. T. in Konvoluten eingestreut.

8.1.1.19 Die Neurofibromatose (Morbus Recklinghausen)
Abbildung s. S. 182

Die *Neurofibromatose* ist eine Phakomatose. Die zum Krankheitsbild gehörenden Hauttumoren, die *Neurofibrome*, stehen objektiv und auch subjektiv, d. h. für den Patienten selbst, oft ganz im Vordergrund des Krankheitsbildes.

8.1.1.20 Morbus Fox-Fordyce
Abbildung s. S. 184

Ätiologisch ist der Morbus Fox-Fordyce schwer einzuordnen. Der vermehrten und hyperplastischen apokrinen Drüsen wegen wurde er hier quasi als „Anhang" unter den Hamartomen geführt. Andere Autoren vermuten als Ursache eine Atopie oder eine chronische Entzündung unbekannter, möglicherweise auch endokriner Ursache.

Die Leiomyome

Die histopathologischen Merkmale der Leiomyome sind

- Alle drei Formen setzen sich aus untereinander verschlungenen Bündeln von *glatten Muskelfasern* zusammen.
- Die Bündel erscheinen gerade oder leicht wellig. Sie enthalten zentral gelegene dünne, relativ lang-gestreckte, aber an ihren Enden abgestumpfte Zellkerne.
- Zwischen den Muskelbündeln befindet sich kollagenes Bindegewebe.
- Neben der H.E.-Färbung sollte unbedingt eine van Gieson- oder Mallory-Färbung durchgeführt werden, weil letztere durch den Farbunterschied Kollagen und Muskelgewebe voneinander differenzieren läßt.
- *Angioleiomyome* lassen immer – am besten im Serienschnitt – die Beziehung zu einem Gefäß erkennen.

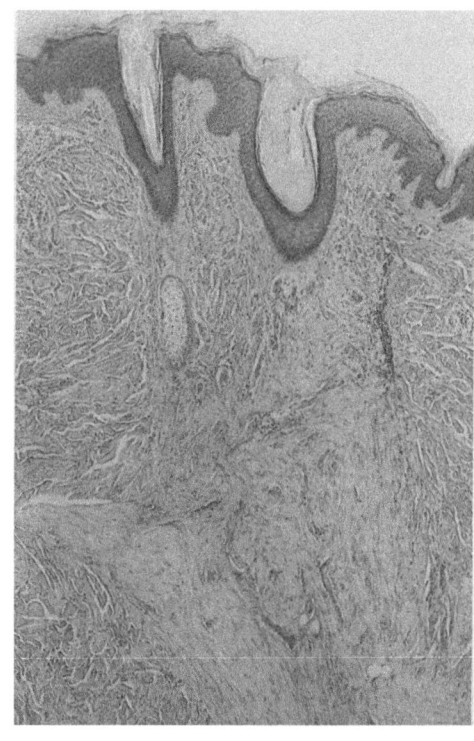

Abb. 216

Abb. 216, 217. Leiomyom. Untereinander verschlungene Bündel von glatter Muskulatur im Corium. Die Muskelfasern enthalten zentral liegende, langgestreckte an ihren Enden abgestumpfte Kerne. Zwischen den Muskelbündeln befinden sich kollagene Fasern

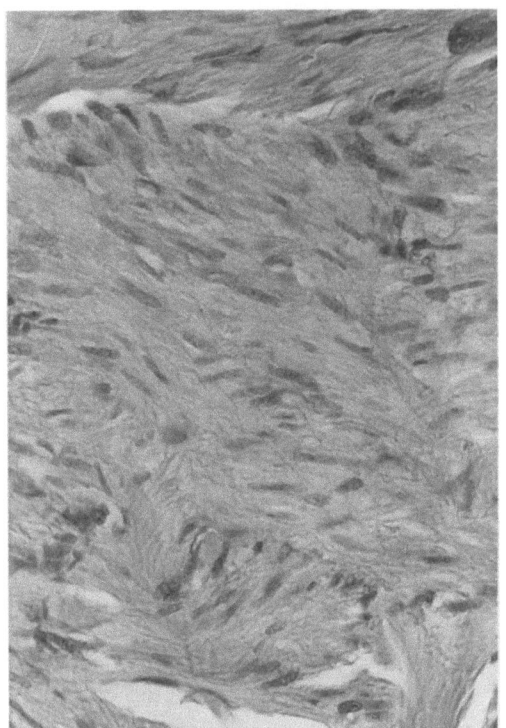

Abb. 217. Stärkere Vergrößerung des Leiomyom-Gewebes

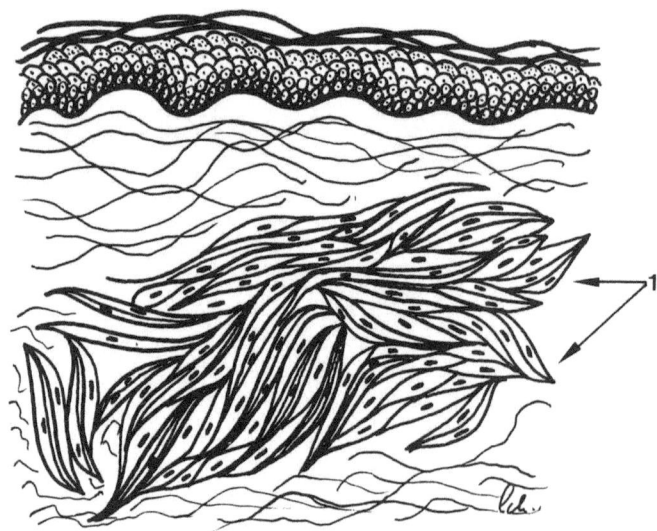

Abb. 218. Leiomyom. (*1*) Bündel glatter Muskelfasern mit zentral gelegenen, zigarrenförmigen Kernen

Urticaria pigmentosa (Mastocytom, Mastocytose)

Die histopathologischen Merkmale sind

- Infiltrate aus Mastzellen im Corium. Mastzellen imponieren als relativ große, kubische, z. T. auch spindelförmige Zellen mit basophilen, metachromatischen Granula im reichlichen Cytoplasma. Zu ihrer Darstellung eignet sich vorzüglich die Toluidinblau-Färbung.
- Im Stratum basale ist oft reichlich Melanin eingelagert.
- Bei *isolierten Mastocytomen* sind die Mastzellen dicht-bei-dicht in tumorähnlicher Aggregation angeordnet.
- Bei der *Mastocytose (Urticaria pigmentosa)* finden sich die Mastzellen besonders zahlreich um die Gefäße herum gelagert.

Abb. 219

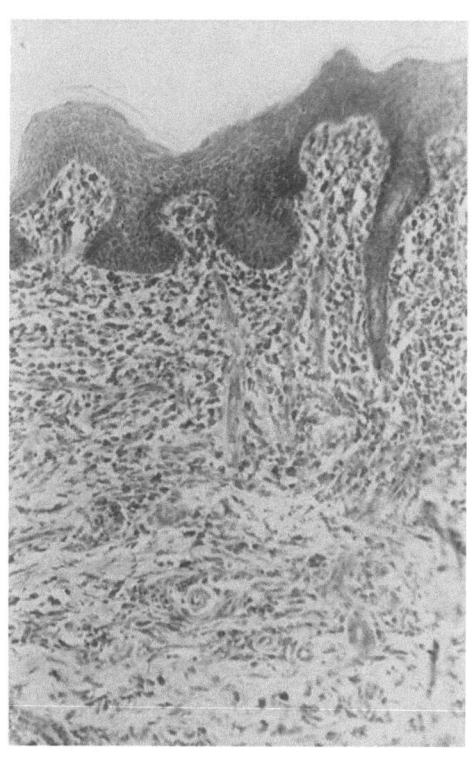

Abb. 219–221. Urticaria pigmentosa (Mastocytom, Mastocytose). Oft akanthotisch verbreitertes Rete Malpighii mit reichlich eingelagertem Melanin. Im oberen Corium liegt ein aus Mastzellen bestehendes Infiltrat, das in den Abbildungen durch die Toluidinblau-Färbung (pH$_{3,5}$) dargestellt ist. Die Mastzellen sind an den bei dieser Tingierung sich metachromatisch färbenden Granula leicht zu erkennen

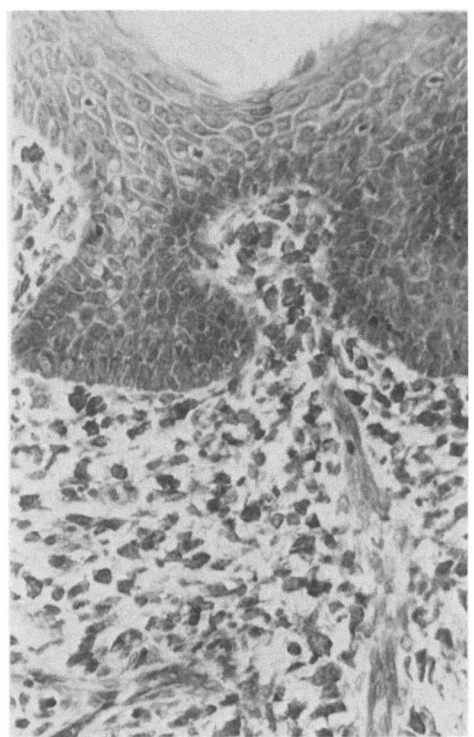

Abb. 220. Urticaria pigmentosa, stärkere Vergrößerung

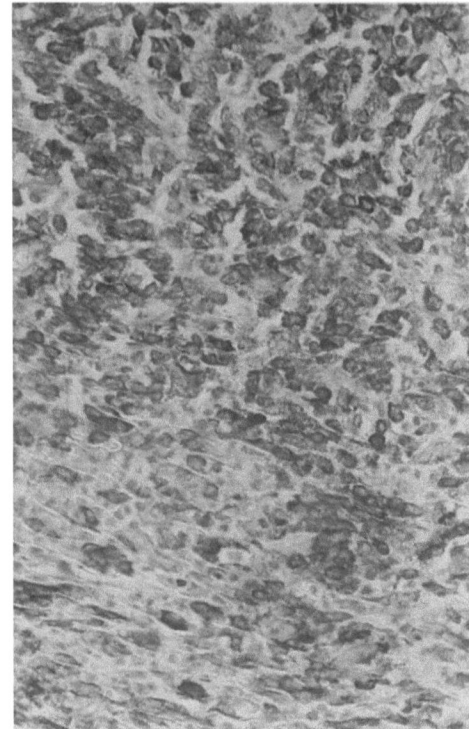

Abb. 221. Mastzell-Granula

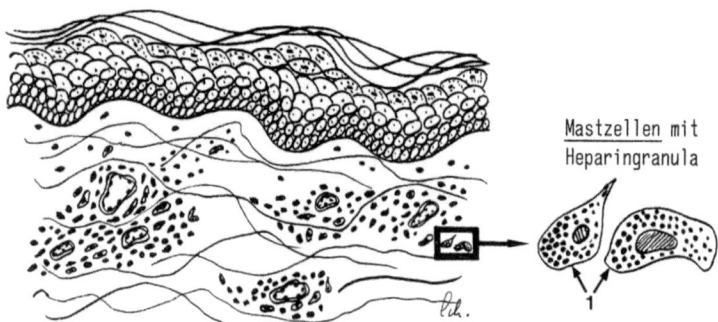

Abb. 222. (*1*) Mastzellen mit Heparingranula. Unspezifisches, perivasculär angeordnetes Infiltrat mit mehreren Mastzellen

Die Neurofibromatose (Morbus Recklinghausen)

Die histopathologischen Merkmale der *Neurofibrome* sind

- Neurofibrome sind *Tumoren der Nervenscheiden,* die nicht eingekapselt sind.
- Das Tumorgewebe kann sich durch das ganze Corium bis in die Subcutis erstrecken.
- Es ist aus welligen Fasern jungen Kollagens zusammengesetzt, die in lockeren Bündeln liegen und z.T. Wirbel bilden. Das elastische Fasernetz kann vollständig fehlen. Dafür finden sich zahlreiche gewellte Gitterfasern (Gitterfaser-Färbung!).
- Zwischen den Fasern des fein-fibrillären Stromas sind zahlreiche Spindel- oder Sternzellen mit kleinen ovalen Kernen vorhanden.
- Verstreut sind auch Mastzellen zu erkennen.
- Im Tumorgewebe sind außerdem dünne marklose Nervenfasern nachweisbar (Bodiansche Färbung).
- Auffällig sind oft Herde von mukoider Degeneration des Kollagens.
- Maligne Entartung kommt relativ selten vor: *Neurofibrosarkom*.
- *Empfohlene Färbungen:* H.E., Gitterfaserfärbung, van Gieson-Elastica, Bodiansche Färbung, evtl. Toluidin-Blau.

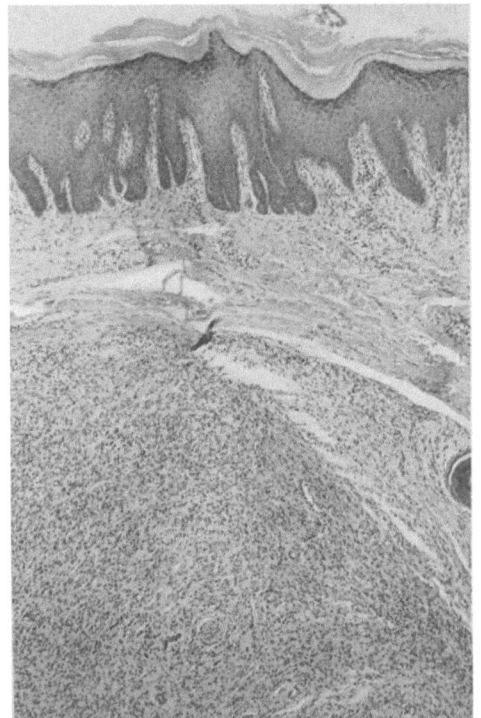 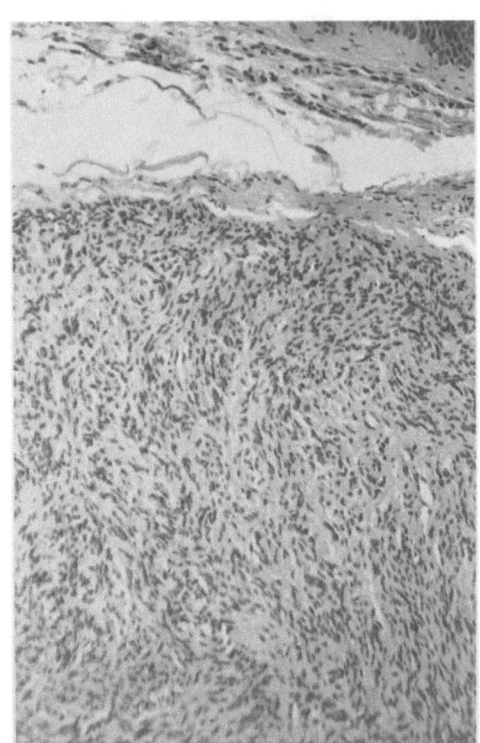

Abb. 223, 224. Neurofibrom. Nicht eingekapselter, Fasern bildender Tumor im Corium (oft bis in die Subcutis fortgesetzt). In lockeren Bündeln liegende, zum Teil Wirbel bildende, wellige Fasern jungen Kollagens und gewellte Gitterfasern. Zwischen den Fasern liegen zahlreiche Spindel- oder Sternzellen mit kleinen ovalen Kernen. Auffällig sind oft Herde von mukoider Degeneration des Kollagens

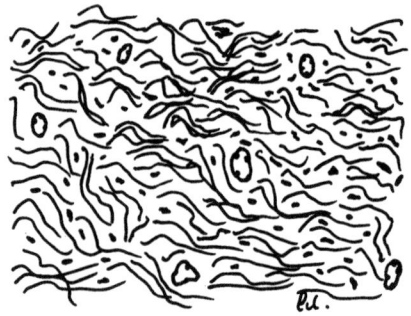

Abb. 225. Schema der geflechtartigen Faseranordnung

Morbus Fox-Fordyce

Die histopathologischen Merkmale sind

– Dem Charakter nach ist diese Dermatose eine *Miliaria apocrina,* d. h. es kommt zu einer apokrinen Schweißretention.
– An epidermalen Veränderungen findet man ortho-Hyperkeratose, um die Follikel herum stellenweise auch Parakeratose und eine unregelmäßige Akanthose mit verlängerten Reteleisten.
– Im Corium sind perivasculär und um die apokrinen Schweißdrüsen herum (periglandulär) mäßigstarke Rundzellinfiltrate mit einzelnen Mastzellen vorhanden. Prima vista liegt also das Bild einer *chronischen Dermatitis* vor.
– Hinzu treten Veränderungen im apokrinen Apparat. Die apokrinen Drüsen zeigen mehr oder weniger starke Epithelhyperplasie. Die apokrinen Schweißdrüsen-Ausführungsgänge sind durch homogenes basophiles Material verstopft. Proximal von diesen Obstruktionsstellen sind die Ausführungsgänge dilatiert; das Material in letzteren ist PAS-positiv. Es kann zu Rupturen kommen. Dann fließt apokrines Sekret in den oft schon vorher ödematisierten periglandulären Raum.
– Auch um die Follikel herum kann sich etwas Ödem bilden.
– *Färbungen:* H.E. und PAS-Färbung.

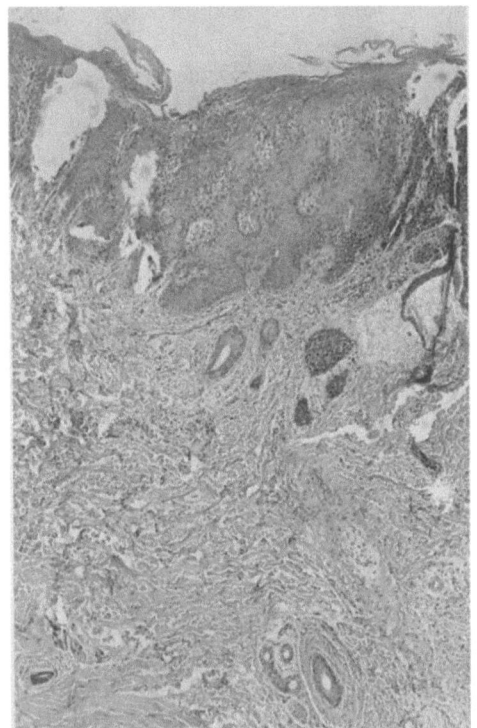

Abb. 226

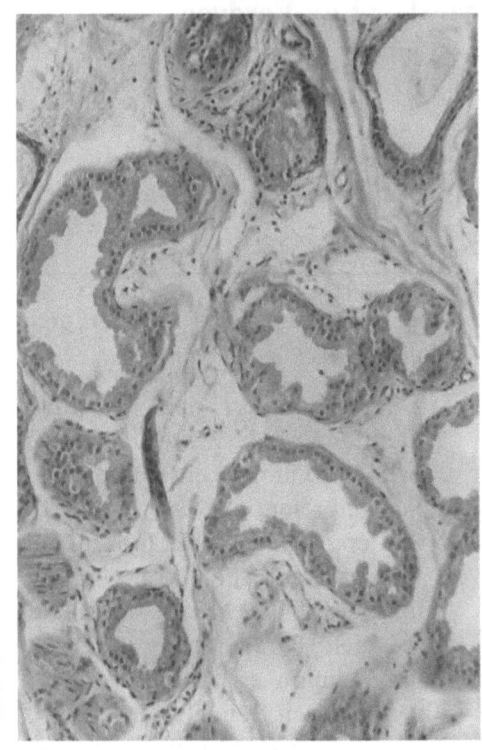

Abb. 227

Abb. 226, 227. Morbus Fox-Fordyce. Unregelmäßige Akanthose der Epidermis mit verlängerten Reteleisten mit teils orthokeratotischer, teils parakeratotischer Verhornung. Im oberen Corium liegt ein unspezifisches perivasculäres Infiltrat. Die apokrinen Schweißdrüsen weisen eine mehr oder weniger starke Epithelhyperplasie auf, die Ausführungsgänge sind dilatiert und enthalten ein homogenes basophil gefärbtes Material (PAS-positiv). Ödem im periglandulären Raum

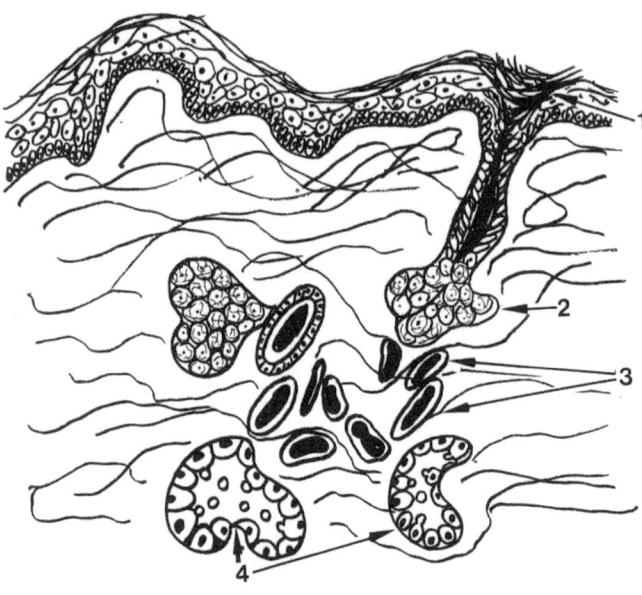

Abb. 228. (*1*) Folliküläre Hyperkeratose, (*2*) Talgdrüse, (*3*) verstopfte apokrine Ausführungsgänge, die basophiles Material enthalten, (*4*) dilatierte apokrine Schweißdrüsen

8.1.2 Praecancerosen
(noch nicht „*echte*" maligne Veränderungen der Haut)

8.1.2.1 Keratosis actinica
(sive senilis) (solare Lentigo)
Abbildung s. S. 187

Diese Präcancerose kann in *3 nur graduell* unterschiedlichen Varianten vorkommen:
- Die *aktinisch-senile Keratose* ist nur wenig über das Hautniveau erhaben,
- das *Keratoma actinicum sive senile* ist deutlich prominent, meist verrukös, imponiert also bereits als Tumor – und
- das *Cornu cutaneum* ist die Maximalvariante mit excessiver Verhornung, wie ein *Horn* geformt und dem Tumor aufsitzend.

Dem Charakter nach sind diese keratotischen Praecancerosen werdende Plattenepithelcarcinome (Spinaliome), im Sinne der Brodersschen Einteilung vom Grad ½!

Keratosis actinica (sive senilis) (solare Lentigo)

Die histopathologischen Merkmale der aktinisch-senilen Keratosen sind

- Die einfache, noch plane senil-aktinische Keratose zeigt im Stratum corneum abwechselnd ortho-Hyperkeratose und Parakeratose. Das Stratum granulosum ist entweder normal oder etwas verbreitert.
- Die Epidermis ist entweder leicht akanthotisch verbreitert oder aber atrophisch verstrichen.
- Papillomatose findet sich nicht. Im Stratum basale ist das Melaninpigment meist vermehrt, ebenfalls die Melanocyten-Zahl.
- Im oberen Corium sieht man sowohl diffus als auch perivasculär ein entzündliches Infiltrat aus Lympho- und Histiocyten sowie Plasmazellen in wechselnd starker Anzahl.
- Die Haarfollikeltrichter sind hyperplastisch.
- Unter der Epidermis bildet sich häufig ein Spalt, der mit etlichen akantholytischen Zellen gefüllt sein kann. Der Aspekt ist ähnlich wie beim Morbus Darier. Charakteristisch sind häufig vorhandene, nach unten zugerichtete *Basalzellproliferationen* und eine kräftige *aktinische Elastose*.
- Nach längerem Bestand können mehr oder weniger stark ausgeprägte *„bowenoide" Veränderungen* (d.h. an Morbus Bowen erinnernde) vorhanden sein: Einige atypische Mitosen, Einzelzellverhornungen und Hornperlen.
- Das *aktinische Keratom* zeigt alle oben beschriebenen Veränderungen und dazu Papillomatose und noch kräftigere Parakeratose. Auch das coriale Infiltrat ist meist noch stärker ausgebildet.
- Das *Cornu cutaneum* ist von einer stark elongierten, hornförmigen keratotischen Schicht bedeckt aus ortho- und para-Hyperkeratose. Das Cornu cutanum geht zwangsläufig in ein verhornendes Plattenepithelcarcinom über (nach BRODERS: Grad ½ – 1).

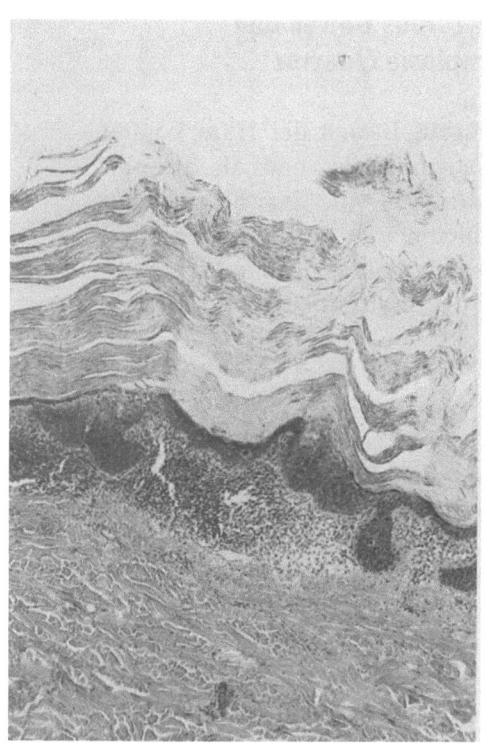

Abb. 229

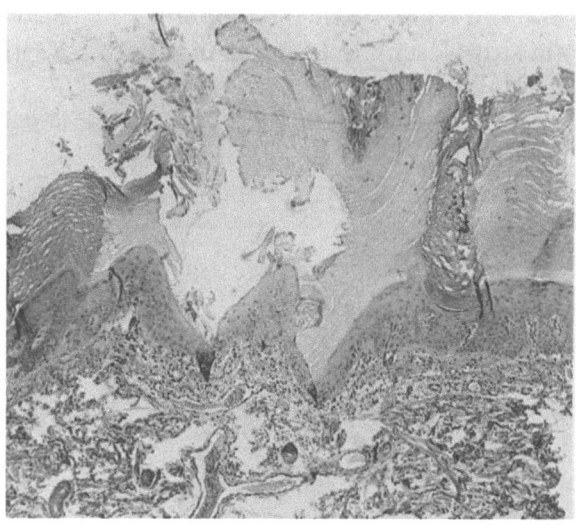

Abb. 230

Abb. 229, 230. Aktinische (solare)-senile Keratose. Breites Stratum corneum mit wechselnden ortho- und parakeratotischen Hyperkeratosen. Das Stratum granulosum ist stellenweise etwas verbreitert. Die Epidermis ist nicht verbreitert, neigt aber zu nach unten gerichteten Basalzellproliferationen. Spaltbildung unter der Epidermis mit einzelnen akantholytischen Zellen (meist keratinisiert). Im Anschluß an die Epidermis folgt im Corium ein teils perivaskuläres, teils diffuses lymphohistiocytäres Infiltrat mit wechselndem Gehalt von Plasmazellen

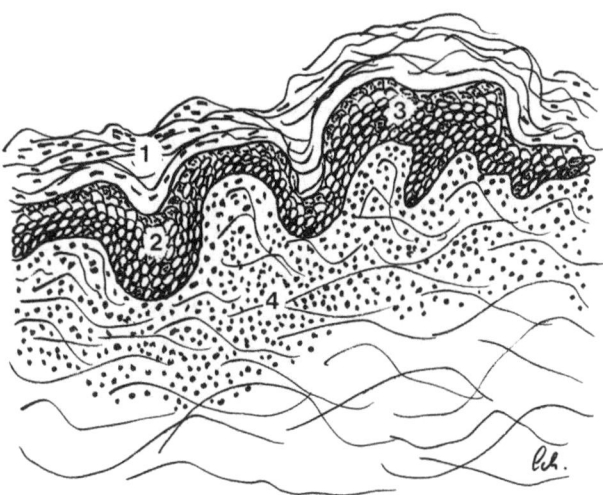

Abb. 231. Solare Keratose (*1*) Parakeratose, (*2*) elongierte Reteleiste, (*3*) Hypergranulose, (*4*) Infiltrat

8.2 Intraepidermale Malignome (in situ-Geschwülste mit malignem Charakter)

8.2.1 Morbus Bowen und Erythroplasie Queyrat

Der Morbus Bowen der Haut kommt als hypertrophische und als atrophische Variante vor. Im Bereich der Halbschleimhäute (z. B. des Genitales) kann sich die dem Charakter nach gleichartige Erythroplasie Queyrat ausbilden.

Die histopathologischen Merkmale sind

– Alle Varianten sind dem Wesen nach „*in situ-Carcinome*", d. h. intraepidermale Stachelzellcarcinome.
– Der Morbus Bowen bildet scharf begrenzte epidermale Läsionen. Mit Ausnahme des Stratum basale wird die gesamte Epidermis befallen, die massive ana- bzw. dysplastische Veränderungen zeigt.
– Im Bereich des Stratum corneum findet sich meist reichlich Parakeratose.
– Die zuweilen atrophische, häufiger hypertrophische Epidermis zeigt einen ungeordneten Epithelaufbau ohne Spongiose. Viele Zellen besitzen hyperchromatische Kerne.
– Regelmäßig sind *große atypische, z. T. verklumpte Mitosen*, Hornperlen, Kernpolymorphie und Corps rond-ähnliche Einzelzellverhornungen mit eosinophilem Cytoplasma und hyperchromatischen Kernen zu beobachten.
– Im Corium ist ein kräftiges entzündliches Zellinfiltrat (Stromareaktion) ausgeprägt.
– Wird die Basalmembran von Tumormassen durchbrochen, die in das Corium eindringen, so liegt ein *Bowen-Carcinom* vor, das ein verhornendes Plattenepithelcarcinom mit malignen Eigenschaften darstellt.
– Die auf Halbschleimhäuten entstehende *Erythroplasie Queyrat* besitzt gleichfalls den Charakter eines intraepithelialen Spinalzellcarcinoms. Cum grano salis sind ähnliche oder gleiche Veränderungen wie beim Morbus Bowen zu beobachten. Es findet sich jedoch keine Hornschicht und die Mehrzahl der Zellen haben geringere Größe und mehr basaloiden Aspekt. Einzelzellverhornungen und große atypische Mitosen sind vorhanden, ebenfalls mehrkernige Riesenzellen.

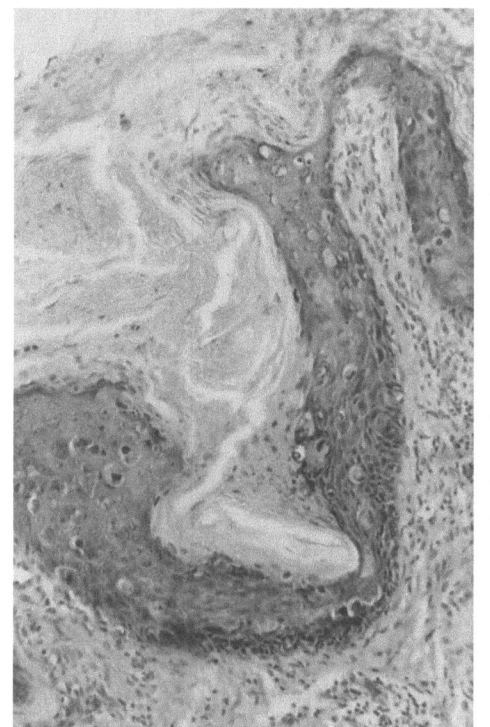 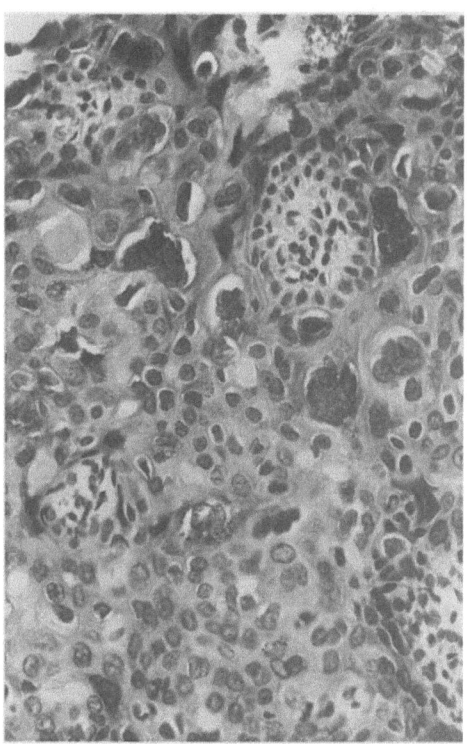

Abb. 232, 233. Morbus Bowen. Parakeratotisch verhornte unregelmäßig dicke Epidermis mit ausgeprägter cellulärer Dysplasie und den typischen großen, z.T. verklumpten atypischen Mitosen (anaplastisches Epithel). Subepidermal liegt ein unspezifisches lymphohistiocytäres Infiltrat mit Plasmazellen

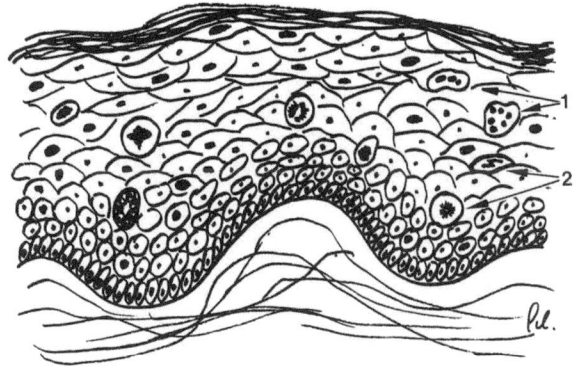

Abb. 234. *(1)* Mehrkernige Riesenzellen, *(2)* Mitosen, auch atypische ballonierte. Histologische Charakteristika: anaplastisches Epithel (= Größe der Zellkerne und der Zelleiber variieren)

8.2.2 Morbus Paget

Der Morbus Paget kommt im Bereich der männlichen und weiblichen Brustdrüse vor (PAGETs disease of the nipples) und, wenn auch seltener, extramammär (genital, perianal, axillär).

Die histopathologischen Merkmale sind

— Es handelt sich um *"in situ-Carcinome"* der Brustdrüsenausführungsgänge bzw. der Ausführungsgänge apokriner Schweißdrüsen. Der Prozeß kann sich in zwei Richtungen ausdehen: Einerseits zur Epidermis hin, andererseits zum Drüsenepithel hin.
— Man findet – anders als beim Morbus Bowen – keine Parakeratose und keine Dyskeratose.
— Die Epidermis ist in der Regel nicht wesentlich verdickt. Am stärksten befallen sind meist die basalen Schichten. Hier finden sich die ungemein charakteristischen *Paget-Zellen* einzeln und in Aggregaten zusammengelagert. Wo diese Zellen liegen, ist der epidermale Aufbau ungeordnet.
— Die Paget-Zellen sind besonders groß, ballonert mit blassen Zellkernen und besitzen keine Intercellularbrücken. Im Bereich der Paget-Zellgruppen kann man z.T. atypische Mitosen finden. Paget-Zellen sind PAS-positiv.
— Im Corium bildet sich ein entzündliches Zellinfiltrat aus Lymphocyten und etlichen Plasmazellen.

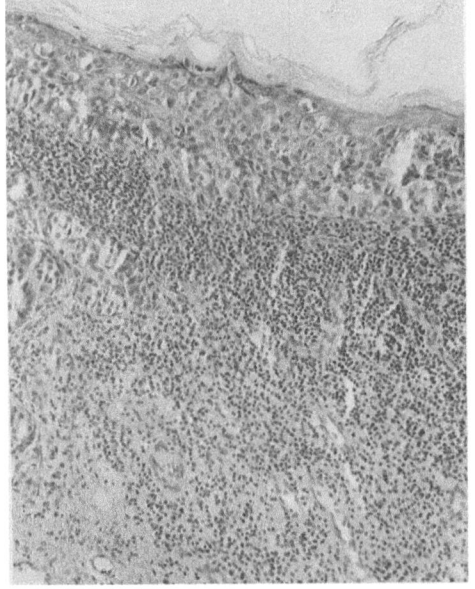

Abb. 235

Abb. 235–237. Morbus Paget. Die Epidermis ist unwesentlich verdickt. Im mittleren und unteren Drittel der Oberhaut liegen die nicht zu übersehenden charakteristischen Paget-Zellen einzeln oder zu Aggregaten verdichtet. Durch ihre Anwesenheit wird der epidermale Aufbau ungeordnet. Es handelt sich um große Zellen mit blassem Kern und hellem PAS-positivem Plasma. Sie besitzen keine Intercellularbrücken. Bei ausreichend tiefer Probeexcision sind die Paget-Zellen auch in den Ausführungsgängen der Brustdrüse zu sehen (Abb. 237). Subepidermal liegt ein dichtes lymphohistiocytäres Infiltrat mit Plasmazellen

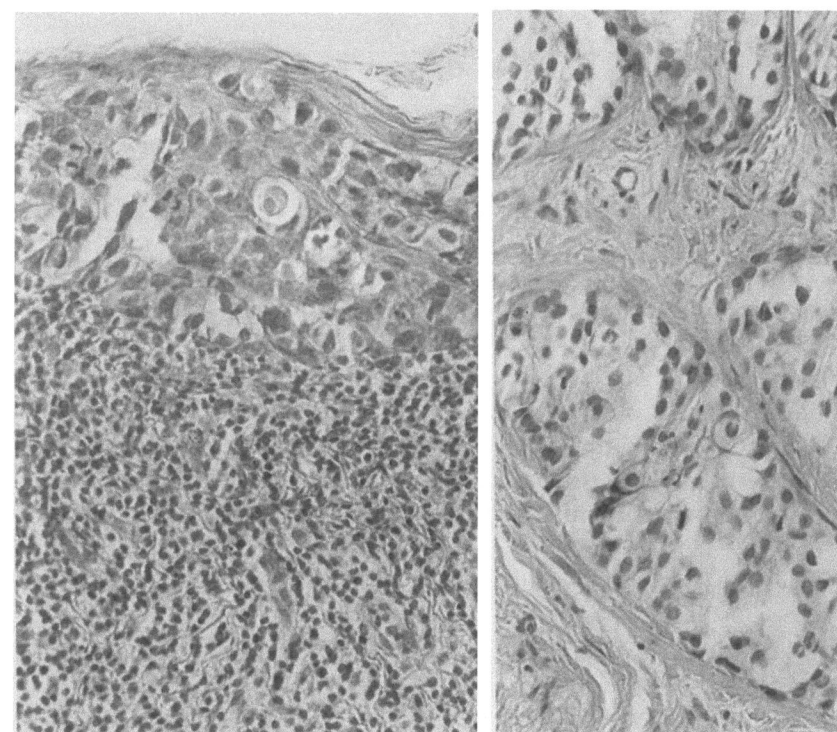

Abb. 236. Stärkere Vergrößerung

Abb. 237. Paget-Zellen in den Ausführungsgängen der Brustdrüse

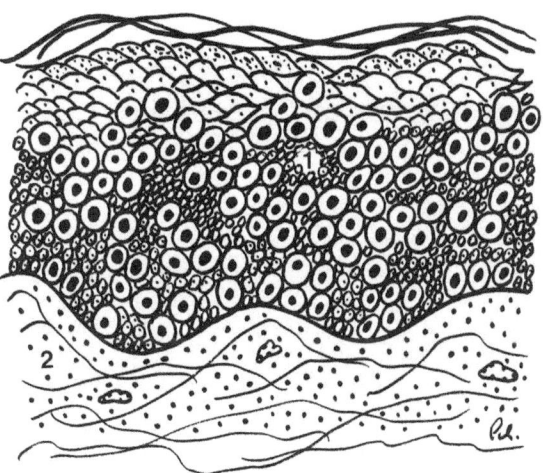

Abb. 238. (*1*) Intraepidermal gelegene große, blasenförmige Zellen mit großem Zellkern und großem, hellen Cytoplasmasaum, (*2*) im oberen Corium ein unspezifisches, lymphomonocytäres Infiltrat

8.2.3 Die Lentigo maligna (Morbus Dubreuilh, Melanosis circumscripta praeblastomatosa)

Die histopathologischen Merkmale sind

- Die Lentigo maligna stellt ebenfalls ein in situ-Malignom dar. Die Basalmembran ist intakt! Wird sie durchbrochen, dann entwickelt sich das Lentigo maligna-Melanom (LMM): siehe Details dort!
- Zunächst kommt es zur Vermehrung der basalen Melanocyten, die nach und nach das untere Drittel der Epidermis im Tumorbereich einnehmen können.
- Es findet sich meist eine unregelmäßige Akanthose. Der Tumorbezirk imponiert „zerrissen", wie von „Motten zerfressen".
- Es ist reichlich fein-granuläres Melanin vorhanden. Pigmentinkontinenz fehlt fast nie. Auch im Stratum corneum sieht man Melanin.
- Im Corium ist ein kräftiges entzündliches Zellinfiltrat ausgeprägt. Massiv ist eine senil-aktinische Elastose entwickelt.

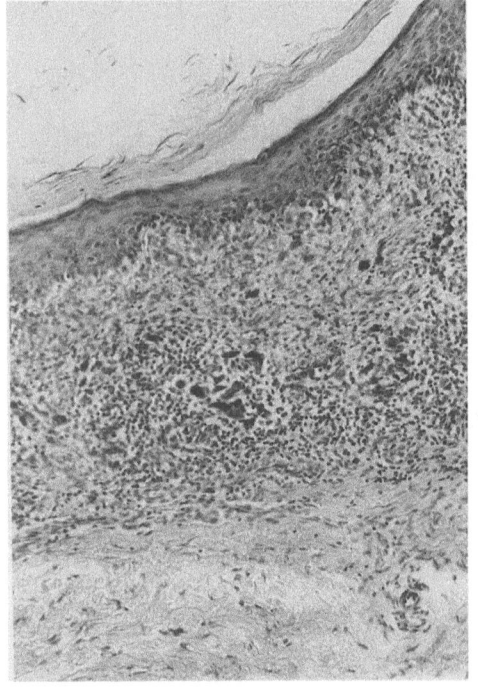

Abb. 239, 240. Lentigo maligna (Melanosis circumscripta praeblastomatosa Dubreuilh, Morbus Dubreuilh). Meist geringe unregelmäßige Akanthose der Epidermis mit Vermehrung der basalen Melanocyten, bis schließlich das untere Drittel der Oberhaut ausgefüllt ist. Der Tumorbezirk wirkt wie von Motten zerfressen. Es ist reichlich fein-granuliertes Melanin vorhanden. Auffällige Pigmentinkontinenz mit transepidermaler Elimination von Pigment und Speicherung in Histiocyten (Melanophagen) im subepidermalen bandförmigen, meist breiten lymphohistiocytären Infiltrat

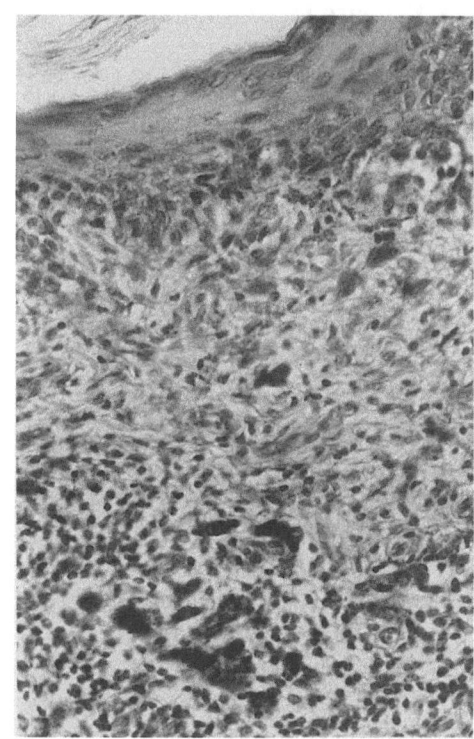

Abb. 240. Stärkere Vergrößerung

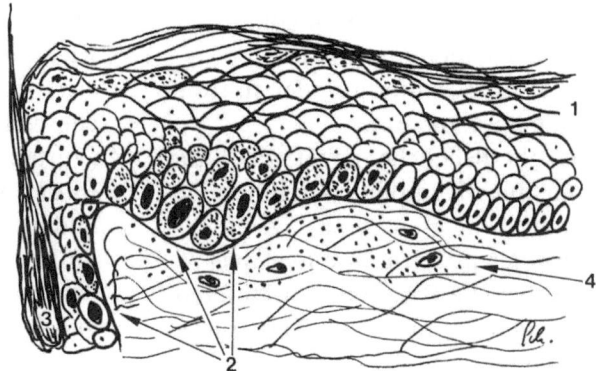

Abb. 241. Lentigo maligna. (*1*) Obere Epidermisschichten unauffällig. (*2*) Melanocyten, die sich auch in den (*3*) Schäften von Hautanhangsgebilden wie (*4*) Haaren oder Talgdrüsenausführungsgängen festsetzen

8.3 Primäre Hautmalignome

8.3.1 Das Basaliom (Basalzell-Epitheliom)

In der Regel metastasieren Basaliome nicht (nur äußerst selten! ist Metastasierung beobachtet worden: Fehldiagnosen?, verwildertes Basaliom, „Gemischtes Carcinom"). Basaliome verhalten sich nur örtlich bösartig, destruierend. Sie dringen nach und nach in die Tiefe des Coriums und der Subcutis, ja sogar in den Knochen ein, falls sie unbehandelt bleiben. Gelegentlich können ein Basaliom und ein Spinaliom sich so dicht beieinander entwickeln, daß sie scheinbar einen einzigen Tumor bilden: sog. Kollisionstumoren. Verläuft der histologische Schnitt schräg, so kann der Eindruck entstehen, daß Spinaliom- und Basaliomstrukturen sich mischen, einander durchdringen. Metastasen gehen dann aber von dem Spinaliom-Teil aus.

Man kann die Basaliome in zwei Gruppen einteilen (nach LEVER):
1. Die *undifferenzierten Basaliomtypen*
– das solide, noduläre Basaliom,
– das pigmentierte Basaliom,
– das sklerodermiforme oder fibrosierende Basaliom und
– das oberflächliche pagetoide Basaliom, auch Rumpfhaut-Basaliom genannt.
2. Die *differenzierten Basaliomtypen*
– das cystische Basaliom mit Differenzierung in Richtung auf Talgdrüsenstrukturen,
– das adenoide Basaliom, das sich zu apokrinen Drüsen hin differenziert und
– das keratoplastische Basaliom mit Differenzierung zu abortiven Haarschaftsbildungen.

Außerdem kommen Misch- und Übergangsformen vor, z. B. solide und adenoide Strukturen (*dimorphe Basaliome*) oder sogar solide, adenoide und cystische Elemente in einem Tumor (*trimorphe Basaliome*) – im Gegensatz zu monomorphen Typen (z. B. nur knotigsolider Aufbau).

8.3.1.1 Die Basaliomtypen
Abbildung s. S. 199 – 201

8.3.1.2 Die differenzierten Basaliomtypen

Ihre histopathologischen Merkmale sind

– Auch die differenzierten Basaliome besitzen neben speziellen Eigenschaften die oben beschriebenen gemeinsamen Bauprinzipien der Fibroepitheliome (Stromareaktion, Basaliomzellen, vermehrte, auch atypische Mitosen, Neigung zur Ulceration nach längerem Bestand). Hinzutreten spezielle Differenzierungsfolgen.
– Das *cystische Basaliom*, das sich in Richtung auf Talgdrüsen differenziert, kann unterschiedlich zahlreiche vakuolisierte Zellen aufweisen (Vertalgung).
– In der Mitte von Tumorproliferaten bilden sich wechselnd große Hohlräume, z. T. mit Detritus und aus dem Verband gelösten Tumorzellen und Ödem gefüllt.
– Das *adenoide Basaliom* zeigt Differenzierung auf apokrine Drüsen zu. Es entstehen tubuläre drüsenähnliche, z. T. „*Spitzentuchmuster*"-ähnliche Basaliomzellformationen.

- Die Tumorstränge sind konzentrisch um das Bindegewebsstroma gewunden. Mitosen sind vermehrt. Mucin ist sehr häufig nachweisbar.
- Das *keratotische* oder *keratoplastische Basalzellepitheliom* vom sog. „Haartyp" zeigt Basaliomzellformationen, die in konzentrischen Schichten um keratotische oder parakeratotische Herde (Horncysten, Parakeratosezentren) angeordnet sind. Es sind abortive Haarschaftsbildungen und vermehrt Mitosen zu beobachten. Es besteht oft eine stärkere Ähnlichkeit mit dem *Trichoepitheliom*.
- Das *Trichoepitheliom*, vor allem das solitäre (die multiple, kleinknotige Variante ist auch unter dem Namen „Epithelioma adenoides cysticum Brooke" bekannt), kann andererseits in ein Basaliom übergehen. Dieser Tumor besteht aus Horncysten, die aus Haarmatrixzellen aufgebaut sind und aus Strängen von basaloiden Zellen sowie abortiven Haarpapillen und Haarschäften.

8.3.2 Das Spinaliom (verhornendes Plattenepithelcarcinom, Stachelzellenkrebs)
Abbildung s. S. 203

8.3.3 Das Keratoakanthom (Selfhealing squamous cell carcinoma, Pseudokrebs, Molluscum sebaceum)
Abbildung s. S. 205

Wichtig: Das auch aus Stachelzellen aufgebaute Keratoakanthom kann einem hochdifferenzierten Spinaliom sehr ähnlich sehen. Kleine Excisate können den Histologen täuschen. Nur der Gesamtaufbau des Tumors erlaubt eine wirklich zureichende Diagnose zu stellen.
Daher muß die Probeexcision die ganze Tiefe des Tumors einbeziehen und der Schnitt muß durch das Zentrum gehen! Keine Schräg- oder Anschnitte!

8.3.4 Die malignen Melanome (Melanomalignome)

Melanomalignome (MM) sind sehr bösartige Geschwülste, die rasch wachsen und sowohl lymphogen als auch hämatogen metastasieren können. Es gibt mehrere in Struktur und Verlauf unterschiedliche Arten, von denen einige häufiger, andere viel seltener vorkommen. Nur erstere sollen hier abgehandelt werden. Die selteneren Formen wie der maligne blaue Naevus, das primär-verruköse Melanom (z. B. das M. pedunculatum, das schmalbasig aufsitzt und dessen umgebende Haut völlig unverändert ist), das Aderhautmelanom oder das Melanomalignom der Meningen werden hier nicht berücksichtigt. Es sei der hieran Interessierte auf die einschlägigen Handbücher hingewiesen. Die hier dargestellten vier Hauptformen sind:
- Das Lentigo maligna-Melanom (LMM),

- das oberflächlich spreitende Melanom (superficial spreading melanoma: SSM),
- das akrolentiginöse Melanom (ALM), dem z. Zt. die Schleimhautmelanome, das subunguale Melanom, die plantaren, palmaren und an Fingern und Zehen sowie im Genitalbereich sitzenden Melanomalignome subsumiert werden, und
- das primär-knotige Melanom oder noduläre Melanomalignom (NMM), das sich aus Naevuszellnaevi, aber auch aus unveränderter Haut entwickeln kann (NMM d'emblée).

Auch der erfahrene Histologe sieht immer wieder Melanome, die er nicht eindeutig klassifizieren kann, die also nicht in das bekannte Einteilungsschema von CLARK und MIHM hineinpassen, bzw. Zwischenstellungen einnehmen; siehe: Lehrbuch von NASEMANN und SAUERBREY: Kapitel 3.1.4: Malignes Melanom, S. 356 – 362. Die meisten Melanomarten können, wenn auch selten, wenig oder nicht pigmentiert vorkommen: sog. amelanotische Melanomalignome.

Einer der *wichtigsten* Gesichtspunkte für die Beurteilung des Malignitätsgrades eines Melanoms ist die histologisch erfaßbare Eindringtiefe des Tumors. Nach CLARK und MIHM unterscheidet man 5 Grade:

- *Grad (Level) 1.* Hier finden sich nur intraepidermale, atypische Melanocyten in junktionaler Verbindung mit der Epidermis, die atrophisch oder akanthotisch sein kann. Die Basalmembran ist intakt und nicht von Tumorzellen durchbrochen. Das Melanom befindet sich also noch in einer **in situ**-Lage. Dieses Mikrostadium I kommt sowohl in der Frühphase des SSM, im Initialstadium des ALM als auch im oft langjährigen Vorstadium des LMM (Melanosis circumscripta praeblastomatosa, Morbus Dubreuilh, siehe S. 192) vor.
- *Grad (Level) 2.* Hier wird die Basalmembran eben von Tumorzellen durchbrochen, d. h. es finden sich letztere und einzelne Tumorzellnester im Stratum papillare, füllen dieses aber noch keineswegs aus. Atypische Melanocyten können entlang von Haarfollikeln und Schweißdrüsenausführungsgängen tiefer vordringen. Solange letztere mit dem Epithel verbunden bleiben, zählt man sie zum Grad 2.
- *Grad (Level) 3.* Es kommt nun zu einer breiten Auffüllung der Papillen des Coriums. Werden die subpapillaren Gefäße von Tumorzellen umgeben und dringen einzelne Zellverbände in das Stratum reticulare ein, könnte man von Grad 3–4 sprechen. Ist ein stärkeres entzündliches Zellinfiltrat (Stromareaktion mit Melanophagen) vorhanden, dann kann die Abgrenzung von Grad 4 schwierig sein.
- *Grad (Level) 4.* Einwandfreie Invasion des Stratum reticulare des Coriums durch Tumorzellverbände.
- *Grad (Level) 5.* Einbruch von Tumorzellen und Tumorzellnestern in das subcutane Fettgewebe.

Genauer als diese Einteilung in fünf Histograde ist die *histometrische Methode von* BRESLOW. Mit ihr wird mit einfachem mikroskopischem Verfahren die maximale Tumordicke gemessen. Die meisten Dermatohistopathologen geben heute beide Daten an, z. B. Grad (Level) 5, maximale Tumordicke nach BRESLOW 3,82 mm. Eine Melanomdicke von 0,76 mm gilt als wichtige *prognostische Grenze,* nach deren Überschreiten das Metastasierungsrisiko steil zunimmt, während es vorher gering und beim Grad 1 (*in situ*) praktisch „Null" ist.

Von großer Bedeutung ist, daß die primären Läsionen des LMM, SSM und ALM sich durch indirekte Tumorprogression entwickeln, d.h. lentiginös, mit radialer Ausdehnung. Erst in späterer Phase erfolgt vertikale Invasion. Die radiale Wachstumsphase läßt drei Stufen erkennen:
- intraepidermale Ausdehnung,
- Invasion der Bindegewebspapillen mit lymphocytärer Stromareaktion und
- Regression.

Das direkte vertikale Tumorwachstum besteht aus einem herdförmigen Invasionsbereich, der nach und nach bis ins Stratum reticulare des Coriums reicht, bzw. noch darüber hinaus.

In der vertikalen Wachstumsphase werden zwei oder mehr unterschiedliche Tumorzellarten angetroffen (=intraläsionale Transformation).

Anders als LMM, SSM und ALM entwickeln sich die primären Läsionen des nodulären Melanomalignoms (NMM) in Form der direkten Tumorprogression, d.h. sie invadieren a priori vertikal und zeigen meist frühzeitig intraläsionale Transformation (CLARK).

Die Basaliomtypen

Ihre histopathologischen Merkmale sind

- Die für alle Basaliomvarianten charakteristischen *Basaliomzellen* besitzen große ovale, aber auch mehr längliche Zellkerne, die tief basophil imponieren, und relativ wenig Cytoplasma. Elektronenoptisch zeigen sie keine Intercellularbrücken.
- Die soliden oder nodulären *Basaliome* zeigen von der Epidermis ausgehende, in das Corium hinein proliferierende Stränge und Zapfen von unregelmäßiger Form.
- Ihre periphere Zellschicht weist eine palisadenförmige Anordnung auf. *Mitosen* sind vermehrt.
- Das bindegewebige Stroma ist wesentlich am Aufbau des Gesamttumors beteiligt – („*Fibroepitheliom*"). Es proliferiert und zeigt wechselnd starke entzündliche Infiltration.
- Nach längerem Bestand können Basaliome die Epidermis zerstören. Die Ulcerationen können beträchtlich groß sein: „*Ulcus rodens*" und auch in die Tiefe des Coriums und der Subcutis eindringen: „*Ulcus terebrans*".
- Das *pigmentierte Basaliom* unterscheidet sich vom soliden Typ im wesentlichen durch wechselnd große Mengen von Melanin in den Tumorzell-Aggregaten und durch meist zahlreiche Melanocyten im bindegewebigen organisierten Stroma.
- Das *fibrosierende* oder *sklerodermiforme* Basaliom weist eine besonders starke Bindegewebsproliferation auf. Die Tumorzellen wachsen in sich oft hirschgeweihartig verzweigenden Strängen in das Corium vor, die meist nur 2–3 Zellen dick sind.
- Das *oberflächliche* oder *pagetoide*, auch „*Rumpfhaut*"-Basaliom bleibt superficiell, d.h. es dringt nicht tief in das Corium ein. Von der Epidermis ausgehend bilden sich *Basalzellverbände*, um die herum eine entzündliche Stromareaktion entsteht.
- Gelegentlich und nach langem Bestand kann es in eine knotigsolide Form übergehen.

Solides Basaliom

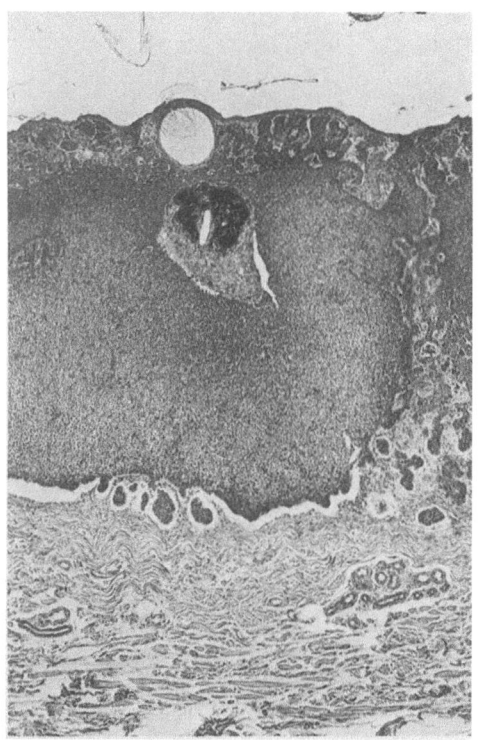
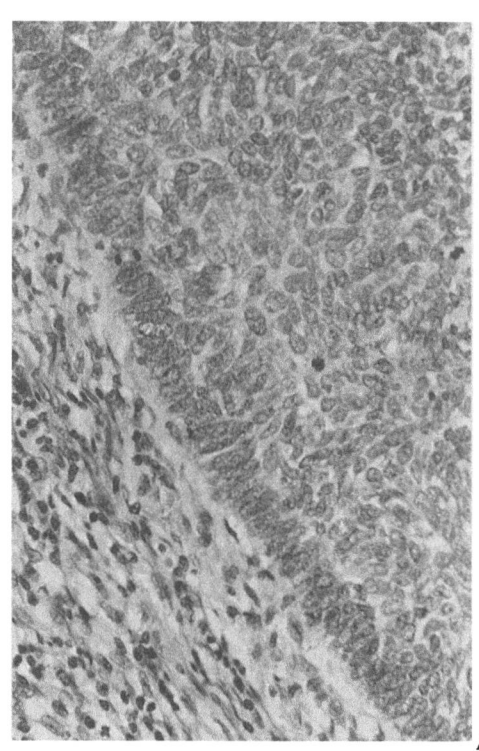

Abb. 242, 243. Solides Basaliom. Solider basaliomatöser Epithelstrang mit spezifischem bindegewebigen Stroma. Typisch ist die palisadenförmige Aufreihung der peripheren Zellreihe. Parenchym und Stroma sind durch Spalten getrennt, die bei der Fixierung des Excidates entstehen

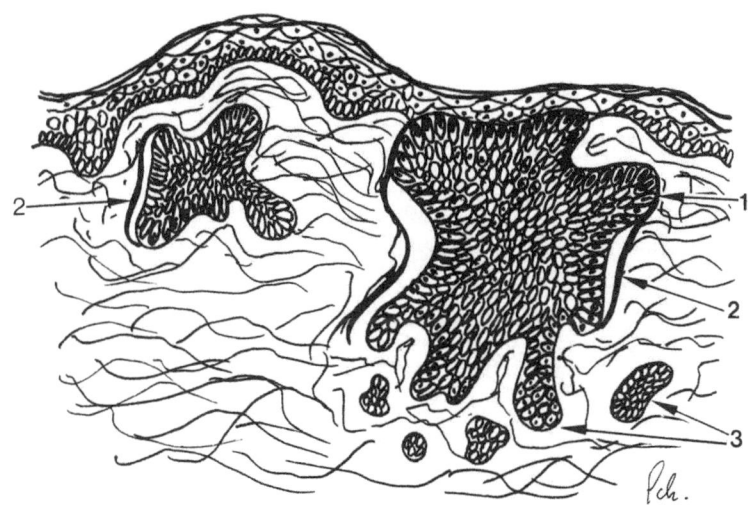

Abb. 244. (*1*) Palisadenförmige Anordnung der Tumorzellen, (*2*) typische, peritumorale Rißbildungen, (*3*) infiltrierende Basaliomzapfen

Sklerodermiformes Basaliom

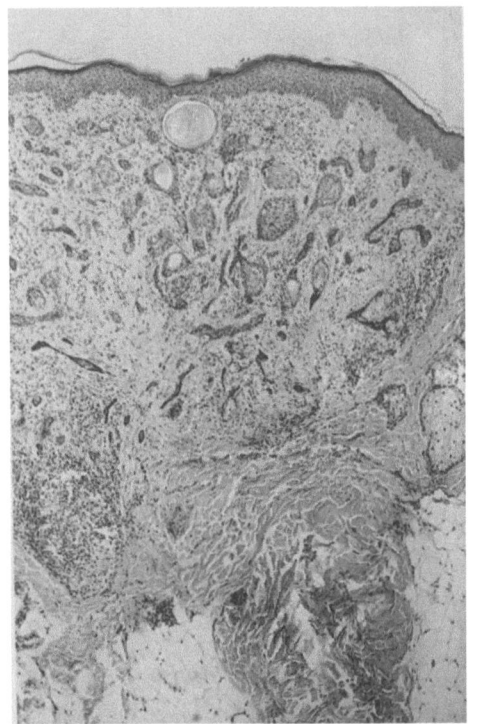

Abb. 245

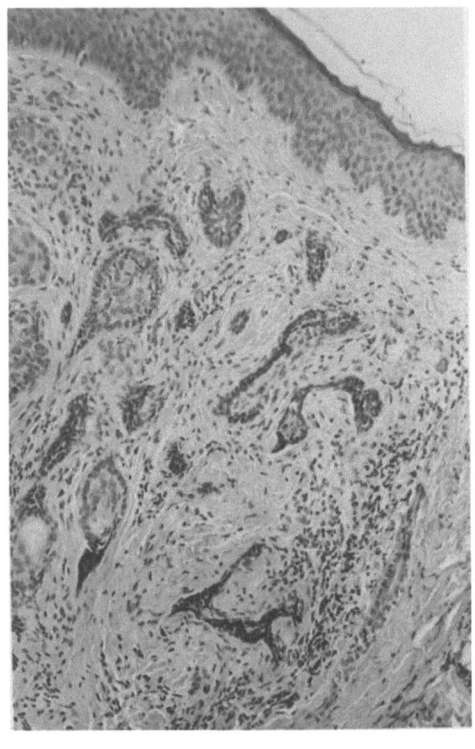

Abb. 246

Abb. 245, 246. Sklerodermiformes Basaliom (Epithelioma planum cicatricans). Diese Form des infiltrierend wachsenden Basalioms wird durch ein auffälliges fibröses Stroma in seiner Morphologie bestimmt. Die bizzaren Epitheliomstränge bilden mitunter an Hirschgeweihe erinnernde Formen

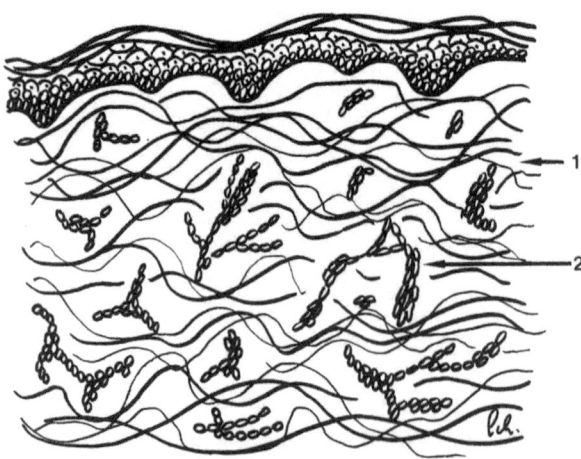

Abb. 247. (*1*) Im Corium ein dichtes kollagenes Fasergewebe mit (*2*) „hirschgeweihähnlichen" Tumorzellverbänden

Rumpfhautbasaliom

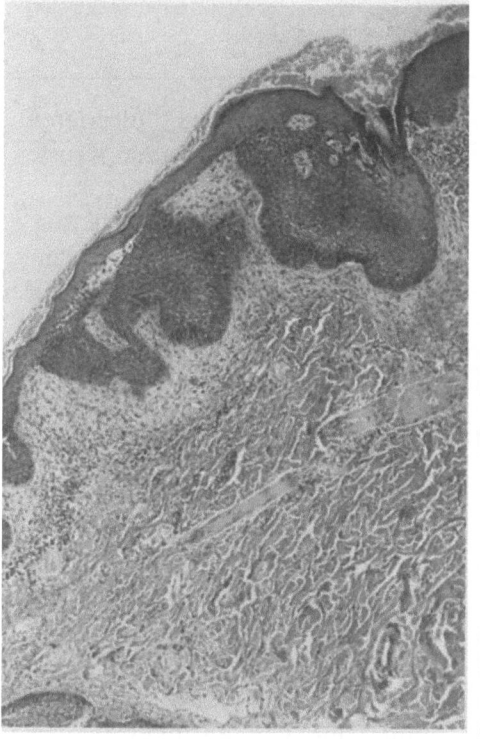

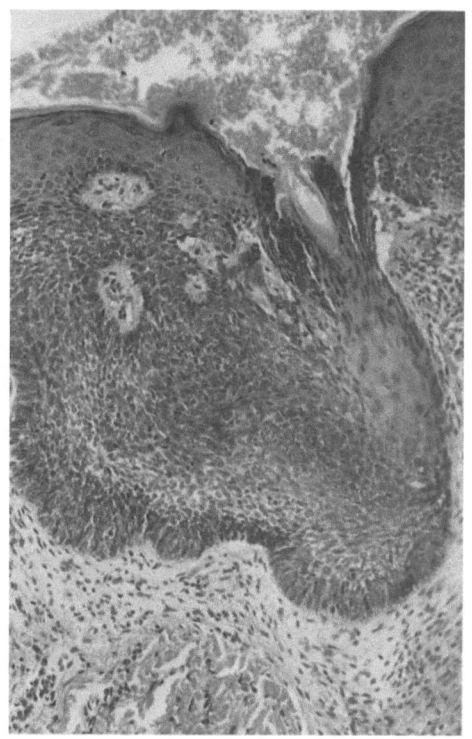

Abb. 248, 249. Rumpfhautbasaliom (Rumpfhautepitheliom, pagetoides Epitheliom Darier, Carcinoid Arning). Oberflächliches Basaliom, bei dem das Epithel eine Platte bildet, die mit der Epidermis an zahlreichen Punkten in Verbindung steht, so daß histologisch der Eindruck entsteht, als ob das Basaliom von der Epidermis multizentrisch absprießt

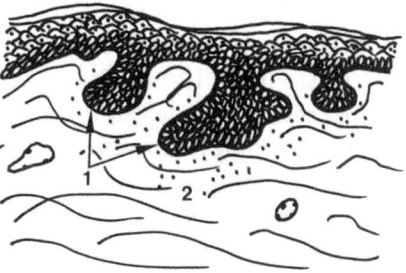

Abb. 250. (*1*) Knospenartiges Wachstum des Tumorgewebes aus der Epidermis ins Corium mit palisadenförmiger Anordnung der Zellen, (*2*) subtumoral ein meist diskretes unspezifisches Infiltrat

Das Spinaliom

Die histologischen Merkmale sind

- Es handelt sich beim Spinaliom um ein echtes Carcinom der Oberhaut, der Epidermis. Es ist maligne, d.h. es metastasiert.
- Von der unteren Epidermisfläche dringen dünnere Stränge und breitere Zapfen in das Corium vor. In der Mitte beginnen die Tumorzellproliferate zu verhornen. Das Ausmaß der Verhornung läßt den Differenzierungsgrad erkennen (stark verhornt = hoch differenziert!).
- Der Tumor ist aus unterschiedlich starken Fraktionen differenzierter Zellen (heller, mehr mit Eosin angefärbt als Basaliomzellen, deutlich vorhandene Intercellularbrücken), d.h. Stachel- und Hornzellen und entdifferenzierter Stachelzellen (anaplastisch, atypisch) aufgebaut. Die Intercellularbrücken sind lichtoptisch (Ölimmersion) und elektronenmikroskopisch nachweisbar.
- Mit dem Alter des Tumors nimmt die Zahl der entdifferenzierten Zellen zu: Zellatypie mit Hyperplasie und Hyperchromasie der Kerne, typische und atypische (verklumpte) Mitosen.
- Gut differenzierte Spinaliome zeigen neben Einzelzellverhornungen auch *Hornperlen*. Letztere bestehen aus konzentrischen Stachelzellschichten, die zur Mitte hin verhornen. Ihr Zentrum ist oft völlig keratinisiert.
- Spinaliome können ulcerieren und sind evtl. von einer Kruste bedeckt.
- Eine Sonderform stellt das sog. *akantholytische Spinaliom* (Pinkus) dar. Es zeigt Herauslösung von Zellen aus dem Tumorverband und stärkere Zelldegeneration.
- Die Spinaliome werden von einer entzündlichen Stromareaktion umgeben. Das aus Lympho- und Histiocyten bestehende Infiltrat ist bei höher differenzierten Typen in der Regel kräftiger ausgebildet als bei stark-malignen, undifferenzierten Verlaufsformen.
- Den *Differenzierungsgrad* gibt die Einteilung von BRODERS in vier Graden an:

Grad I : der Tumor besteht aus mehr als 75% differenzierten, d.h. verhornenden Zellen.

Grad II : mehr als 50% differenzierte Zellelemente.

Grad III : mehr als 25% differenzierte, verhornte Zellen.

Grad IV : weniger als 25% differenzierte Spinalzellen.

Manche Autoren benutzen die Bezeichnungen Grad ½ für die senile Keratose und

Grad V für vollständig entdifferenzierte Formen, die ein sarkomähnliches Zellbild zeigen, mit kaum noch erkennbarer Verhornung.

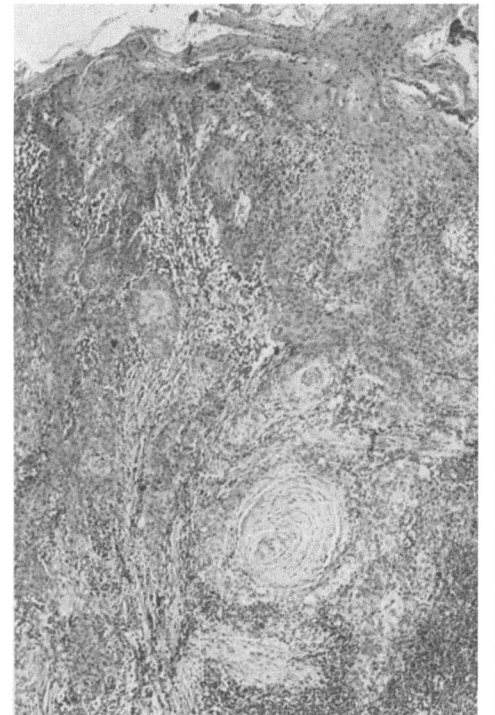
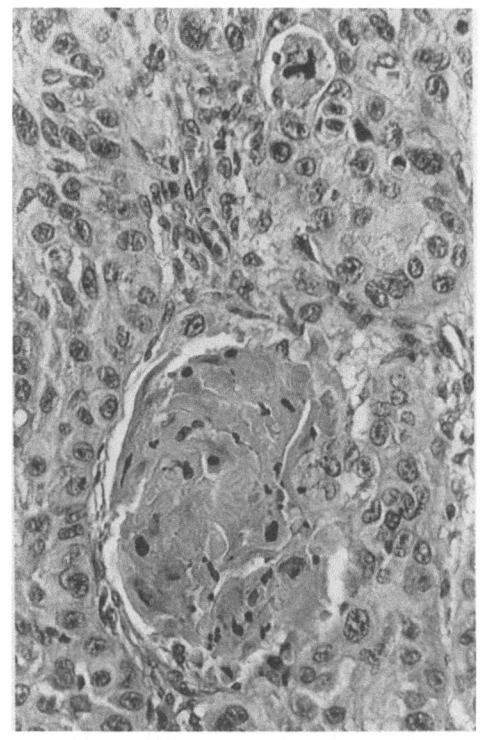

Abb. 251, 252. Spinaliom (Plattenepithelcarcinom, Stachelzellcarcinom). Von der Oberfläche dringen atypische Epithelstränge in das Corium ein. Polymorphie der Zellen, Hyperchromasie der Zellkerne, atypische Mitosen, Einzelzellverhornung und konzentrische Hornperlenbildung sind typisch für das Spinaliom. Das entzündliche Begleitinfiltrat besteht aus Lymphocyten, Monocyten, Plasmazellen aber auch aus neutrophilen und eosinophilen Granulocyten

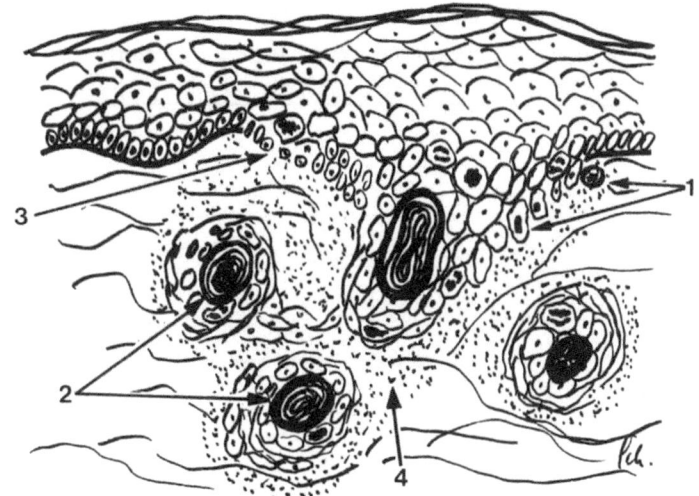

Abb. 253. (*1*) Mäßige Zellatypien und Mitosen, (*2*) Hornperlen, (*3*) Invasion epidermaler Zellen ins Corium, (*4*) dichtes, entzündliches, subtumorales Infiltrat

Das Keratoakanthom

Die histopathologischen Merkmale sind
- Keratoakanthome sind benigne und metastasieren nicht. Sie heilen spontan. Nur äußerst selten sind Übergänge in echte Spinaliome beobachtet worden. (Hier fragt sich zwangsläufig: War dann nicht a priori ein – zunächst hochdifferenziertes – verhornendes Plattenepithelcarcinom vorhanden?)
- Der meist recht scharf begrenzte Tumor besitzt in der Mitte einen unregelmäßig geformten Krater mit *großem Hornpfropf.* Die *Epidermis* erstreckt sich (im Schnittpräparat) von beiden Seiten *lippenförmig,* nach den Enden zu sich verdünnend über die zentrale Hornmasse (*Operculum*). Von unten wuchern papillomatöse Stachelzellproliferate in den Krater hinein.
- Die Keratinisierung zeigt von den oberen Tumorschichten bis zum unteren Rand stets den gleichen Reifegrad. Reste von elastischen Fasern können von Tumorformationen umschlossen werden. Mitosen sind vorhanden, aber nicht so zahlreich wie beim Spinaliom.
- Einzelzellverhornungen und Hornperlen sind meist in größerer Anzahl vorhanden.
- Im Corium findet sich ein wechselnd starkes entzündliches Zellinfiltrat (Stromareaktion).
- Nach längerem Bestand bietet das Keratoakanthom Zeichen einer zunehmenden *Sequestrierungstendenz.*

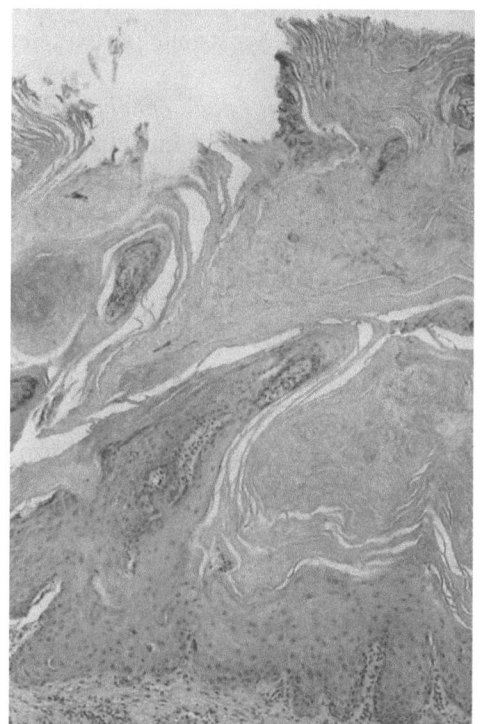 Abb. 254

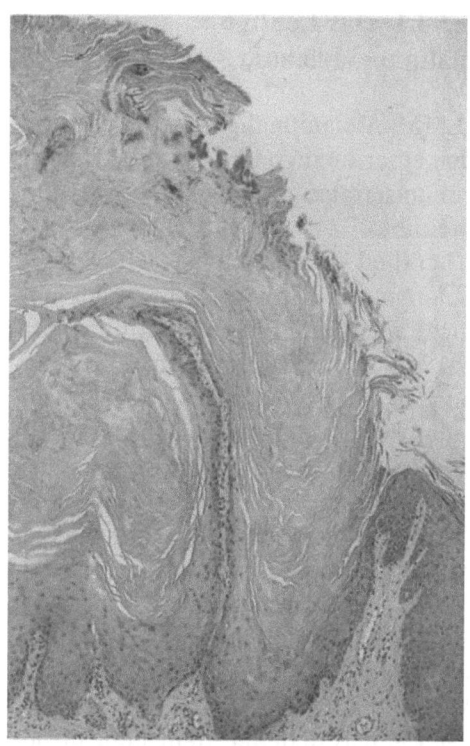 Abb. 255

Abb. 254, 255. Keratoakanthom. Die Abbildungen sind als Photomontage zu verstehen, wobei die einzelnen Teile jeweils die eine Hälfte des Tumors darstellen. An der Basis und den seitlichen Partien scharfe Begrenzung. Die plumpen Zapfen der proliferierenden Epidermis umhüllen einen zentralen sehr charakteristischen Hornpfropf. Geringe entzündliche Stromareaktion

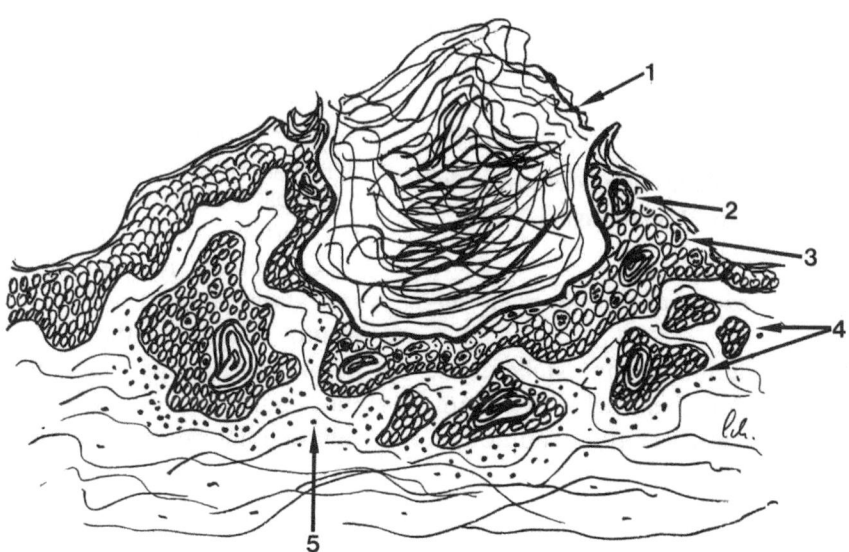

Abb. 256. (*1*) Zentraler, mit Hornmassen gefüllter Krater, (*2*) Hornperlen und z.T. (*3*) atypische Zellen, (*4*) unregelmäßige Proliferation der Epidermis, (*5*) subtumorale entzündliche Stromareaktion

8.3.4.1 Das Lentigo maligna-Melanom

(LMM, Melanomalignom auf dem Boden einer Lentigo bzw. einer Melanosis circumscripta praeblastomatosa Dubreuilh)
Über die Lentigo maligna siehe S. 192!
Solange die Lentigo-Läsion plan und nicht als leicht erhabenes Infiltrat tastbar ist, handelt es sich um ein Melanom in situ (= Grad bzw. Level 1) mit guter Prognose. Histologisch ist die Basalmembran *nicht* von Tumorzellen durchbrochen. Das LMM dehnt sich langsam, horizontal wachsend, d.h. peripherwärts aus. Erst wenn es in späterer Zeit vertikal invadiert (Progression von Grad 2 nach 3, dann nach 4 und schließlich 5), entsteht ein knotiges Melanomalignom auf dem Boden einer Lentigo maligna, dem man in der Regel seine Abkunft mikroskopisch ansehen kann. Daher bezeichnet man dann nach Eindringtiefe den Tumor mit LMM 2, 3, 4 oder 5 und ergänzt diese Mikrostadien durch die genaue maximale Invasionstiefe nach BRESLOW in mm.

Die histopathologischen Merkmale des Lentigo maligna-Melanoms (LMM) sind (siehe S. 193):

- Stratum corneum ist häufiger verdickt.
- Die Epidermis kann stellenweise verschmälert, aber auch – evtl. unregelmäßig wechselnd: akanthotisch verbreitert sein. Häufiger zeigt das Epithelband verstrichene Reteleisten.
- Die *Frühläsion (stade éphélide)* zeigt eine vermehrte Zahl einzeln liegender Melanocyten im Basallager. Dieses erscheint mehr und mehr zerrissen. Die atypischen Melanocyten sind oft vakuolisiert.
- Die *späteren Läsionen* weisen meist eine mehr oder weniger atrophische Epidermis auf mit irregulären Melanocytennestern neben isoliert liegenden, vorwiegend spindelförmigen, atypischen Melanocyten, und zwar nur im unteren Teil des Epithels, *nie* in allen Epidermisschichten. Die Melanocyten weisen stummelförmige Dendriten auf und besitzen pleomorphe und hyperchromatische Zellkerne. Die atypischen Melanocyten können auch in der äußeren Wurzelscheide der Haarfollikel proliferieren.
- Besonders am Rande der Läsion kommt es zur Segregation der atypischen Melanocyten. Pigmentinkontinenz findet sich in beide Richtungen ausgebildet: in das Stratum corneum und ins Corium. Areale mit spontanen regressiven Veränderungen können (spät!) vorhanden sein.
- Im Corium, unter dem Tumorareal, ist ein *starkes* lympho-, mono-, histiocytäres Infiltrat, z.T. sogar bandförmig ausgeprägt, das oft reichlich dermale Melanophagen enthält.
- Fast nie fehlt im oberen Corium eine sehr deutliche *aktinische Elastose*.

8.3.4.2 Das oberflächlich spreitende Melanomalignom (superficial spreading melanoma, SSM, pagetoides Melanom)
Abbildung s. S. 209

Wie oben erwähnt, kann das SSM in früher Phase noch in situ – (selten histologisch verifizierbar) – angetroffen werden. Es wächst rascher als das LMM; daher liegt meist der Histograd 2 vor, im späteren Verlauf Grad 3 → 4 → 5.

8.3.4.3 Das akrolentiginöse Melanomalignom (ALM, auch PPP-Melanom = palmo-plantar-periunguales Melanomalignom sowie Schleimhautmelanome)

- In der Frühphase liegt auch das akrolentiginöse Melanomalignom (ALM) in situ und dehnt sich horizontal (lentiginös) aus. Es ist in der Regel bösartiger als das LMM und findet sich relativ häufig bei Dunkelhäutigen, vor allem die Variante des Schleimhautmelanoms.
- Erst später vollzieht sich das vertikale Wachstum, wobei lokalisationsbedingt (z. B. subungual, an Fingern und an Zehen) der Histograd (Level) 5 nicht existiert, da die Subcutis hier fehlt.
- Die atypischen Melanocytenverbände in der Epidermis nehmen oft eine Zwischenstellung zwischen LMM und SSM ein, d. h. es finden sich pagetoide und spindelzellige Tumorzellverbände, oft dicht nebeneinander. Auch kubische Elemente wie beim nodulären Melanom können vorhanden sein.
- Die pagetoiden, ballonierten Zellen finden sich in allen Epidermisschichten. Die Epidermis wird nach und nach in ihrer zunächst noch regelrechten Gesamtstruktur zerstört. Mehrkernige Riesenzellen sind häufiger zu beobachten.
- Pigmentinkontinenz ist in beiden Richtungen ausgeprägt. Auch amelanotische Formen kommen vor.
- Der Pigmentgehalt ist bei den ALM sehr unterschiedlich.
- Atypische Mitosen sind so gut wie immer zu sehen, ebenfalls Zellpolymorphie und Kernatypien.
- Die lympho-mono-histiocytäre Stromareaktion im Corium ist stets vorhanden, jedoch meist nicht so kräftig ausgebildet wie beim LMM.

8.3.4.4 Das noduläre Melanomalignom (NMM, knotiges Melanom)
Abbildung s. S. 211

Auch beim NMM beginnt das maligne Wachstum an der Grenze zwischen Epidermis und Corium. Ausgeprägte junktionale Aktivität ist vorhanden mit Segregation atypischer Melanocyten in die Cutis.
Die Histopathologie der selteneren Melanomalignome bzw. der Melanome anderer Disziplinen (Aderhautmelanom, Melanom der Meningen) muß entweder im Handbuch von DOERR, SEIFERT, UEHLINGER (Band 7, herausgegeben von SCHNYDER) oder in den Lehrbüchern der betreffenden Fächer nachgelesen werden.

Das oberflächlich spreitende Melanomalignom
(superficial spreading melanoma, SSM, Pagetoides Melanom)

Die histologischen Kriterien des oberflächlich spreitenden Melanoms (SSM) sind

- Es wächst erst horizontal und invadiert später vertikal.
- Anders als beim LMM werden beim SSM alle Epidermisschichten vom Stratum basale bis zum Stratum corneum befallen.
- Die atypischen Melanocyten sind nicht spindelförmig, sondern rund oder ovoid, groß und blasig aufgetrieben. Es sind pagetoide Ballonzellen, die solitär oder in Nestern angeordnet sind und auch in den epidermalen Adnexen vorkommen. Sie sind pleomorph und haben hyperchromatische Nuclei.
- Die zunächst akanthotische Epidermis wird mehr und mehr zerstört. Im Bereich der dermo-epidermalen Verbindung sind Zeichen intensiver junktionaler Aktivität mit Segregation der Melanocyten vorhanden.
- Es findet sich Pigmentinkontinenz nach oben und unten, d. h. auch im Stratum corneum finden sich wie im oberen Corium Melaningranula.
- Die entzündliche Stromareaktion unter der Epidermis ist meist weniger stark ausgeprägt als beim LMM, weniger bandförmig, mehr unregelmäßig ausgedehnt. Die Zahl dermaler Melanophagen ist ebenfalls geringer.
- Später, nach vertikaler Progression, finden sich aufgelockerte, wenig kohärente Zellverbände, die sich im ödematisierten Bindegewebe unter Zerstörung der präexistenten Gewebestrukturen ausbreiten. Die Kapillaren und Venolen sind erweitert. Herdförmige Hämorrhagien können vorhanden sein, vor allem in den oberflächlicheren Tumorarealen. Einbrüche in erweiterte Lymphgefäße und noch später in den Kapillaren und Venolen intravasale Geschwulstthromben werden schließlich in Serienschnitten gefunden.
- Die Tumorzellen zeigen meist im Cytoplasma feine, staubförmige Pigmentgranula.

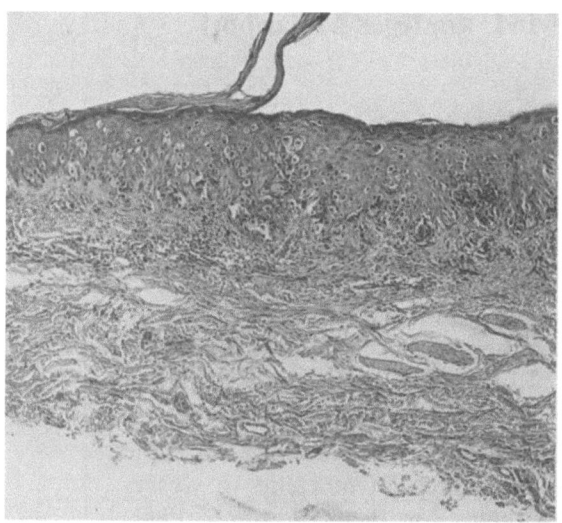

Abb. 257

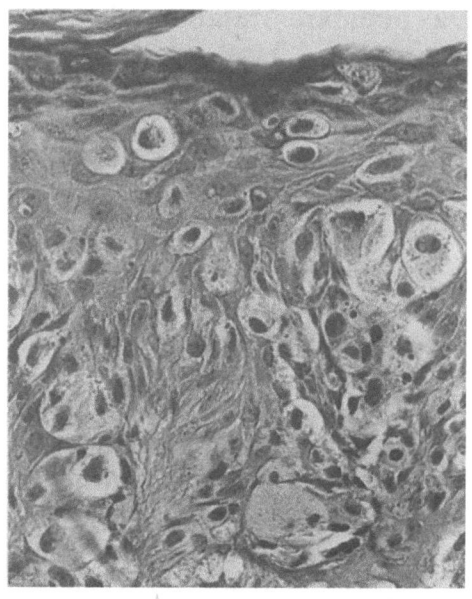

Abb. 258

Abb. 257, 258. Superfiziell spreitendes Melanom (Superficial spreading Melanoma = SSM). Die Epidermis ist verbreitert und enthält wenig polymorphe epitheloide (pagetoide) Einzelzellen und Zellnester von rund-ovaler Form, die sich über die gesamte Epidermis zu erstrecken pflegen. Im Zellplasma sieht man ein feines, staubförmiges Pigment (Melanin). Subepidermal liegt ein perivasculär angelegtes unspezifisches, lymphohistiocytäres Infiltrat, gelegentlich mit Plasmazellen und vereinzelten Melanophagen. Ist die Basalmembran intakt, der Tumor noch nicht invasiv, wird die Eindringtiefe, wie in der vorliegenden Abbildung, mit „level" I nach Clark bezeichnet

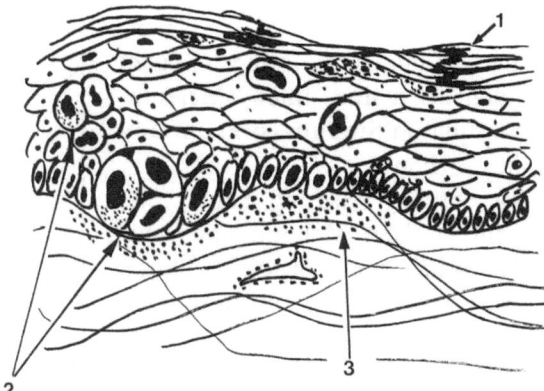

Abb. 259. (*1*) Transepidermale Elimination von Melanin, (*3*) entzündliche Stromareaktion „pagetoide", z.T. (*2*) in Nestern liegende Melanocyten, vor allem in den tieferen Epidermisschichten, vereinzelt auch in den oberen Schichten

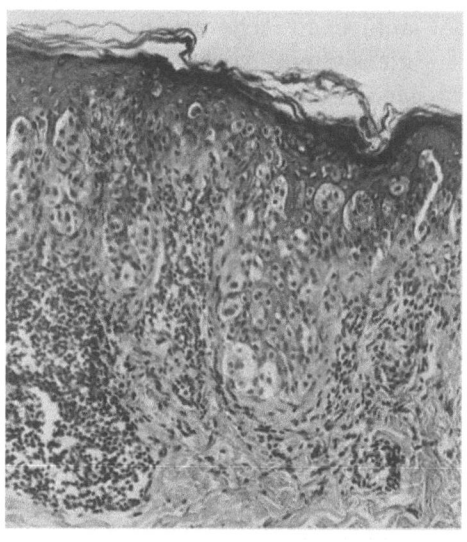

Abb. 260. Superfiziell spreitendes Melanom (SSM). Die atypischen, pagetoiden Melanomzellen sind bis über die Pars papillaris in das Corium vorgedrungen. Subtumoral liegt ein fleckförmig angeordnetes unspezifisches Infiltrat von lymphohistiocytärem Charakter. Eindringtiefe nach Clark: level III

Das noduläre Melanomalignom (NMM, knotiges Melanom)

Die histologischen Merkmale des nodulären Melanomalignoms (NMM) sind

– Die Hornschicht kann ortho-hyperkeratotisch verdickt sein.
– Zunächst können einzelne und in Nestern liegende Tumorzellen (atypische Melanocyten) Teile der Epidermis, später im Tumorbereich die gesamte Oberhaut zerstören.
– Es kann bei stärkerer Größenzunahme zur Ulceration kommen (Blutung, Nässen, Krustenbildung).
– Die Tumorzellverbände sind oft sehr unregelmäßig strukturiert, zeigen atypische Mitosen, ein- und mehrkernige Riesenzellen, oft ein feines staubförmiges Melaninpigment. Doch kann der Melaningehalt sehr unterschiedlich intensiv sein. Auch grobscholliges Melanin wird häufiger angetroffen. Zuweilen ist die Mitosezahl groß.
– Die Hautadnexe werden von Tumorzellen invadiert und auch zum Teil zerstört.
– Der Tumor imponiert zur Seite oft scharf begrenzt, jedoch nicht nach unten. Nicht selten ist die umgebende Epidermis stärker pigmentiert. Die Invasionstiefen (siehe oben!) gehen über Grad 2, 3 und 4 bis in die Subcutis (Grad 5).
– Die Tumorzellen sind kubisch, aber auch spindelförmig. Mischformen mit beiden Zelltypen kommen vor. Die Zellkerne weisen sehr oft Vakuolen auf. Die celluläre Polymorphie ist ausgeprägt, vor allem die der Zellkerne. Elektronenoptisch findet man in letzteren vielgestaltige Cytoplasmainvaginationen.
– Die Pigmentinkontinenz geht nach oben und unten (Melaningranula im Stratum corneum und im Corium).
– In der HE-Färbung kann gelegentlich kein Melanin nachweisbar sein (amelanotische Melanome). Mit der Silberfärbung nach FONTANA-MASSON jedoch kann man auch in diesen Fällen Prämelanin (Melanogen) nachweisen.
– Im Corium findet sich um den Tumor herum eine entzündliche Stromareaktion, nicht bandförmig wie beim LMM, sondern unregelmäßig begrenzt.
– Je tiefer die Tumormassen in das untere Corium und in die Subcutis eindringen, desto weniger werden sie von einem lymphohistiocytären Infiltrat umgeben.
– Große, tief-reichende, schnell wachsende NMM können Einbrüche in Lymph- und/oder Blutgefäße aufweisen.

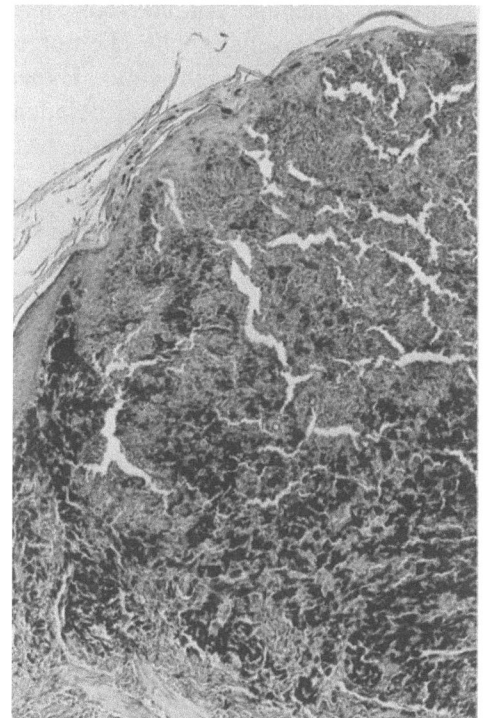 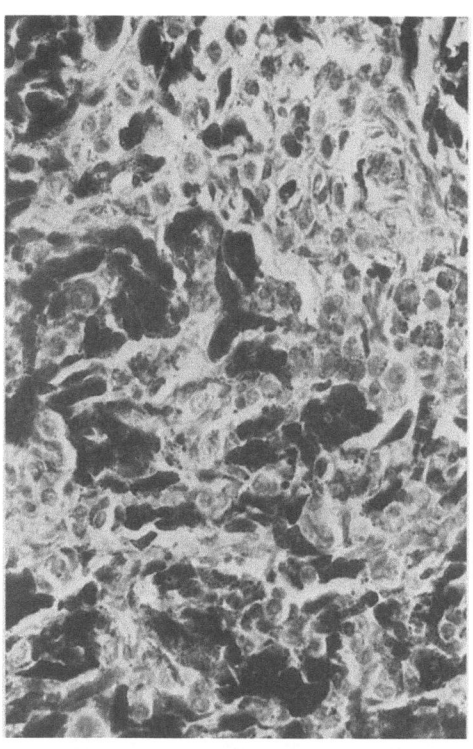

Abb. 261, 262. Primär noduläres Melanom (NMM). Liegt in den Randgebieten des Tumors keine über drei Reteleisten hinausgehende seitliche intraepitheliale Komponente vor, dann kann von der Annahme eines primär nodulären Melanoms ausgegangen werden. Im Epithel und im Corium liegen atypische Melanin bildende Zellen, die bis in das Stratum reticulare der Dermis vorgedrungen sind. Entzündliche Stromareaktion nur in den seitlichen Partien des Tumors. Eindringtiefe nach Clark: level IV

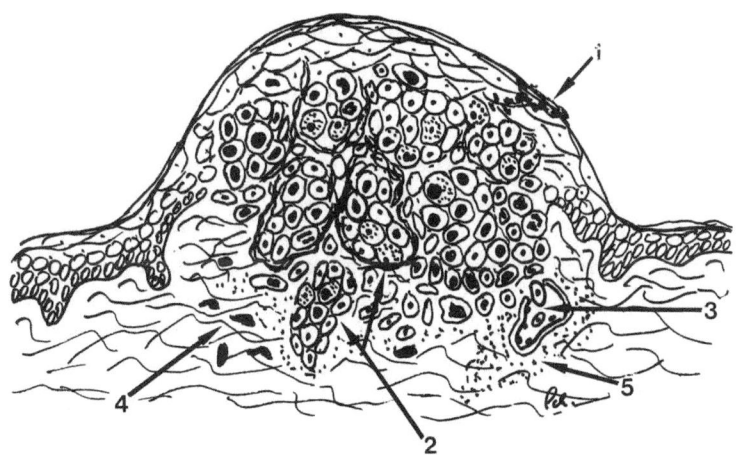

Abb. 263. (*1*) [1 u. 4] Melanininkontinenz nach oben und unten, (*2*) infiltrierendes Wachstum der Tumorzellen, (*3*) Gefäßeinbruch, (*5*) celluläre Stromareaktion

8.4 Sekundäre Hautmalignome (Hautmetastasen)

Hautmetastasen sind entweder Absiedlungen primärer Hautmalignome oder von bösartigen Tumoren anderer Organe. Das Mammacarcinom induziert am häufigsten Hautmetastasen, aber auch Bronchial-, Magen-, Uterus-, Rectum- und Nierencarcinome können sich lymphogen oder hämatogen im Hautbereich ansiedeln. Da die Epidermis gefäßfrei ist, findet man angiogene Hautmetastasen im Corium und in der Subcutis. Im folgenden soll wegweisend für beide Möglichkeiten je ein Beispiel für die Absiedlung eines Carcinoms der inneren Organe und die eines Hautmalignoms in die Haut beschrieben werden. Gelegentlich können auch Carcinome anderer Organe Hautabsiedlungen bedingen, z.B. solche der Prostata, des Hodens, der Blase, des Pankreas, des Ovars oder der Vulva. Aber auch bei diesen seltenen Vorkommnissen sind prinzipiell sehr ähnliche histologische Verhältnisse anzutreffen, so daß obige Beschränkung für Verständnis und Erkennen des morphologischen Prinzips hier angezeigt erscheint.

Etwa 4% aller Malignome jeglicher Provenienz setzen Hautmetastasen. Dies ist ein Durchschnittswert (z.B. sind beim Hypernephrom 9% Hautmetastasen zu finden, bei Leber- und Knochentumoren hingegen weniger als 4%). Am häufigsten findet man Absiedlungen in die Haut beim Melanomalignom. Von der Metastase her sind Rückschlüsse auf die Art des Primärtumors nicht immer möglich, z.T. sogar sehr schwierig. Die eingetretene Entdifferenzierung kann sie sogar unmöglich machen. Andererseits sprechen pflanzenzellähnliche Tumorzellen für das Vorliegen eines Hypernephroms oder mit Melanin beladene pagetoide Tumorzellen für die Abkunft von einem *Melanomalignom*.

8.4.1 Hautmetastasen beim Mammacarcinom

Sie können in 3 Formen auftreten:
- als entzündliches Carcinom (Erysipelas carcinomatosum)
- als teleangiektatische Form des in die Haut metastasierten Brustkrebses und
- als Cancer en cuirasse (Panzerkrebs mit schließlicher Ummauerung des Brustkorbes durch Krebsgewebe).

Histopathologisch kommen Übergänge zwischen diesen 3 Formen vor. Die Hauptmerkmale sind
- beim *entzündlichen Carcinom* Lymphbahninfarkte mit Tumorzellen, Hyperämie und Ödem im subepidermalen Bereich. Die Tumorzellen besitzen hyperchromatische Kerne und ein relativ schmales Cytoplasma. In den Lumina der Lymphgefäße sind atypische, oft verklumpte Mitosen zu beobachten. Kernatypien sind zahlreich.
- beim *teleangiektatischen Carcinom* finden sich z.T. cystisch erweiterte Lymphgefäße, die mit Tumorzellen angefüllt sind, z.T. in Nestern und Strängen aggregiert. Sie ähneln – wie dies auch bei Stachelzellkrebsen und Adenocarcinomen der Fall sein kann – oft noch recht lange Zeit hindurch denen des Primärtumors.

Auch in den kleinen Blutkapillaren sind Tumorzellen vorhanden. Zwischen letzteren liegen unterschiedlich viele Erythrocyten, auch in den erweiterten Lymphgefäßen. Diese Veränderungen sind vor allem im ödematisierten Stratum papillare anzutreffen.
- beim *Cancer en cuirasse,* der lymphogen oder per continuitatem entsteht, trifft man vor allem im fortgeschrittenen Stadium Tumorzellen in Einzelreihen (*Perlschnur- oder Gänsemarschformation*) zwischen den Kollagenfaserbündeln an. Daneben kommen aber auch Stränge, Nester und Haufen von Tumorzellen vor, und zwar im ganzen mittleren und oberen Corium. Die Tumorzellen sind relativ klein, rundlich und haben hyperchromatische Kerne. Zwischen den Tumorverbänden erscheinen die kollagenen Fasern geschwollen und verdickt. Fibrose kommt vor.

Melanome der Aderhaut, der Meningen und der Schleimhäute (z. B. Mundhöhle, Vagina oder Conjunctiven) können auch *hämatogen* (wie die primären Hautmelanome in fortgeschrittenem Stadium mit Fernabsiedlungen) Hautmetastasen verursachen.

8.4.2 Hautmetastasen des malignen Melanoms
Abbildung s. S. 215

Sehr schwierig kann der histologische Nachweis von Hautmetastasen eines Melanoms sein, dessen Primärtumor noch nicht gefunden wurde, und zwar besonders dann, wenn die Metastasen wenig oder kein Melanin enthalten (*sog. Leukometastasen*). Hier klären am besten Stufenschnitte, die Melanindarstellung nach MASSON-HAMPERL und die Dopareaktion nach BLOCH. Die Struktur der Metastase kann aber auch einen sehr ähnlichen Aspekt wie der Primärtumor besitzen.

Hautmetastasen des malignen Melanoms

Die histologischen Zeichen der Hautmetastasen des Melanomalignoms sind

- Lymphbahninfarkte (*Lymphangiosis melanoblastomatosa*) mit atypischen Melanocyten in den erweiterten Lymphgefäßen. Die Tumorzellen zeigen Kernatypie; Mitosen sind meist vorhanden, z.T. verklumpt. Kleine Melanomzellthromben können sich an Lymphklappen oder an die Endothelwände anlagern. Von dort können sie proximalwärts verschleppt werden oder – vor allem bei Lymphstau – in afferente Lymphspalten geraten.
- Um Hautmetastasen des Melanoms findet sich meist nur geringe entzündliche Stromareaktion. Fibrose ist in der Regel nicht vorhanden.
- Umschriebene Tumorzellnester können metastatisch auch in der Epidermis vorkommen. *Epidermotrope Melanommetastasen* vermögen eine „induktive Kontaktmetamorphose" der benachbarten Melanocyten im basalen Teil der Epidermis hervorzurufen.

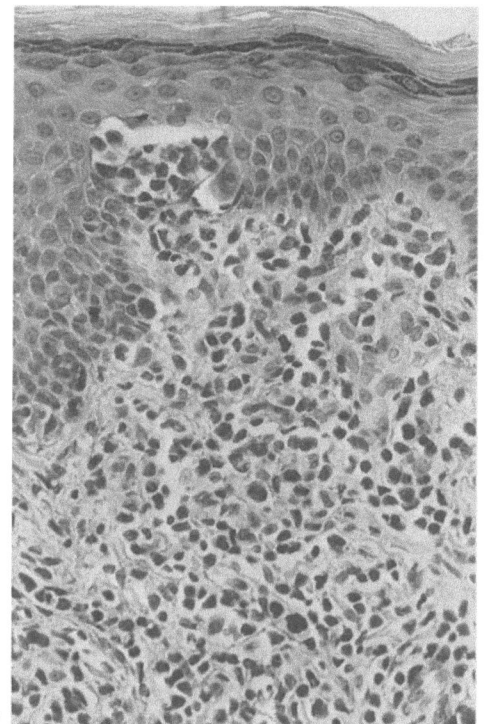 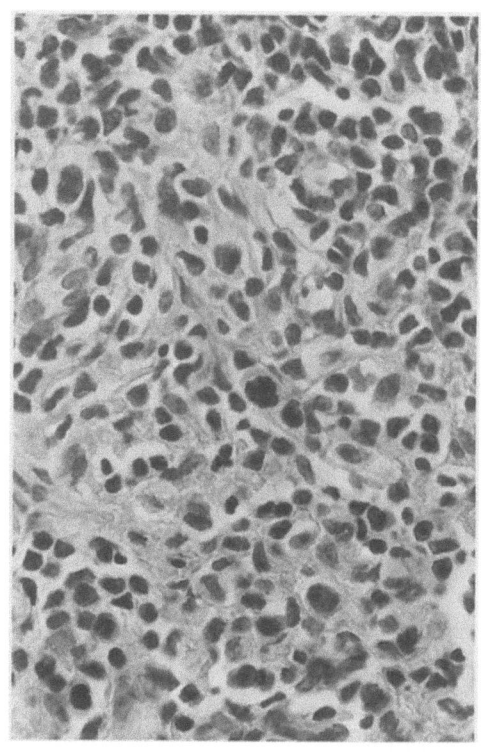

Abb. 267, 268. Mycosis fungoides (T-Zellymphom der Haut). Akanthose der Epidermis mit Pautrierschem Mikroabsceß. Dichtes, bandförmiges Infiltrat im oberen Corium (Plaque-Stadium) mit polymorphem Aspekt. Es setzt sich zusammen aus vorwiegend kleinen Lymphocyten mit häufig pyknotischen Kernen, atypischen Zellen, Histiocyten, eosinophilen Granulocyten und lympho-plasmocytoiden Plasmazellen. Dazu kommen mehr oder weniger reichlich Mastzellen und neutrophile Granulocyten. Die atypischen Zellen liegen einzeln oder auch mal in Gruppen und sind charakterisiert durch ihre oft ausgeprägte Kernmembranfaltung. Man bezeichnet sie als Lutzner- oder Sézary-Zellen. Daneben kommen auch Zellen vor mit basophilem Plasma und gelappten oder runden chromatindichten Kernen. Diese Zellen sind relativ groß. Derartige Zellen und Lutzner- bzw. Sézary-Zellen sind in der Abb. 268 gut zu erkennen

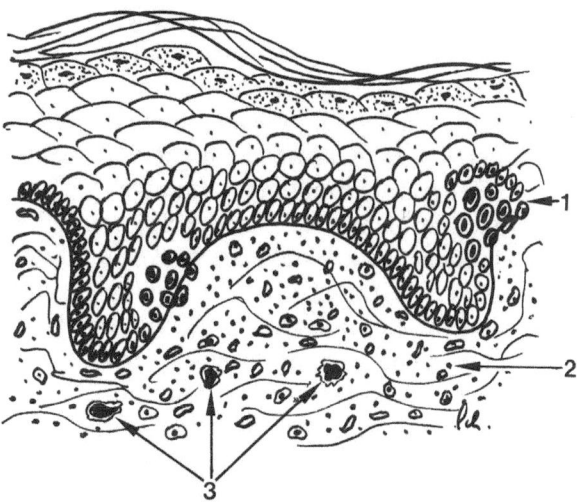

Abb. 269. Mycosis fungoides. (*1*) Pautrier-Abszeß, (*2*) buntes Infiltrat, (*3*) Mycosis (Lutzner)-Zellen

8.5 Maligne Lymphome der Haut (cutane Lymphome)

Die früher als „maligne Retikulosen" bezeichneten Krankheiten sind heute in der Gruppe der cutanen malignen Lymphome aufgegangen. Bei ihnen handelt es sich um Neoplasien lymphatischer Zellen. Die sog. *Kieler Klassifikation* (Arbeitskreis von *Lennert*) wird heute überwiegend bevorzugt. Es werden 3 große Gruppen gebildet:
– *Neoplasien lymphatischer Zellen.*
   Hierher gehören der:
   Morbus Hodgkin und die
   Non-Hodgkin-Lymphome.
   Die Non-Hodgkin-Lymphome differenzieren sich weiter in:
   Lymphome mit niederem Malignitätsgrad
   und solche mit *hohem Malignitätsgrad.*
– Myeloproliferative Erkrankungen.
– Maligne Erkrankungen des Monocyten-Histiocyten-Makrophagen-Systems.

Trotz ständig fortschreitender Forschungsarbeit können mit heutiger Technik etwa 12% der malignen Lymphome nicht eindeutig klassifiziert werden. Besonders in solchen Fällen ist Verlaufshistologie notwendig.
Non-Hodgkin-Lymphome kommen im Hautbereich etwa 10mal häufiger vor als Hodgkin-Lymphome (maligne Lymphogranulomatose). An der Spitze der Häufigkeitsskala steht die Mykosis fungoides (Granuloma fungoides, T-Zellenlymphom). Es folgen dann die Immunocytome, centroblastisch-centrocytische Lymphome, das immunoblastische und das centrocytische Lymphom (*Lennert*). Diese cutane Häufigkeitsverteilung weicht von derjenigen der einzelnen Lymphomtypen im Lymphknoten zum Teil deutlich ab.
Hier sollen nur die Veränderungen im Gewebe der Haut Berücksichtigung finden. Die Lymphknoten-Histopathologie muß in den pathologisch-anatomischen Handbüchern nachgesehen werden. Das Gesamtgebiet der malignen Hautlymphome ist schwer zu überschauen und die histologische Differenzierung erfordert sehr große Erfahrung. Es sollen aus den Hauptgruppen hier nur 4 Krankheiten als Beispiele beschrieben werden, und zwar:
1. der Morbus Hodgkin
2. die Mykosis fungoides (als Non-Hodgkin-Lymphom)
3. die Hautinfiltrate bei der myeloischen Leukämie (als myeloproliferative Erkrankung) und
4. das Reticulosarkom (als Erkrankung des Monocyten-Makrophagen-Histiocyten-Systems).

Unter der Bezeichnung „*Pseudolymphome*" werden heute einige *lymphoretikuläre Hyperplasien* geführt. Es sind nicht-systemische, meist exogen ausgelöste, chronisch-entzündliche, rückbildungsfähige Hautreaktionen, deren histopathologsfähige Bild jedoch evtl. ein malignes Lymphom vortäuschen kann. Hierher gehören z. B. die Lymphadenosis cutis benigna, die lymphomatoide Papulose und das aktinische Retikuloid (*Kerl* und *Kresbach*).
Zur besseren Information beim Vergleich moderner mit älteren Publikationen seien einige Krankheitsbezeichnungen der früheren denen der neuen Kielklassifikation gegenübergestellt.

Frühere deutsche Klassifikation	Gegenwärtige Kiel-Klassifikation (Lennert)
Chronische lymphatische Leukämie	Chronische lymphatische Leukämie
Lymphoide Retikulose	Haarzell-Leukämie
Sézary-Syndrom	Sézary-Syndrom, T-Zellenlymphom
Makroglobulinämie Waldenström	Lymphoplasmozytoides Lymphom (Immunocytom)
Lymphocytäres Lymphosarkom	Zentrozytisches Lymphom
Großfolliculäres Lymphoblastom (Brill-Symmers)	Zentroblastisch-zentrozytisches Lymphom
Retikulumzellsarkom	Zentroblastisches Lymphom
Lymphoblastisches Lymphosarkom	Lymphoblastisches Lymphom (Burkitt-Typ)
Retothelsarkom	Immunoblastisches Lymphom

8.5.1 Der Morbus Hodgkin, Hodgkin-Lymphom (maligne Lymphogranulomatose)

Heute werden mindestens 4 histologische Typen unterschieden:
- Lymphocytenreiche Form
- Nodulär-sklerosierende Form
- Mischform und
- Lymphocytenarme Form
(sog. Hodgkin-Sarkom).

In der Haut-Histopathologie sind diese Formen schwerer differenzierbar, da sie meist keine so eindeutigen Veränderungen wie die Untersuchung der Lymphknoten aufweist. Beim Morbus Hodgkin entwickeln sich teils knotige oder teils mehr diffuse cutane und subcutane Infiltrate mit unterschiedlicher Zelldichte.

Die wichtigsten histopathologischen Merkmale des Morbus Hodgkin (Hodgkin-Lymphoms) sind (nur Hauthistologie):
- Es finden sich unterschiedlich dichte Zellinfiltrate im Corium und in der Subcutis, die in den Randpartien oft perivasculär und/oder periadnexiell orientiert sind.
- Neugebildete Kapillaren finden sich häufig, vor allem aber *herdförmige Nekrosen*, später auch Fibrose.
- Die *Cytologie* ist *polymorph*. Nebeneinander sind eosino- und neutrophile Granulocyten, Lymphocyten, reticuläre oder lymphoide Plasmazellen, seltener Mastzellen, Immunoblasten, Histiocyten und Fibroblasten vorhanden. Mitosen treten auf und mitunter sieht man die sog. „La-

cunar cells" mit gelappten Kernen und kleinen Nucleolen.
- Die charakteristischen *Sternberg-Reedschen Riesenzellen* sind in der Haut viel seltener als in den Lymphknoten nachzuweisen. Sie besitzen entweder einen großen, unregelmäßig geformten Kern oder mehrere Kerne bzw. einen Doppelkern (sog. *Spiegelbildkern*). Es finden sich große eosinophile Nucleoli und Chromatinzusammenballungen.

Differentialdiagnostisch muß der Morbus Hodgkin mit Hautinfiltraten in erster Linie von der Mycosis fungoides (siehe dort!) abgetrennt werden.

8.5.2 Die Mycosis fungoides (T-Zellenlymphom)
Abbildung s. S. 221

Die Mycosis fungoides wird hier als häufigstes cutanes Lymphom und als Beispiel für ein *Non-Hodgkin-Lymphom* dargestellt. Die folgende Übersicht von KERL und KRESBACH zeigt die Klassifikation cutaner Non-Hodgkin-Lymphome.

Über die Stadieneinteilung der Mycosis fungoides, die Verlaufsformen und die Prämykoside (Parapsoriasis) siehe im Lehrbuch von NASEMANN und SAUERBREY! Hier kann nur die Histopathologie der Stadien 2 und 3 (St. infiltrativum und Tumorstadium) berücksichtigt werden.

Bei allen Lymphomen sollten folgende Färbungen gemacht werden: Hämatoxylin-Eosin (HE), Giemsa, PAS und Gomori. Bei Verdacht auf Sézary-Syndrom auch immer elektronenoptisch untersuchen.

Die Klassifikation cutaner Non-Hodgkin-Lymphome nach Kerl und Kresbach

Niedriger Malignitätsgrad	Hoher Malignitätsgrad
Lymphocytische Lymphome	Centroblastisches Lymphom
Chronisch-lymphatische Leukämie	Immunoblastisches Lymphom
Mycosis fungoides und Sézary-Syndrom	Lymphoblastische Lymphome (einschließlich akute lymphatische Leukämie)
Pagetoide Retikulose, Haarzell-Leukämie	Burkitt-Lymphom
Immunocytom	
Plasmocytom	Unklassifizierbare Lymphome
Centrocytisches Lymphom	
Centroblastisch-centrocytisches Lymphom	

8.5.3 Hautinfiltrate bei myeloischer Leukämie

Die histologischen Kriterien myeloischer Hautinfiltrate sind

- Aggregate und größere Infiltrate von Zellen der granulocytären Reihe in den Schichten des Coriums, evtl. auch in der Subcutis. Zwischen den Kollagenbündeln verstreut sieht man charakteristische Zellgruppen.
- In den Gefäßlumina sind oft reichlich Zellen vorhanden, die die cytomorphologische Differenzierung erleichtern (KERL und KRESBACH).
- Auch phagocytierende Histiocyten sind in den Infiltraten anzutreffen, vor allem auch *eosinophile Myelocyten*. Myelocyten sind doppelt so groß wie Granulocyten. Kernstaub ist meist vorhanden.
- Nekrosen sind häufig zu beobachten.
- Wichtig ist der Nachweis der Naphthol-AS-D-Chloracetatesterase in den Zellen der myeloischen Reihe.

Die Differenzierung myeloischer Hautinfiltrate von solchen bei der *lymphatischen Leukämie* ist nicht schwer. Bei letzterer sieht man scharf abgegrenzte herdförmige Ansammlungen von Lymphocyten über das Corium verteilt, meist um ein Blutgefäß herum.

8.5.4 Das Reticulosarkom

(hier als Beispiel einer Erkrankung des Monocyten-Makrophagen-Histiocyten-Systems). Es gibt gut und weniger gut differenzierte Formen.

Die Histologie des „echten" Reticulosarkoms zeigt folgende Merkmale

- In der Regel findet sich unter der Epidermis ein schmaler freier Bindegewebsstreifen.
- Unter diesem siedelt sich das tumorartige Infiltrat des Coriums an, das aber gelegentlich auch in die Epidermis eindringen kann. Das Tumorzellinfiltrat kann sich entlang der Septen der Subcutis ausbreiten.
- Die Tumorzellen imponieren rundlich-oval und weisen ein breites, blaß-eosinophil gefärbtes Zellplasma auf. Sie besitzen gelappte nierenförmige Zellkerne mit gut ausgeprägten Nucleoli und einem zarten Chromatinmuster.
- Zwischen den Tumorzellen sind Reticulumzellen mit breitem hellen Cytoplasma und deutlicher phagocytischer Aktivität eingestreut. So entsteht das typische Bild eines *„Sternhimmels"*.
- Meist ist ein feines polygonales Gitterfasernetz ausgebildet, dem die Tumorzellen wie Weidenkätzchen anhaften. Das Gitterfasernetz kann jedoch auch schwach angelegt sein (vor allem bei entdifferenzierten Formen).

Die Mycosis fungoides (T-Zellenlymphom)

Die histopathologischen Merkmale der Mycosis fungoides sind

- Sehr häufig findet sich eine fokale Parakeratose.
- Die Epidermis ist zunächst akanthotisch verbreitert mit Verlängerung der Reteleisten.
- Anfangs (Stadium infiltrativum, Plaquestadium) sind bandartige Infiltrate im oberen Corium und später auch im mittleren und unteren Corium herdförmige Zellansammlungen vorhanden. Im Tumorstadium sind dann vor allem im unteren Corium die typischen, großen, scharf begrenzten Zellinfiltrate zu finden, die bis in die Subcutis reichen können.
- Durch den Druck des tumorösen Infiltrates kann später die Epidermis zerstört werden (Ulceration).
- Im Stratum spinosum, und zwar in verschiedenen Ebenen, siedeln sich die sog. *Pautrierschen Mikroabszesse* an in Form scharf begrenzter Nester, die atypische Lymphocyten, Histiocyten, gelegentlich auch Mycosiszellen enthalten.
- Die corialen Zellinfiltrate sind *polymorph*. Sie bestehen aus Histiocyten, atypischen Lymphocyten, eosinophilen und neutrophilen Granulocyten, Plasmazellen, Fibroblasten, Reticulumzellen und evtl. auch Mastzellen. Mitosen fehlen so gut wie nie.
- Auffällig ist der *Polymorphismus* der Histiocyten und das Vorkommen der sog. „*Mycosiszellen*", vermutlich atypische T-Lymphocyten* mit großen, hyperchromatischen Zellkernen, die meist excentrisch gelegen sind. Auch mehrkernige Riesenzellen werden zuweilen beobachtet. Kernpolymorphie, auch Pyknose ist überall vordergründig.
- In späten Phasen erhält das Infiltrat im Corium einen mehr und mehr monomorphen Charakter (Verschlechterung der Prognose!). Fast nie sieht man Hämorrhagien.
- In der Gomorifärbung wird ein gut entwickeltes Gitterfasernetz deutlich.

---

* Auch Lutzner- oder Sézary-Zellen benannt.

der Gefäßwände mehr und mehr ersetzt. Es bilden sich *Intimaproliferationen,* die zu völligem Verschluß der Gefäßlumina führen. In dieser produktiven Phase sind epitheloidzellähnliche Elemente vorhanden.

– *Stadium 4:* stellt fibrotische Umwandlung dar. Die zerstörten Anteile der Gefäßwände werden durch Narbengewebe eingenommen. Die Gefäßlumina sind entweder verengt, ganz obliteriert oder werden schließlich rekanalisiert.

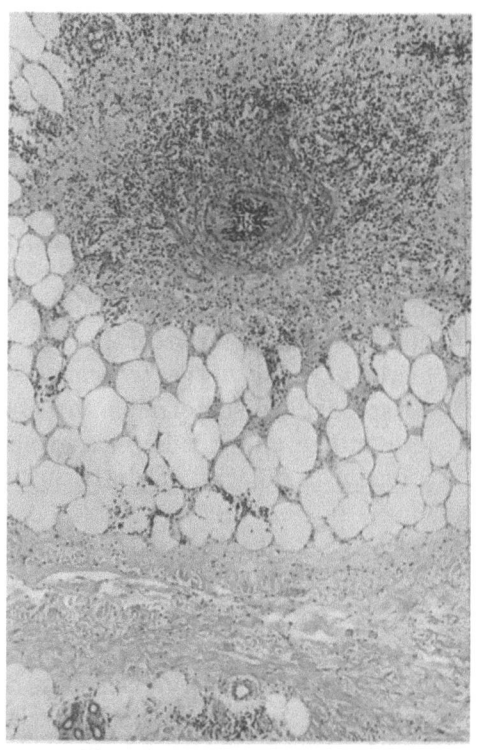

Abb. 277

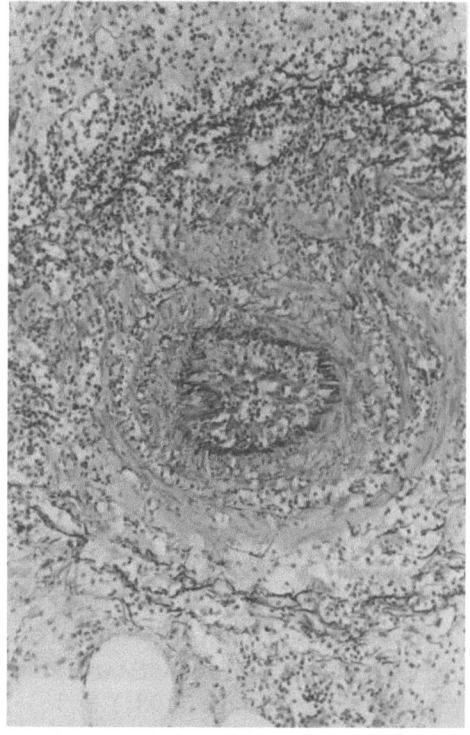

Abb. 278

Abb. 277, 278. Periarteriitis nodosa (cutanea). Befallen sind Arterien an der Cutis-Subcutis-Grenze. Die hier vorliegende exsudativ-infiltrative Phase ist durch die Entzündung im adventitiellen Bindegewebe verdeutlicht. Das Infiltrat aus Neutrophilen, Kerntrümmern, Lymphocyten, Histiocyten und einigen wenigen Eosinophilen umgibt die Arterie und dringt in die nekrotische Gefäßwand ein. Die Elastica interna ist gut erhalten. Im vorliegenden Bild liegt die exsudative, infiltrative Phase schon an der Grenze zur produktiven Phase

Abb. 279. *(1)* An der Cutis-Subcutis-Grenze gelegene nahezu obliterierte Arterie mit *(2)* partieller Nekrose der Gefäßwand, *(3)* perivasculär und in die Gefäßwand eindringend ein entzündliches Infiltrat

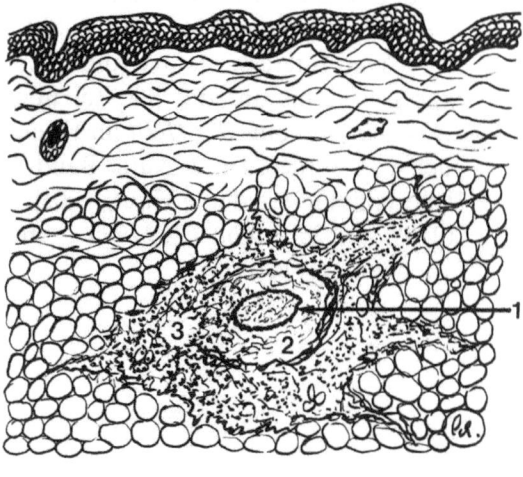

8.6 Sarkome der Haut

Sarkome der Haut gelangen viel seltener zur Beobachtung als Hautcarcinome und Hautlymphome. Die Hautsarkome sensu strictiori machen etwa 5% aller Sarkome des Menschen aus. Die histopathologische Beurteilung der Sarkome und speziell derjenigen des Hautorgans ist für den Anfänger sehr schwer und selbst für den Erfahrenen in vielen Fällen schwierig. – In diesem Buch wird daher auf diesen Sektor der Dermatohistologie nur kurz eingegangen. Berücksichtigt werden nur drei Sarkomarten:
– das *Dermatofibrosarcoma protuberans,* welches zunächst als semimaligne eingestuft werden und nur zum Teil und nach längerem Verlauf in ein echtes *Fibrosarkom* übergehen kann,
– das *Reticulosarkom,* das bei den Hautlymphomen abgehandelt wurde (siehe den Abschnitt 8.5.4, S. 219).
– sowie das Kaposi-Sarkom

Verwiesen sei auch auf die Sarkomkapitel im Lehrbuch von NASEMANN und SAUERBREY, 4. Auflage (1981) S. 363–364, hier vor allem auf die Ausführungen über das *Sarcoma idiopathicum multiplex hämorrhagicum KAPOSI.* – Der Interessierte sei außerdem expressis verbis auf die Kapitel über die *echten Sarkome der Haut* im Handbuch von SCHNYDER, 2. Aufl., Band 7: Histopathologie der Haut, Teil 2 (1979), S. 260–266, 269–271 und 272–276 hingewiesen.

8.6.1 Das Dermatofibrosarcoma protuberans

Die histopathologischen Merkmale sind

– Dem Tumor ist eine Stellung in der Systematik zwischen dem Dermatofibrom (sive Histiocytom) und dem echten Fibrosarkom einzuräumen.
– Unter dem Druck des Tumors wird die Epidermis oft atrophisch verstrichen.
– Es finden sich im ganzen Corium und auch tiefer wellige, verflochtene, wirbelartige Züge von Fibroblasten und Histiocyten, die später immer in die Subcutis infiltrieren. Es imponiert eine *mattenartige Geflechtstruktur* spindeliger Tumorzellen. Im Gesamtaufbau erinnert die Geschwulst prima vista zunächst an ein Histiocytom.
– Auch die Zellkerne erscheinen spindelförmig. Sie sind chromatindicht. Mitosen werden relativ selten beobachtet.
– Es kommt im Tumorbereich stets zu reichlicher Kollagenneubildung. Hämorrhagien finden sich kaum, Nekrosen so gut wie nie.
– Oft infiltriert der Tumor nicht nur die Subcutis, sondern auch die tiefen Fascien oder selten sogar die Muskulatur (Cave: Übergang in echte Fibrosarkome!).
– In der Regel findet sich sehr reichliche Gitterfaserneubildung.

Empfohlene Färbungen: HE, Elastica, van Gieson, Silberimprägnation (Darstellung der Retikulinfasern).

Die Differentialdiagnose kann dem echten Fibrosarkom gegenüber sehr schwierig sein. Eindringen in Fascien und Muskulatur sowie Vorhandensein zahlreicher atypischer Zellkerne (Kernpolymorphie) und atypischer Mitosen sprechen für das Vorliegen eines *echten Fibrosarkoms*.

Seltene Hautsarkome sind:
- Hämangiosarkome
- Liposarkome
- Echte Fibrosarkome (auch gemischte Lipo-Fibro-Sarkome)
- Rhabdomyosarkome
- Leiomyosarkome und
- das Kaposi-Sarkom.

Jedes Weichteilsarkom kann außerdem in die Haut metastasieren. Über diese seltenen Sarkome sei auf die einschlägigen Handbücher und auf den Teil 2 der Histopathologie von SCHNYDER verwiesen (2. Auflage, 1979).

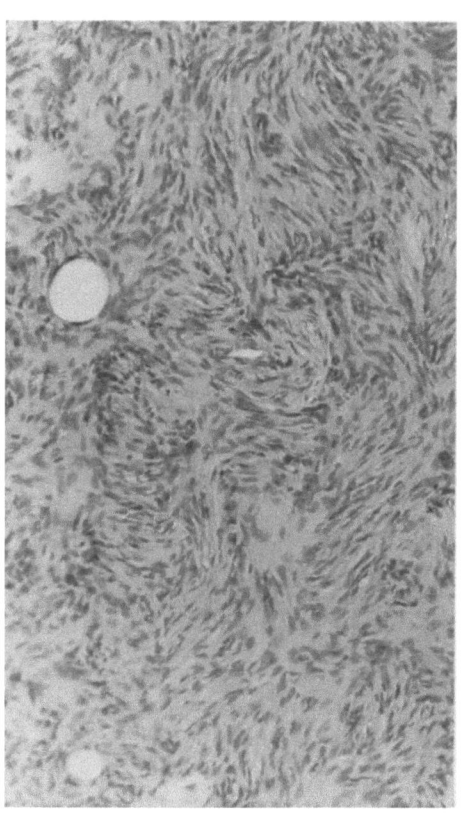

Abb. 270. Dermatofibrosarcoma protuberans. Mattenartige Geflechtstruktur von spindelartigen Tumorzellen mit welligen, wirbelartigen Zügen. Vereinzelte Mitosen

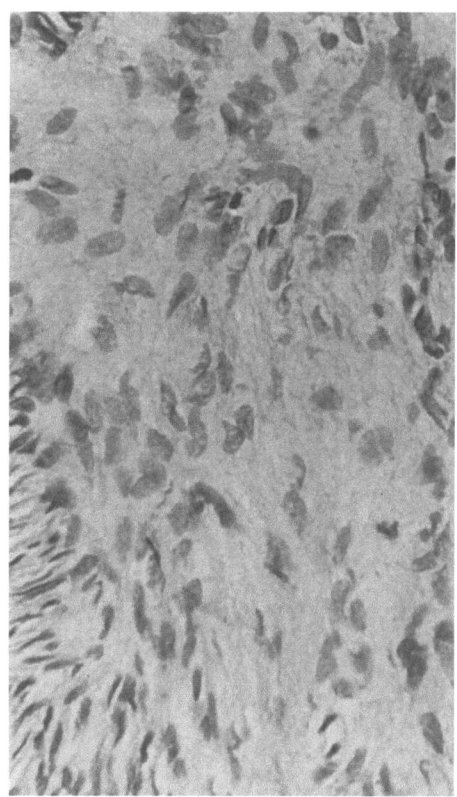

Abb. 271. Vergrößerung aus Abb. 270

8.6.2 Sarcoma idiopathicum multiplex haemorrhagicum (Kaposi)

Das Kaposi-Sarkom kann als eine vorwiegend vasculäre Neoplasie definiert werden. Histologisch finden sich unterschiedlich stark ausgeprägte *Fibroblastenproliferationen* und Wucherungen von endothelialen Zellen mit Bildung gefäßartiger Spalträume. Die Umgebung der tumorösen Areale zeigt ältere und frischere Hämorrhagien mit Hämosiderin-Ablagerungen sowie eine entzündliche, stark plasmocelluläre Stromareaktion. Um Spalträume und Kapillaren ist reichlich junges Kollagen (Gitterfasern) vorhanden.

Empfohlene Färbungen:

– HE
– Eisennachweis (Turnbull- oder Berliner Blau-Reaktion)
– Gitterfaserfärbung
– Elastica = van Gieson

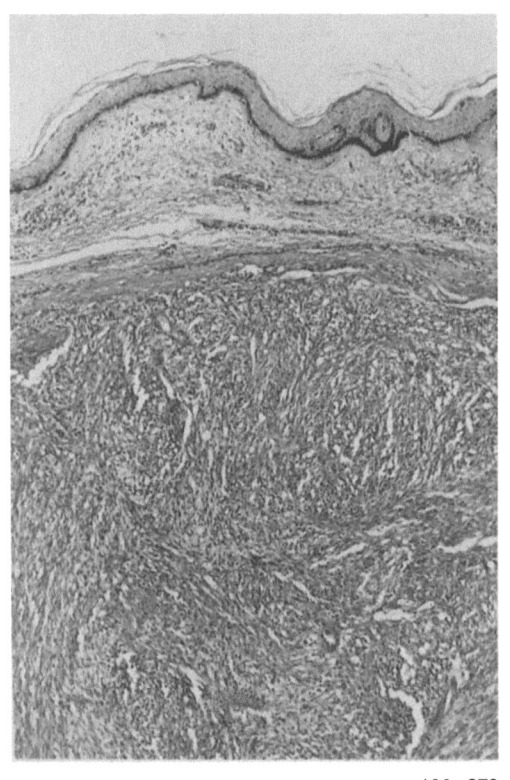

Abb. 272

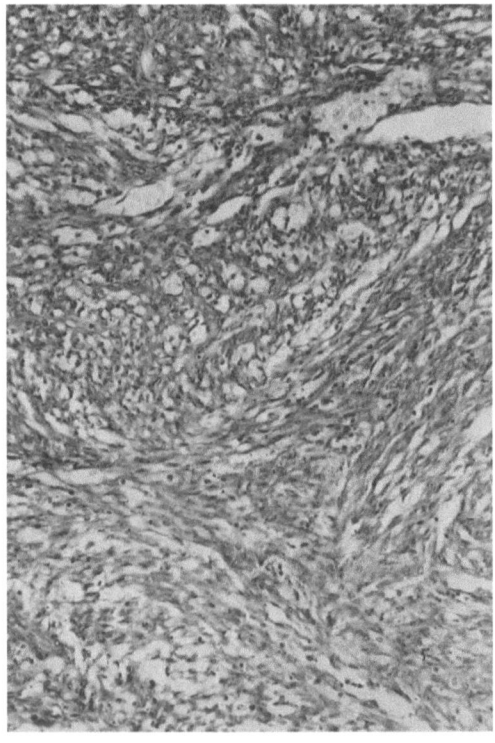

Abb. 273

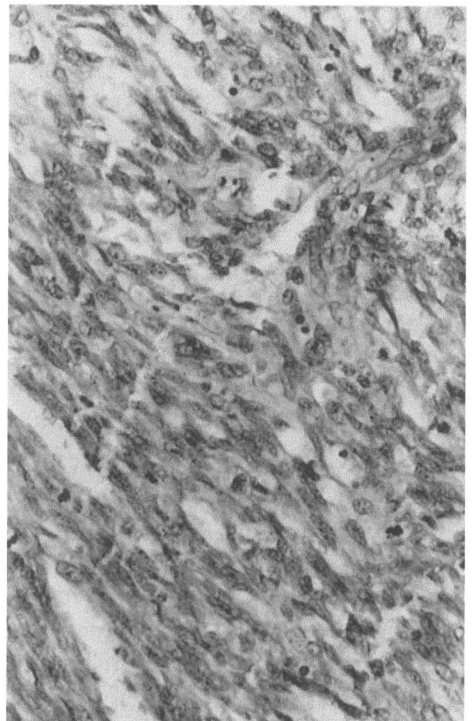

Abb. 274

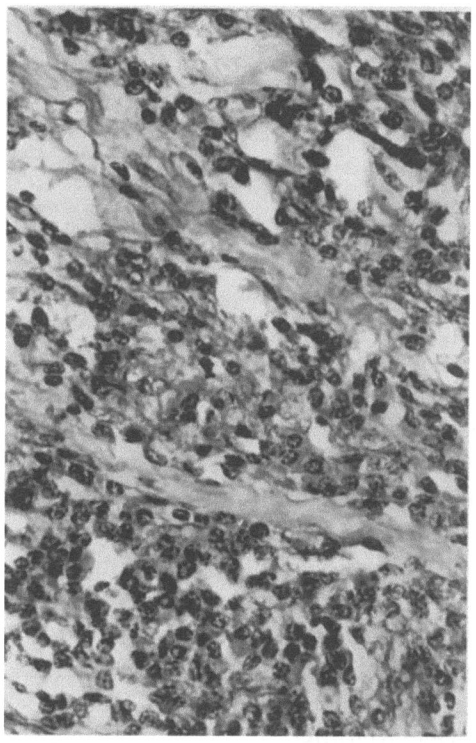

Abb. 275

Abb. 272–275. Sarcoma idiopathicum multiplex haemorrhagicum (Kaposi) bzw. Haemangiomatosis Kaposi. Vom praeexistenten kollagenen Gewebe nahezu pseudokapselartig abgesetzter vasoformativer Tumor (Abb. 272), der neben dem angioplastischen Anteil auch weniger differenzierte Geschwulstteile enthält, die an ein zellreiches wirbelbildendes Spindelzellsarkom (Abb. 273 u. 274) erinnern. Herdförmige Durchsetzung des Tumors durch ein aus Lymphocyten, Plasmazellen und einzelnen Mastzellen bestehendes Infiltrat (Abb. 275) gehört mit zu den histopathologischen Veränderungen dieser Geschwulst

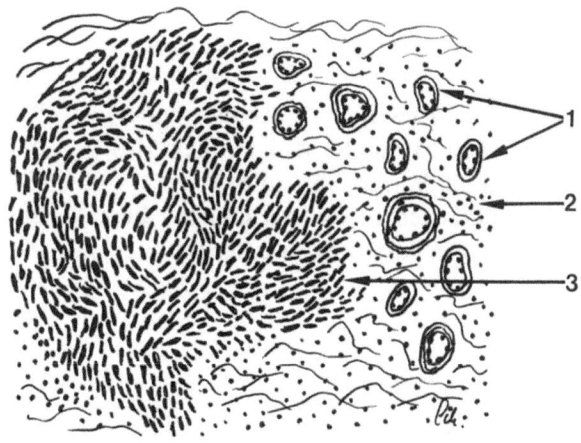

Abb. 276. (*1*) Gefäßproliferation, (*2*) granulomatöses Infiltrat, (*3*) Fibroblastenproliferation

9. Gefäßerkrankungen der Haut

Die Gefäßerkrankungen der Haut sind zahlreich (siehe: Lehrbuch von NASEMANN und SAUERBREY!). Sie wurden, soweit sie nur Teilerscheinungen des gesamten Krankheitsbildes sind, in anderen Kapiteln dieses Buches abgehandelt. Hier sollen nur drei besonders charakteristische Erkrankungen als Beispiele ausgewählt werden, die eine wesentliche Orientierung über grundsätzliche histopathologische Veränderungen in diesem Sektor zulassen:
– die Periarteriitis nodosa (Panarteriitis),
– die Necrobiosis lipoidica und
– die Arteriitis temporalis.

9.1 Die Periarteriitis nodosa (Panarteriitis)

Sie kommt in zwei Varianten vor, und zwar in einer maligne und einer benigne verlaufenden:
– *Die Periarteriitis nodosa Kussmaul-Maier*
  (systematisiert), die infaust endet. Der Tod tritt meist nach einigen Monaten bis Jahren ein – und
– die Periarteriitis nodosa cutanea benigna, die gute Prognose besitzt.

9.1.1 Die Periarteriitis nodosa vom Typ Kussmaul-Maier

zeigt Wanddegeneration der Arterien mit fibrinoider Nekrose (Obliteration) und granulomatösen Veränderungen im Bereich von Adventitia und perivaskulärem Gewebe. Segmentäre Nekrosen entstehen und auch miliare Aneurysmen. Befallen werden die Gefäße des Magendarmkanals, der Nieren, des Herzens, des Gehirns, der Lungen und der Haut, seltener diejenigen anderer Organe.

Die histologischen Veränderungen treten in den kleinen (selten großen) Arterien, Arteriolen und gelegentlich in den Venen in vier Stadien auf:
– *Stadium 1:* zeigt zunehmende Degeneration. Die Intima und Media weisen Nekrosen auf, selten im ganzen Umfang, sondern vielmehr segmentweise.
– *Stadium 2:* bietet entzündliche Prozesse. Die nekrotischen Läsionen und die angrenzende Adventitia werden mit neutrophilen und eosinophilen Granulocyten dicht infiltriert. Seltener sind Lymphocyten und Plasmazellen beteiligt. Auch das perivasculäre Gewebe ist entzündlich imbibiert. Thrombosen entstehen.
– *Stadium 3:* entwickelt *Granulationsgewebe,* das den nekrotischen Bezirk

der Gefäßwände mehr und mehr ersetzt. Es bilden sich *Intimaproliferationen,* die zu völligem Verschluß der Gefäßlumina führen. In dieser produktiven Phase sind epitheloidzellähnliche Elemente vorhanden.

- *Stadium 4:* stellt fibrotische Umwandlung dar. Die zerstörten Anteile der Gefäßwände werden durch Narbengewebe eingenommen. Die Gefäßlumina sind entweder verengt, ganz obliteriert oder werden schließlich rekanalisiert.

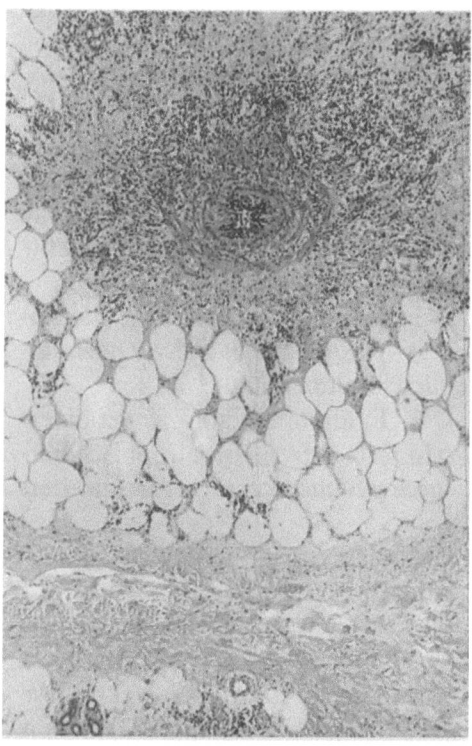

Abb. 277

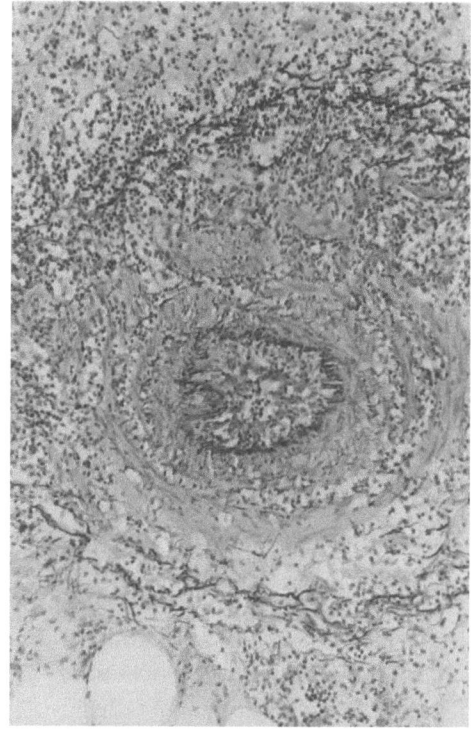

Abb. 278

Abb. 277, 278. Periarteriitis nodosa (cutanea). Befallen sind Arterien an der Cutis-Subcutis-Grenze. Die hier vorliegende exsudativ-infiltrative Phase ist durch die Entzündung im adventitiellen Bindegewebe verdeutlicht. Das Infiltrat aus Neutrophilen, Kerntrümmern, Lymphocyten, Histiocyten und einigen wenigen Eosinophilen umgibt die Arterie und dringt in die nekrotische Gefäßwand ein. Die Elastica interna ist gut erhalten. Im vorliegenden Bild liegt die exsudative, infiltrative Phase schon an der Grenze zur produktiven Phase

Abb. 279. *(1)* An der Cutis-Subcutis-Grenze gelegene nahezu obliterierte Arterie mit *(2)* partieller Nekrose der Gefäßwand, *(3)* perivasculär und in die Gefäßwand eindringend ein entzündliches Infiltrat

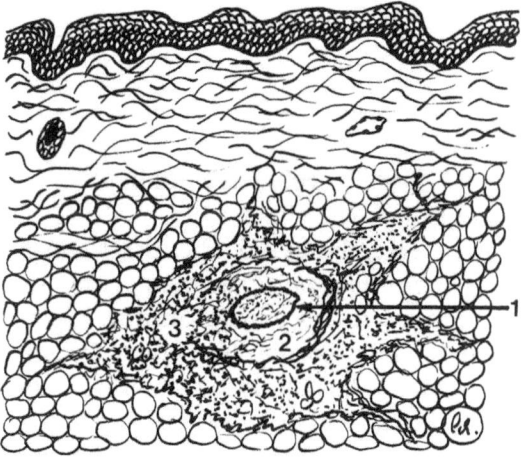

9.1.2 Periarteriitis nodosa cutanea benigna

Die *Periarteriitis nodosa cutanea benigna* bietet cum grano salis die gleichen Veränderungen wie die maligne Form. Sie verläuft in der Regel sehr chronisch. Hier werden jedoch lediglich die Arteriolen an der Cutis-Subcutis-Grenze und im Bereich der Subcutis befallen. Die kleinen corialen Gefäße zeigen meist nur eine Vasculitis, selten Nekrosen, doch immer ein perivasculäres entzündliches Infiltrat vorwiegend aus neutro- und eosinophilen Granulocyten mit Leukocytoklasie. Auch bei den kleinen Hautgefäßen kommt Thrombosierung vor. Die *Elastica interna* bleibt in der Regel gut erhalten und läßt sich mit der Elasticafärbung darstellen.

Besonders wichtig für die Diagnostik aller Periarteriitis-Formen ist der Nachweis der *Medianekrose* im Anfangsstadium. Daher ist es unbedingt notwendig, ganz frische Läsionen für die histologische Untersuchung zu excidieren.

9.2 Die Necrobiosis lipoidica

Die Necrobiosis lipoidica ist letztlich eine *Mikroangiopathie*. Man könnte sie jedoch auch als eine lokalisierte Lipoidose auffassen. Insofern leiten die folgenden Ausführungen schon zum nächsten Kapitel der „*Ablagerungskrankheiten*" über. In der Tat kommt es bei dieser Erkrankung zur Ablagerung von Lipoiden an solchen Stellen, an denen sich eine Nekrobiose kollagenen Gewebes entwickelt hat. Letztere aber ist Folge der Gefäßveränderungen (z. B. bei Diabetes).

Am häufigsten ist die Necrobiosis lipoidica bei Diabetikern zu sehen (N. l. diabeticorum), doch kommt sie auch bei Nichtdiabetikern vor (N. l. non diabeticorum). Die *Granulomatosis disciformis chronica et progressiva Miescher* wird heute von den meisten Autoren als eine Variante der N. l. non diabeticorum ohne Lipoidablagerung in den nekrotischen Arealen aufgefaßt.

Die histopathologischen Veränderungen der *Necrobiosis lipoidica* zeigen folgende Hauptmerkmale:
– Die Epidermis kann unverändert sein, ist aber meist atrophisch-verstrichen und kann sogar ulceriert sein.
– Es finden sich oft zahlreiche subpapilläre Teleangiektasien.
– Im gesamten Corium, besonders intensiv im unteren Teil, sind unscharf begrenzte Bezirke mit Nekrobiose des Kollagens vorhanden. Die kollagenen Fasern erscheinen homogen, geschwollen und sind z. T. basophil angefärbt. Hier lassen sich überall kleintropfige Lipoideinlagerungen nachweisen.
– Später gewinnen die Nekroseinseln einen landkartenähnlichen Aspekt.
– In den Nekrobioseherden und um diese herum bilden sich vorwiegend perivasculär orientierte entzündliche Zellinfiltrate, die bis in die Subcutis reichen können.
– Später werden die Infiltrate mehr granulomatös in ihrem Charakter

(sog. *Palisadengranulome*). Sie sind zusammengesetzt aus Lymphocyten, Histiocyten, Fibroblasten, Gruppen von Epitheloidzellen und recht häufig auch einigen Riesenzellen vom Fremdkörpertyp.
- Die corialen Gefäße zeigen Wandfibrose und Endothelproliferation, die zum Verschluß der Lumina führen kann. Vor allem auch die kleinen Gefäße können thrombosieren.
- Mit Hilfe der *Fettfärbung* (sehr wichtig!) können extrazelluläre Lipoidtröpfchen im Bereich der kollagenen Degenerationszonen nachgewiesen werden.
- Differentialdiagnostisch kann das Granuloma annulare (siehe dort!) Schwierigkeiten machen.

9.3 Die Arteriitis temporalis/cranialis (Riesenzell-Arteriitis)

Diese verschiedene Äste der A. carotis befallende Arteriitis unbekannter Ursache könnte eine Spielart der Periarteriitis nodosa sein. Sie besitzt möglicherweise z.T. symptomatische Ursache (d.h. wird durch bestimmte Arzneimittel wie etwa Tuberkulostatica ausgelöst).

Die histologischen Hauptmerkmale der Arteriitis temporalis sind:
- Wanddegeneration.
- Fibrinoide Medianekrose.
- Obliteration des Arterienlumens.
- Entzündlich-granulomatöse Veränderung der Adventitia und des perivasculären Bindegewebes.
- Am wichtigsten für die Klassifizierung ist der Nachweis mehrkerniger Riesenzellen in der veränderten Gefäßwand (s. oben!).

10. Ablagerungskrankheiten des Hautorgans

Über die Klinik der Ablagerungsdermatosen siehe das Lehrbuch von NASEMANN und SAUERBREY! Hier sollen wiederum nur einige von ihnen als besonders instruktive Beispiele dargestellt werden.

10.1 Xanthome der Haut

Die cutanen Xanthome kommen in verschiedenen Spielarten vor. Hier werden das tuberöse Xanthom und die Xanthelasmen berücksichtigt.

10.1.1 Das Xanthoma tuberosum
Abbildung s. S. 232 u. 233

Empfohlene Färbungen:
HE
van Gieson
Sudan III
Scharlachrot

10.1.2 Xanthelasmen

Im Prinzip sind die Xanthelasmen sehr ähnlich wie die Xanthome aufgebaut. In der Regel sieht man die Toutonschen Riesenzellen bei ihnen weniger häufig, und die bei ersteren beschriebene Fibrose tritt meist später in Erscheinung.

10.2 Hautgicht

Die Gichttophi zeigen reichlich die äußerst charakteristischen *Natriumbiuratkristalle*, die dicht gepackt in Bündeln und Garben zusammenliegen. Bei HE-Färbung imponieren diese Kristalle bräunlich tingiert. Mit der *von Kossa*-Färbung stellen sie sich sehr gut dar (bräunlich-schwärzlich). Die Uratansammlungen sind im Corium von entzündlichem Granulationsgewebe umgeben, das viele Fremdkörperriesenzellen enthält. Im Polarisationsmikroskop leuchten die Kristalle hell auf.

10.3 Die Hautamyloidose

Über die verschiedenen Formen der Amyloidose siehe im Handbuch von SCHNYDER! Hier wird nur die knotenförmige cutane Verlaufsform dargestellt.

Die Hauptmerkmale der Hautamyloidose im Gewebsbild sind

- Meist ist die Epidermis leicht atrophisch.
- Im ganzen Corium und in der Subcutis finden sich große Mengen schwacheosinophiler amorpher Amyloidhaufen. Amyloid ist weiter in der Membrana propria der

Schweißdrüsen, perivasculär und in den Gefäßwänden nachweisbar.
- Meist ist eine Begleitentzündung nur in geringem Ausmaß ausgeprägt.
- In der Subcutis liegt das Amyloid auch ringförmig um die Fettzellen herum.
- Bei den lokalisierten Amyloidosen (z. B. Lichen amyloidosus) sind die Amyloidablagerungen meist auf das obere Corium beschränkt.

Sowohl bei der primären systemischen Amyloidose als auch bei den lokalisierten Hautformen (lichenoide Amyloidosen) gelingt der Amyloidnachweis in gleicher Weise am besten mit der *Kongorotfärbung* und durch Untersuchung von *Doppelbrechung* im Polarisationsmikroskop.

10.4 Argyrose der Haut

Silberablagerungen in der Haut lassen sich als hell-leuchtende Granula im Dunkelfeld gut nachweisen, aber auch elektronenmikroskopisch. Sie finden sich am reichlichsten in:
- extracellulärer Lagerung im Corium,
- der Basalmembran der Schweißdrüsen,
- den Bindegewebsscheiden der Haarfollikel und Talgdrüsen,
- den Wänden der größeren Blutgefäße und in
- den Musculi arrectores pilorum.

Färbt man die Präparate mit der Elasticafärbung an, so sieht man Silbergranula auch an die elastischen Fasern angelagert. Bei HE-Färbung sind die Granula meist klein, rundlich-oval und bräunlich tingiert zu erkennen. Meist zeigt sich auch vermehrter Melaningehalt im Basallager.

Bei der *Hydrargyrose* sind ganz ähnliche Veränderungen zu sehen. Auch hier eignen sich Dunkelfeld und Elektronenoptik gut zum Nachweis der Hg-Partikel.

Das Xanthoma tuberosum

Die hauptsächlichen histopathologischen Kriterien des tuberösen Xanthoms sind

- Die Epidermis ist durch den Druck des Infiltrates meist atrophisch verstrichen.
- In Cutis und Subcutis liegen meist mächtige Infiltrate, die überwiegend aus sog. *Xanthom- oder Schaumzellen* bestehen. Dies sind phagocytierende Histiocyten, deren Cytoplasma dicht und feingranulär mit Fett-Tröpfchen angefüllt ist. Sie können ein- und mehrkernig sein. Charakteristisch sind die sog. *Toutonschen Riesenzellen.* Sie sind Fremdkörper-Riesenzellen besonderer Art, die als Speicherzellen bei allen Entzündungen mit xanthomatösem Einschlag vorkommen können. Neben diesen Toutonzellen sieht man auch „normale" Riesenzellen. Mit Fettfärbungen (z. B. Sudan III oder Scharlachrot) kann Fett im stark vermehrten Cytoplasma nachgewiesen werden. Die Schaumzellen werden durch die sudanophilen Plasmaeinschlüsse und die kleinen spindelförmigen, ovalen oder runden Zellkerne geprägt.
- Bei Fettfärbung färben sich die Granula in den Schaumzellen orange-rot.
- Im Infiltrat sind neben den Schaumzellen auch Granulo-, Lympho- und Histiocyten vorhanden.
- Alte, in Rückbildung befindliche Xanthomherde enthalten zahlreiche Fibroblasten und entwickeln dann zunehmend eine Fibrose. Besonders dann imponieren die sog. *Cholesteringranulome* mit den typischen wetzsteinförmigen, optisch leeren Spalträumen.

Abb. 280–282. Xanthom (Xanthoma tuberosum, eruptives Xanthom). Schmale Epidermis mit abgeflachten Reteleisten. Zwischen den kollagenen Fasern des Coriums liegen zahlreiche Zellen mit relativ kleinen Zellkernen und einem großen wabig-granulierten, schaumigen Cytoplasma (Schaumzellen). Diese enthalten Lipoide, die im Gefrierschnitt mit Sudan III darstellbar sind (Abb. 282)

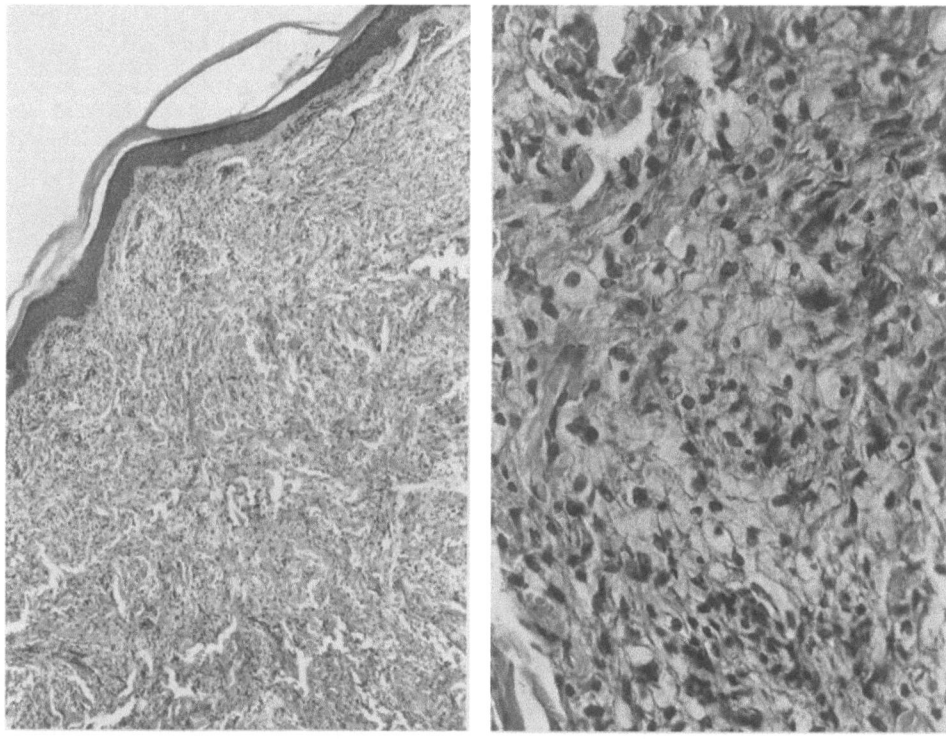

Abb. 280

Abb. 281. Xanthom, stärkere Vergrößerung

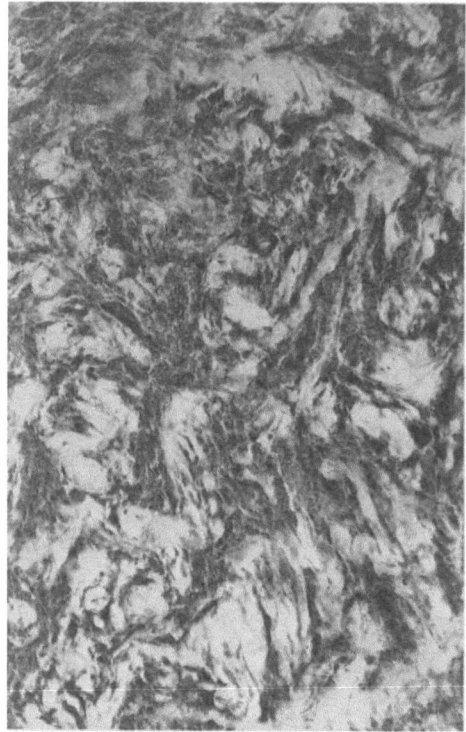

Abb. 282

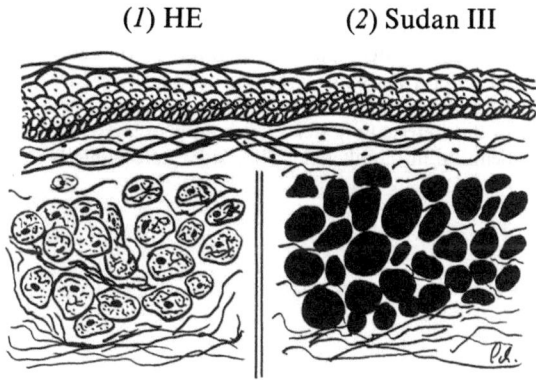

Abb. 283. (*1*) Schaumzellen mit großem wabig-granuliertem Cytoplasma, (*2*) durch das Lipoid-haltige Material sind die Schaumzellen braun-orange gefärbt (Xanthomzellen).

Argyrose der Haut

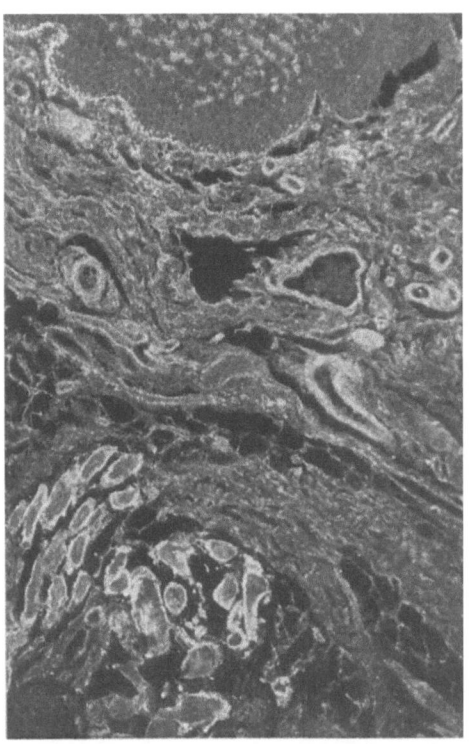 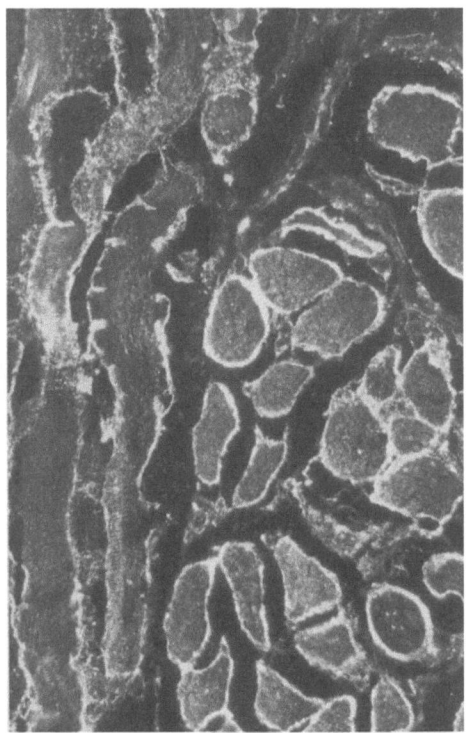

Abb. 284–286. Argyrie (Argyrose). Silbergranula sind bei der üblichen HE-Tingierung in der Basalmembran der Epidermis und in der Membrana propria der Schweißdrüsen festzustellen (siehe Skizze), aber leicht zu übersehen. Geeigneter ist die Betrachtung der suspekten histologischen Schnitte im Dunkelfeld. Hier sieht man zahlreiche hell aufleuchtende Silberkörnchen in der Basalmembran der Epidermis in den Basalmembranen der kleinen Gefäße und im Sarkolemm (Abb. 284 u. 285). In der Abb. 286 sind im Hellfeld die gleichen Veränderungen zwar auch feststellbar, aber doch viel schwerer zu erkennen

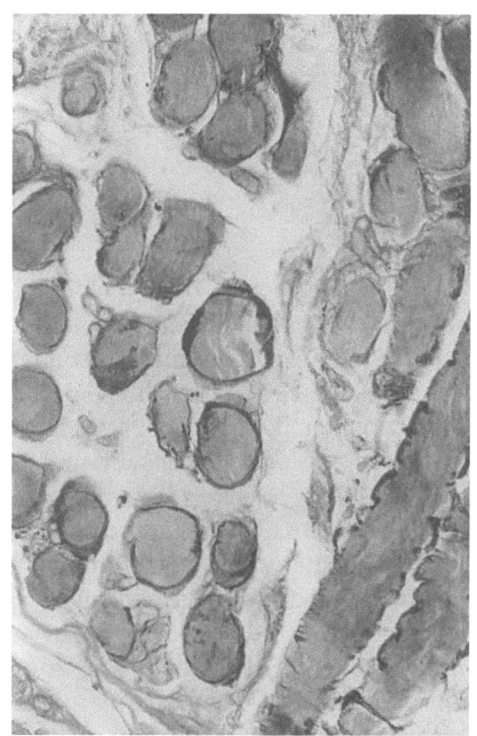

Abb. 286. Hellfeld HE (Argyrose)

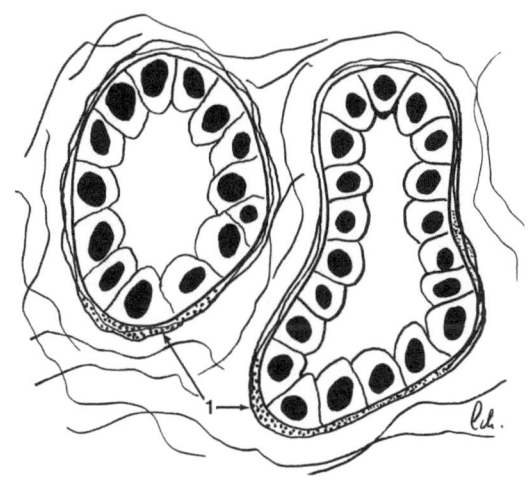

Abb. 287. Argyrose. (*1*) Einlagerung von Silbergranula in die Membrana propria der Schweißdrüsen

C. Schlußwort

Wie eingangs betont, darf noch einmal festgestellt werden: Dies ist kein Buch zum einmaligen Durchlesen, sondern zum ständigen Gebrauch beim Mikroskopieren. Es soll neben dem Mikroskop stets zur Hand sein und als Lernlektüre jüngere Dermatologen und Studenten an die Materie der Dermatohistopathologie heranführen. Es ist dem didaktischen Primat unterworfen und – wie jedes Buch! – verbesserungsfähig und -bedürftig. Die Autoren sind für Hinweise dankbar, werden sie auswerten und – falls möglich – verwenden. Geht der kleine Band einen guten Weg, wird der Verlag an allenfalls notwendigen Erweiterungen und Ergänzungen sicher nicht sparen. Um es nochmals zu sagen: Es ist eine Anleitung für den histologisch interessierten Anfänger. Es sind daher bei weitem nicht alle Krankheitsbilder abgehandelt. Verwiesen sei auch am Schluß nochmals auf das im gleichen Verlag erschienene umfangreichere Handbuchwerk über die Histopathologie der Hautkrankheiten von U. SCHNYDER (1978/79).

Sachverzeichnis

A
Abszesse, eosinophile intraepidermale 122
Acanthosis nigricans 96, 100, 147
Acrodermatitis chronica atrophicans Herxheimer 62
– continua Hallopeau 108
Adenoma sebaceum 148
Akantholyse 12, 120
Akantholysezellen 121
Akanthome, infektiöse 23
Akanthose 12
–, psoriasiforme 119
–, psoriatisch 115
Akne vulgaris 103
Akrochordon 149, 170
Aktinomykose der Haut 42
Allergosen 64
Alopecia areata 111
altération cavitaire 65, 102
Alterspemphigoid 111, 124, 125
Angiokeratom 174, 175
Angioleiomyome, solitäre 176
Angiolipom 176
Angiome 134
–, senile 174
Argyrose der Haut 231, 234
Arteriitis cranialis 229
– temporalis 226, 229
Arzneimittelexanthem 71
–, fixes 71
Asteroide 49
Atherome 149
Autoaggressionskrankheiten 78
Azanfärbung 11

B
Basaliom 194
–, adenoides 194
–, cystisches 194
–, pigmentiertes 198
–, sklerodermiformes 198
–, solides 199
Basaliome, noduläre 198
–, solide 198
Basaliomtypen 198
–, differenzierte 194
–, undifferenzierte 194

Basaliomzellformationen 194
Basalzellepitheliom 194
–, keratotisches 195
Berliner-Blau-Methode 10
Bestrahlungsnarbe 84, 95
Blase, subepidermale 125
Blutschwamm 148
Blutseen, epidermale 13
Botryomykom 31
Bowen-Carcinome 188

C
Carcinoid Arning 201
Carcinome, in situ 188
Cheilitis granulomatosa 50
Cholesteringranulome 232
Chondrodermatitis chronica nodularis helicis 84, 92, 93
Chromatophoren 135
Civatte-bodies 112, 113
Comedonen 103
Compoundnaevi 134
Condyloma acuminatum 23, 28
Condylomata hata 55
Cornu cutaneum 185, 186
Corps ronds 20, 98
Cylindrom 149, 168, 169
Cysten 134, 148

D
Degeneration, ballonierende 18
– hydropische 80
– kollagene 47
– lyophile 12
Dellwarze 21
Dermatitis atopica 76
– exfoliativa Ritter von Rittershain 74
–, exfoliierende 71
– herpetiformis Duhring 111, 126, 127
– seborrhoica 102, 117
Dermatofibroma lenticulare 149
Dermatofibrosarcoma protuberans 222, 223
Dermatomyositis 79, 82, 83
Dermatosen, allergische 64
–, pustulös psoriasiform 118

Differenzierungsgrad von Broders 202
Druckblase 128
Drusen 42
Dyshidrosis 76
Dyskeratosis follicularis (Darier) 96, 98, 99

E
Eindringtiefe (nach Clark und Mihm) 196
Einschlußkörper, azidophile intracytoplasmatische 14
Einschlußwarze 25
Einzelzellverhornungen 14
Entzündung, cutanvasculäre 67, 71
Epidermoidcysten 149, 156
Epidermolysis acuta toxica 75
– – – Lyell-Syndrom 74
epitheliale multinucleäre Riesenzellbildung 18
Epitheliom, pagetoides 201
– Malherbe, verkalkendes 149, 166, 167
Epithelioma adenoides cysticum Brooke 195
– calcificans 166
– ossificans 166
Epitheloidzellen 44
Epitheloidzellnaevus 142, 143
Erosion 13
Erythema exsudativum multiforme 71, 111, 128, 129
– induratum Bazin 46
– nodosum 71, 72, 73
Erythroplasie Queyrat 188
Exocytose 66, 68, 115

F
Feuermal 148
Fibroepitheliom, prämalignes 164, 165
Fibrom, gestieltes 149
–, hartes 149
–, weiches 149
Fibroma durum 149, 172
– molle 149, 170
– pendulans 170

237

Fibrome, peri-folliläre 170
Fibrosarkom 222
Fibrosarkome, echte 223
Fixierungsflüssigkeit 9
Folliculitis 30, 71
- barbae 30
- profunda 30
Fremdkörper-Riesenzelle, vielkernige 59
Fremdkörpergranulom 59
Furunkel 30, 31

G
Gefäßerkrankungen der Haut 226
Genitoleiomyome, solitäre 176
Gichttophi 230
Giemsafärbung 11
van Gieson-Färbung 10
Globi 54
Gomorifärbung 11
Grains 98
Granulom, tuberkuloides 43, 46
Granuloma annulare 47, 229
- eosinophilicum faciei 51, 52
- pediculatum 31
- pyogenicum 31, 34
- teleangiectaticum 31, 35
Granulomatosis disciformis chronica et progressiva Miescher 228
Gumma 57

H
Haemangiom, kavernöses 174
-, planes 148
Haemangiome, planotuberöse 148
-, tuberöse 148
Halo-Naevus 134, 135
Hämalaun-Eosin 10
Hämangiosarkome 223
Hämatoxylinkörperchen 78
Hand-Fuß-Mund-Exanthem 18
Hautamyloidose 230
Hautbiopsie, Indikation der 5
Hautgicht 230
Hautinfiltrate, myeloische 219
Hautleiomyome, multiple 176
Hautmalignome, primäre 194
-, sekundäre 212
Hautmetastasen 212
Hautorgan, Ablagerungskrankheiten des 230
Hautvirosen 17
Herpes simplex 17
Herpesgruppe 17, 18
Histiocytom 149, 172
histologische Technik 9

histometrische Methode von Breslow 196
Horncysten, epidermale 149, 156
Hornperlen 14
Hornzysten 14
Hydrargyrose 231
Hyperämie 12
Hypergranulose 12, 112
Hyperkeratose, akanthokeratolytische 97
Hyperpapillomatose 76
Hyperplasie 12
Hypertrophie 12
Hyphen 36

I/J
Ichthyosen 96
Immunreaktionen, Formen der 68
Impetigo contagiosa 30, 32, 33
- herpetiformis 108
Indikation der Hautbiopsie 5
Infiltrat, persivasculäres 13
-, tuberkuloides 13
Infiltration, lymphocytäre 79
- lymphocytic Jessner-Kanof 79
Inklusionen, eosinophile intranucleäre 14
Incontinentia pigmenti 13
junktionale Aktivität 138
Junktionsnaevi 134

K
Kaposi-Sarkom 223
Karbunkel 30, 31
Keratoakanthom 195, 204, 205
Keratoma actinicum 185
Keratose, aktinische (solaresenile) 187
-, aktinisch-senile 185
Keratosen, Systematik der 97
Keratosis actinica 185
- follicularis 96
- seborrhoica 149
- senilis 147, 186
- simplex pilaris 96
Kerneinschlüsse, basophile 14
-, eosinophile 18
Kiel-Klassifikation Lennert 217
Kolloidkörper 112, 113
Kondylom, destruierende vom Typ Buschke und Löwenstein 28
Kontaktdermatitis, allergische 64, 65
- -, akute 65
- -, chronische 67
-, -, subakute 67, 68

Kraurosis penis 89
- vulvae 89

L
Langhanssche Riesenzellen 44, 49, 57
Leiomyome 176, 177
Leiomyosarkome 223
Lentigo benigna 134, 136
- - simplex 136
- maligna 192
- - -Melanom (LMM) 192, 195, 206
- senilis 134, 136, 137
- simplex 134
-, solare 186
Lepra 53
-, lepromatöse 53, 54
-, tuberkuloide 53
Leprabakterien 53
Leprazellen 53
Leukocytoklasie 69
Leukoderma acquisitum centrifugum Sutton 134, 135
Lichen planopilaris 114
Lichen ruber atrophicus 108
- - follicularis (acuminatus) 108
- - pemphigoides 108
- - planus 108, 112, 113
- - verrucosus 108
- sclerosus et atrophicus 84, 88, 89
- variegatus 110
Lipofibrom 176
Lipom 176
Liposarkome 223
Lues 55
Lupus erythematodes acutus 78
Lupus erythematodes chronicus (discoides) 78, 81
- - profundus (Kaposi-Irrgang) 78
Lupus vulgaris 43, 44
Lutzner-Zellen 221
Lyell-Syndrom 74, 75
Lymphangioma cavernosum 175
- cutis circumscriptum 175
Lymphome der Haut, maligne 216

M
Malherbe 149, 166
Malignome, intraepidermale 188
Mastocytom 176, 179
Mastocytome, isolierte 179

Mastocytose 176, 179
Melanocyten 136
Melanom, akrolentiginöses (ALM) 196
–, benignes juveniles 134
–, –, – Allen und Spitz 135 142, 143
–, knotiges 210
–, pagetoides 207, 208
–, superfiziell spreitendes (SSM) 209
Melanomalignom, akrolentiginöses 207
–, noduläres (NMM) 196, 207, 210, 211
–, oberflächlich spreitendes 207, 208
–, palmo-plantar-periunguales 207
Melanommetastase, cutane 215
Melanophagen 135, 145
Melanophoren 135, 145
Melanosis circumscripta praeblastomatosa 192
Metachromasie 14
Miescherche Radiärknötchen 72, 73
Mikroabszesse 13
Milbengänge 60
Miliaria apocrina 183
Milien 132
Molluscum contagiosum 20, 21
– –, Dellwarze 21
– sebaceum 195
Molluscumkörper 20
Morbus Boeck 48, 49
– Bowen 188, 189
– Brocq 109, 110
– Dubreuilh 192
– Fox-Fordyce 176, 183, 184
– Hodgkin 216, 217
– Juliusberg 109
– Paget 190
– Pringle 148
– Recklinghausen 176, 181
– Reiter 108
Munrosche Mikroabszesse 115, 116, 119
Mycobacterium tuberculosis 45
Mycobakterien 44
Mycosis fungoides 216, 218, 220, 221
Mycosiszelle 14, 220
Mykosen 36
–, Übersicht über die 39
Myrmecia-Typ-Warze 25

N
Naevi 134
Naevus Allen-Spitz 143
–, blauer 135, 144
– bleu 135, 144, 145
– coeruleus 135, 144
–, epidermaler 146
– flammeus 148, 152, 153
–, pigmentosus 134, 140, 141
– pilosus 134, 140, 141
- -Riesenzellen 139
– sebaceus senilis 150
– – vom Typ Jadassohn 148, 151
– vasculosus 148
– verrucosus 146, 147
Naevusformen, verrucöse 140
Naevuszell-Naevi 134
– –, coriale 134
– -Naevus vom Compound-Typ 134, 138
– -Naevus vom corialen Typ 135, 140
– -Naevus vom Junktionstyp 138
Nagelsoor 37
Necrobiosis lipoidica 226, 228
– – diabeticorum 228
Neurodermitis 76
Neurofibrom 176, 182
Neurofibromatose 176, 181
Neurofibrosarkom 181
Nodulus cutaneus 149
Non-Hodgkin-Lymphome 216
–, cutane, Klassifikation nach Kerl und Kresbach 218

O
Ödem 12
–, perivasales 13
Onychomykose 37, 39
ortho-Hyperkeratose 12
Osteome, sekundäre 166
Ostiofolliculitis Bockhart 30

P
Paget-Zellen 190, 191
Pagets disease of the nipples 190
Palisadengranulome 229
Panniculitis, akut 72
Papeln, fibröse der Nase 170
Papillarabszesse, eosinophile 124, 126
Papillarödem 115
Papilloma basocellulare 149
Papillomatose 12
Papillomgruppe 23
Parakeratose 12, 119
Parakeratosis variegata 109

Parapsoriasis 109
– guttata 109
– lichenoides 109, 110
– en plaques 110
– – Morbus Brocq 109
– variegata 110
– varioliformis 109
– – acuta von Mucha und Habermann 109
PAS-Färbung von Hotchkiss und McManus 10, 36
Pautrierscher Mikroabszeß 220, 221
Pelade-Haare 111
Pemphigoid 124
–, bullöses 111, 124, 125
Pemphigus erythemtosus 110
– foliaceus 111, 122, 123
– vegetans 110, 111, 122
– vulgaris 110, 111, 120, 121
Periarteriitis nodosa 71, 226
– – – benigna 226, 227, 228
– – – Kussmaul-Maier 226
Perifolliculitis 103
Pernio follicularis 96
Phrynoderma 96
Pigmentinkontinenz 12, 71, 80, 112
Pilomatrixom 149, 166, 167
Pinkus-Tumor 164, 165
Pityriasis lichenoides chronica Juliusberg 109
– – Mucha-Habermann 109
– rubra pilaris (Devergie) 96
– varioliformis acuta Mucha-Habermann 109
Plantarwarze 25
Plattenepithelcarcinom, verhornendes 195
Pockengruppe 20
Poikilodermia atrophicans vascularis Jacobi 110
Pompholyx 76
Porphyria cutanea tarda 111, 132, 133
Praecancerosen 185
Prämykosid 109
Proliferationsatrophie 46
Proliferationshyperkeratose 97
Pseudohorncyste 163
Pseudolymphome 216
Pseudoxantoma elasticum Darier 84, 90
Psoriasis pustulosa 108, 118, 119
– – generalisata, Typ von Zumbusch 108
– – plantarum, Typ Barber 108

Psoriasis vulgaris 108, 115, 116, 117
Psoriasisphänomene 117
Purpura allergica 71
–, vasculitische 70
Purpuraformen, allergisch-hyperergische 69
Pustel 13
Pustel, spongiform nach Kogoj 13, 118, 119
Pustularbakterid von Andrews 111, 130, 131
Pyodermien 30

R
Radioderm 84
–, chronisches 95
Reaktionsmechanismen, allergische 67
Resorcin-Fuchsin-Färbung 11
Retentionshyperkeratose 97
Reticulosarkom 219, 222
Rhabdomyosarkome 223
Rhinophym 103, 106
Riesenzell-Arteriitis 229
Riesenzellen 14, 53, 57
– vom Fremdkörpertyp 49, 57
–, Langhanssche 44, 57
–, Toutonsche 172
Riesenzentrosphären 49
Ritter von Rittershainsche Dermatitis 75
Röntgenoderm 84, 94, 95
Rosacea 103, 104
–, lupoid 104
„Rumpfhaut"-Basaliom 198, 201

S
Sarkoides Granulom 49
Sarkoidose 48, 49
Sarcoma idiopathicum multiplex hämorrhagicum Kaposi 222, 224
Sarkome der Haut 222
Scabies 60, 61
Scharlachrotfärbung 11
Schattenzellen 166
Schaumann-Bodies 49
Schaumzelle 14, 232

Schleimhautmelanome 207
Schleimhautpemphigoid, benigne (Lever) 124
Schleimhautwarzen 25
Sézary-Zellen 221
Silberimprägnation 10
Sklerodermie 84, 86, 87
Sonderfärbungen 10
Soorgranulom 36
Soorinfektion 36
Spiegler-Tumoren 149, 168, 169
Spinaliom 195, 202, 203
–, akantholytisches 202
Spindelzellnaevus 142, 143
„Spitzentuchmuster" 194
Spongiose 12, 65, 68, 76, 102
Sporen 36
Squamous eddies 160
Stachelzellenkrebs 195
Standardfärbungen 10
Steatocystoma multiplex 149
superficial spreading melanoma (SSM) 196, 207, 208
Syphilom 57, 58
Syphilid 55, 56
Syphilis 55, 57
Syringome 149, 158
Systemmykosen 36

T
T-Zellenlymphom 109, 218, 220
Talgdrüsen-Naevi 147
Talgdrüsen-Naevus 148
– –, seniler 150
Talgretentionscysten 154
–, echte 149
Tapeziernagelphänomen 80
Teleangiektasien 13
Tinea superficialis 38
Toluidin-Blau-Färbung 10
Toutonsche Riesenzellen 172, 232
Trichilemmcysten 149, 154
Trichoepitheliom 195
Trichomykose 37
–, oberflächliche 37
–, tiefe 37

Trichophytia superficialis 38
Trichophytie 37
Trichotillomanie 111
Tuberkulose der Haut 43
Tuberculosis cutis indurativa 46
– – luposa 43, 44
Tumoren, benigne 134
Tzanck-Zellen 120, 121

U
Ulcus 13
– rodens 198
– terebrans 198
Ulerythema ophryogenes 96
Urticaria 69, 71
– pigmentosa 176, 179, 180

V
Varicellen 17
Vasculitis allergica superficialis Ruiter 69, 70
Verkäsungsnekrose 46
Verlaufsbiopsien 109
Verruca plana juvenilis 23, 24
– seborrhoica sive senilis 149, 160
– vulgaris 23, 25, 26, 147
Verrucae digitatae 25
– plantares 25
Verrucosis generalisata 23
Virusblase 18

W – Z
Warze, filiforme 25
–, seborrhoische 147, 149, 160, 161, 162, 163
–, –, Differentialdiagnose der 163
Wickhamsches Phänomen 113
Wucheratrophie 46
Xanthelasmen 230
Xantoerythrodermia perstans 110
Xanthoma tuberosum 230, 232
Zellimmigration 13
Zellnaevus, blauer 135
Zoster 17, 19

Nasemann / Jänner / Schütte
Histopathologie der Hautkrankheiten

Was können wir bei der nächsten Auflage besser machen?

Zur inhaltlichen und formalen Verbesserung unserer Lehrbücher bitten wir um Ihre Mithilfe. Wir würden uns deshalb freuen, wenn Sie uns die nachstehenden Fragen beantworten könnten.

1. Finden Sie ein Kapitel besonders gut dargestellt? Wenn ja, welches und warum?
   ....
   ....

2. Welches Kapitel hat Ihnen am wenigsten gefallen. Warum? ....
   ....
   ....

3. Bringen Sie bitte dort ein X an, wo Sie es für angebracht halten.

	Vorteilhaft	Angemessen	Nicht angemessen
Preis des Buches	....	....	....
Umfang	....	....	....
Aufmachung	....	....	....
Papier	....	....	....
Abbildungen	....	....	....
Tabellen und Schemata	....	....	....
Register	....	....	....

	Sehr wenige	Wenige	Viele	Sehr viele
Druckfehler	....	....	....	....
Sachfehler	....	....	....	....

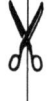

4. Spezielle Vorschläge zur Verbesserung dieses Textes (u. a. auch zur Vermeidung von Druck- und Sachfehlern) ....
   ....
   ....
   ....
   ....
   ....

bitte wenden!

5. Bitte teilen Sie uns mit, auf welchen Fachgebieten Ihrer Meinung nach moderne Lehrbücher fehlen. Dazu folgende kurze Charakterisierung unserer eigenen Werke:

Fragensammlungen	= Examensfragen zur Vorbereitung auf Prüfungen
Basistexte	= vermitteln nach der neuen Approbationsordnung das für das Examen wichtige Stoffgebiet
Kurzlehrbücher	= zur Vertiefung des Basiswissens gedacht; für den sorgfältigen Studenten
Lehrbücher	= Umfassende Darstellungen eines Fachgebietes; zum Nachschlagen spezieller Informationen

Fachgebiet	Fragen-sammlungen	Basistexte	Kurz-lehrbücher	Lehrbücher
....	....	....	....	....
....	....	....	....	....
....	....	....	....	....
....	....	....	....	....
....	....	....	....	....
....	....	....	....	....
....	....	....	....	....
....	....	....	....	....
....	....	....	....	....
....	....	....	....	....

Bei Rücksendung werden Sie automatisch in unsere Adressenliste aufgenommen.

Name...
Adresse..
....
Fachstudium..
Semester...
Ärztliche Vorprüfung...
Datum/Unterschrift...

Wir danken Ihnen für die Beantwortung der Fragen und bitten um Einsendung des Blattes an:

Frau M. Kalow
Springer-Verlag
Tiergartenstraße 17
6900 Heidelberg 1

MIX
Papier aus verantwortungsvollen Quellen
Paper from responsible sources
FSC® C105338

If you have any concerns about our products,
you can contact us on
ProductSafety@springernature.com

In case Publisher is established outside the EU,
the EU authorized representative is:
**Springer Nature Customer Service Center GmbH
Europaplatz 3, 69115 Heidelberg, Germany**

Printed by Libri Plureos GmbH
in Hamburg, Germany